Bayr/Geir/Nitzschke

Archiv für homöopathische Arzneimittelprüfung
Band 1:
Berberis vulgaris

Archiv für
homöopathische Arzneimittelprüfung

Band 1

Berberis vulgaris

Eine Nachprüfung mit den Potenzen D 3 und D 30

Von
Dr. med. Georg Bayr
Dr. med. et phil. Walter Geir
Axel Nitzschke

Herausgegeben von
Dr. med. Martin Stübler

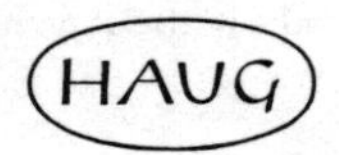

Karl F. Haug Verlag · Heidelberg

CIP-Kurztitelaufnahme der Deutschen Bibliothek

Bayr, Georg:

Berberis vulgaris : e. Nachprüfung mit d. Potenzen
D 3 u. D 30 / Georg Bayr ; Walter Geir ; Axel
Nitzschke. – Heidelberg : Haug, 1984.
(Archiv für homöopathische Arzneimittelprüfung : Bd. 1)
ISBN 3-7760-0794-X

NE: Geir, Walter:; Nitzschke, Axel:; GT

Herstellerische Betreuung: Dietmar Sieber

Verlags-Nr. 8457 · ISBN 3-7760-0794-X
Gesamtherstellung: Konkordia Druck GmbH, 7580 Bühl/Baden

Inhalt

Vorwort

Im Zusammenhang mit der Krise der Arzneimittel in unserer Zeit – als Beispiel darf ich die Contergan-Schäden nennen – wurden von den Gesetzgebern der deutschsprachigen Länder verschärfte Vorschriften erlassen, welche sich auf die Unschädlichkeit und die Wirksamkeit der im Handel befindlichen Arzneimittel bezogen. Man hätte denken können, dies würde zu einer Erhöhung des Werts der natürlichen Heilmittel, also auch der homöopathischen Arzneistoffe führen; das Gegenteil war der Fall. Heilmittel, wie die Kamille, seit Jahrtausenden im Gebrauch, sollten plötzlich ihre Unschädlichkeit und Wirksamkeit nachweisen.

Die dafür ausgearbeiteten Richtlinien bezogen sich auf chemische Mittel, und bereiteten in der homöopathischen Medizin ungewöhnliche Schwierigkeiten. Der inzwischen verstorbene Vorkämpfer für die Naturheilmittel, *Kienle-Herdecke*, führte die Unterscheidung von Wirkung und Wirksamkeit ein. Die Wirksamkeit der chemischen Arzneimittel ist relativ leicht nachzuweisen, im Gegensatz zu der Wirksamkeit der homöopathischen Mittel, welche in Selbstregulationsmechanismen eingreifen. So entstand für die homöopathischen Arzneimittel eine große Krise.

Dieser Angriff hatte jedoch auch sein Gutes. Alle auf dem Gebiet der Naturheilkunde und der biologischen Medizin tätigen Gruppen rückten einander näher, um den schweren Angriff aushalten zu können. In der Bundesrepublik Deutschland wurde nach langem Kampf erreicht, daß die homöopathischen Mittel zunächst zugelassen werden, daß aber bis 1989 dem Bundesgesundheitsamt in Berlin entsprechende stichhaltige Beweise für Wirksamkeit und Unschädlichkeit vorgelegt werden müssen. Die Unschädlichkeit ist von geringerer Bedeutung für uns, da die im homöopathischen Arzneibuch genannten Mittel, wie z. B. Arsen, bezüglich ihrer Toxizität und auch der Toxizitätsgrenze gut untersucht sind. Sehr schwierig war die Wirksamkeit nachzuweisen.

Eine Säule unserer Therapie ist die Arzneimittelprüfung. So wurde verabredet, daß bis 1989 eine Reihe von stichhaltigen Nachprüfungen vorzulegen sei. Beim Nachdenken über dieses Problem kam die Österreichische Gesellschaft für homöopathische Medizin und der Deutsche Zentralverein homöopathischer Ärzte zu der Vorstellung, daß Arzneimittelprüfungen derzeit am einfachsten im Zusammenhang mit den Intensivkursen im Frühjahr und Herbst, einerseits in Baden bei Wien, andererseits in Bad Brückenau in Deutschland durchgeführt werden könnten.

Wir kamen überein, diese Prüfungen gemeinsam zu machen. Die Anlage dieser Prüfungen wird in diesem Band eingehend dargestellt und diskutiert.

Zweifellos besteht eine nicht geringe Spannung zwischen dem, was *Samuel Hahnemann* bei seinen Arzneimittelprüfungen vorschwebte, und dem, was das Bundesgesundheitsamt 1989 von unseren Prüfungen verlangt. *Samuel Hahnemann* wollte die Kräfte der Arznei durch den genialen Wurf einer Arzneimittelprüfung am gesunden Menschen erkennbar und nutzbar machen. Das Bundesgesundheitsamt verlangt den Nachweis der Wirksamkeit und Reproduzierbarkeit der homöopathischen Arzneimittelbilder, welche die Grundlage der homöopathischen Pharmakotherapie darstellen. Diese beiden Gesichtspunkte zu vereinigen war das Anliegen des Mitarbeiter-Teams dieses Bandes. Wieweit es uns gelungen ist, muß der Stellungnahme der Kollegen überlassen bleiben. Uns war es ein großes Anliegen, sowohl die Gesichtspunkte von *Samuel Hahnemann* wie auch die Anforderungen der modernen Wissenschaft in möglichste Übereinstimmung zu bringen. Die Basis war für uns das wissenschaftliche Denken von *Samuel Hahnemann* und seine kritische und sorgfältige Art des Vorgehens.

Die Ergebnisse dieser Bemühung sollen in loser Folge im Archiv für homöopathische Arzneimittelprüfung veröffentlicht werden. Ich stelle mir vor, daß in der Allgemeinen Homöopathischen Zeitung ein Gespräch über diesen Impuls und unsere Lösungsversuche entstehen könnte.

M. Stübler

1. Die Anlage der Prüfung

Der Deutsche Zentralverein homöopathischer Ärzte und die Österreichische Gesellschaft für homöopathische Medizin veranstalten seit dem Jahre 1980 Arzneimittelnachprüfungen, einerseits um bekannte Arzneimittelbilder zu bestätigen und zu erweitern, andererseits um die Prüfungsergebnisse statistisch zu sichern. Die zweite dieser Zielsetzungen und die Durchführung der Prüfungen als Doppelblindstudien wurde notwendig, da die neuen Arzneimittelgesetze der Bundesrepublik Deutschland für homöopathische Arzneimittel statistische Wirksamkeitsnachweise fordern, wobei neben klinischen Arbeiten auch entsprechende Arzneimittelprüfungen anerkannt werden.

Die zweimal jährlich stattfindenden homöopathischen Fortbildungskurse in Bad Brückenau und in Baden bei Wien geben Gelegenheit, die Teilnehmer an diesen Kursen einzuladen, als Probanden an diesen Prüfungen mitzuwirken. Die technische Leitung der Prüfungen liegt in den Händen der Deutschen Homöopathie-Union. Die ärztliche Leitung besorgen Dr. med. *M. Stübler* für die Probanden aus den Kursen in Bad Brückenau und Dr. med. *G. Bayr* für die Probanden aus den Kursen in Baden bei Wien. Die statistischen Arbeiten übernahm seit 1982 der Mathematiker und homöopathische Arzt Dr. phil. et med. *W. Geir* .

Da die Ergebnisse der Prüfungen in den Jahren 1980 und 1981 nicht voll befriedigten, wurde bei der Berberis-Prüfung des Jahres 1982 erstmalig sowohl die Anlage als auch die statistische Auswertung nach neuen Gesichtspunkten ausgerichtet. Die Prüfung fand nicht mehr vor und während der Kurse, sondern im Anschluß an die Kurse statt. Dadurch konnten die Probanden während des Kurses mit der Durchführung der bevorstehenden Prüfung vertraut gemacht werden. Außerdem konnte man auf diese Weise bei den Probanden des Kurses in Baden bei Wien den Einfluß des Schwefels ausschalten, der sich bei früheren Prüfungen, die zum Teil während des Kurses stattfanden, störend bemerkbar gemacht hatte. Weiter wurde der Zweiphasenversuch nicht mehr so durchgeführt, daß ein Teil der Probanden die Prüfung mit Verum und der andere Teil mit Plazebo begann. Um die Plazebophase von der Weiterwirkung vorher genommener Verumgaben freizuhalten, begannen alle Probanden die Prüfung mit Plazebo. Schließlich wurde die Dauer der Prüfung von 2 auf 3 Wochen ausgedehnt, so daß nach einer einwöchigen Plazebophase die Verumwirkung 2 Wochen lang beobachtet werden konnte.

Die Probanden wurden durch Randomisierung in 3 Gruppen geteilt. Jeder Proband erhielt die einzunehmenden Präparate in 3 numerierten Fläschchen zu 10 ml, je ein Fläschchen für eine Woche. Im Fläschchen I erhielten alle Probanden einheitlich Plazebo in Form von 45 % Alkohol. In den Fläschchen II und III erhielten die Probanden der 1. Gruppe Berberis D 3, die der 2. Gruppe Berberis D 30, und die Probanden der 3. Gruppe weiterhin Plazebo in Form von 45 % Alkohol. Der qualitative und der statistische Verum-Plazebo-Vergleich sollte dann zwischen den Ergebnissen erfolgen, welche einerseits die beiden Verumgruppen und andererseits die Plazebogruppe in der 2. und 3. Woche aufwiesen. Zur Vereinheitlichung der Aufzeichnungen und zur Erleichterung der Auswertung wurden standardisierte Protokollhefte hergestellt und gleichzeitig mit den einzunehmenden Präparaten an die Probanden verschickt. Übersichtliche Protokollhefte mit deutlichen Anleitungen waren unerläßlich, da während und nach der Prüfung zwischen den Prüfungsleitern und den Probanden kein persönlicher Kontakt mehr möglich war.

Die Auswertung der Doppelblindstudie wurde wie folgt festgelegt: Die Auswerter sollten zunächst nicht nur ohne Kenntnis des Prüfstoffs, sondern auch ohne Kenntnis des Verum-Plazebo-Schlüssels arbeiten, um sowohl die unter Verum als auch die unter Plazebo aufgetretenen Symptome mit der gleichen Sorgfalt zu beschreiben. Da die Auswertung auch statistische Vergleiche vorsah und sich ein bloßer Vergleich der Symptomenhäufigkeiten als ungenügend erwiesen hatte, war jedes Symptom auch nach mehreren festgelegten quantitativen Parametern zu gewichten. Nach diesen Beschreibungen und Gewichtungen der Symptome aller Protokolle sollten die Auswerter versuchen, aufgrund der Symptomatik die Verum- und die Plazeboprotokolle zu trennen.

Nach Abschluß dieser Arbeiten war die Bekanntgabe des Verum-Plazebo-Schlüssels vorgesehen. Nun sollten die getrennten Listen der unter Verum und der unter Plazebo aufgetretenen Symptome hergestellt werden, welche sowohl die Symptomenbeschreibung als auch die Gewichtungen der einzelnen Symptome enthalten. Die Gewichtungen der Symptome beider Listen waren an den Statistiker weiterzugeben, der aufgrund dieser Daten die statistischen Berechnungen vornehmen konnte. Die Auswerter hatten dagegen ihrerseits zu versuchen, aufgrund der Beschreibungen der unter Verum aufgetretenen Symptome den verwendeten Prüfstoff festzustellen.

Nach der Mitteilung des vermuteten Prüfstoffs an die technische Leitung, sollte den Auswertern der tatsächlich verwendete Prüfstoff bekanntgegeben werden. Nun hatten die Auswerter die Möglichkeit, das Ergebnis der Prüfung mit den Ergebnissen früherer Prüfungen und mit klinischen Erfahrungen zu vergleichen, um eventuell weitere Aussagen zu machen.

Die Prüfstoffpotenzen wurden von der Deutschen Homöopathie-Union zur Verfügung gestellt. Als Ausgangsprodukt diente eine Tinktur aus getrockneter Wurzel- und Zweigrinde von Berberis vulgaris.

2. Der Verlauf der Prüfung

Anzahl, Geschlecht und Alter der Probanden

Die Deutsche Homöopathie-Union versandte die einzunehmenden Präparate und die Protokollhefte an etwa 250 Personen, die sich bei den Kursen in Bad Brückenau und in Baden bei Wien als Probanden gemeldet hatten. Nur 71 Protokolle wurden zurückgesandt. Davon waren 2 Protokolle unverwertbar.

Ein 29jähriger Proband hatte die Prüfung am 9. Tag abgebrochen; er habe wegen äußerer Umstände die nötige Konzentration nicht aufbringen können (Bad Brückenau, Pr. 54). Ein 42jähriger Proband mußte ausgeschieden werden, da seinem Protokoll zufolge bei Beginn der Prüfung allzu zahlreiche Beschwerden bestanden (Bad Brückenau, Pr. 54). Ein 42jähriger Proband mußte ausgeschieden werden, da seinem Protokoll zufolge bei Beginn der Prüfung allzu zahlreiche Beschwerden bestanden (Bad Brückenau, Pr. 1).

Von 69 verwertbaren Protokollen stammten 34 von Teilnehmern des Kurses in Bad Brückenau und 35 von Teilnehmern des Kurses in Baden bei Wien. Die Anzahl der männlichen und weiblichen Probanden sowie das Alter der Probanden ist in der Tabelle 1 angegeben.

Laboruntersuchungen

Die Probanden waren gebeten worden, nach Möglichkeit vor und nach der Prüfung Blutzucker, Serumbilirubin, Transaminasen, Gamma GT, Harnsäure und Stickstoff im Serum bestimmen zu lassen. Von den Probanden aus dem Kurs in Bad Brückenau legten 1 Tiefpotenz- und 2 Plazeboprobanden, von den Probanden aus dem Kurs in Baden bei Wien 5 Tiefpotenz-, 3 Hochpotenz- und 6 Plazeboprobanden entsprechende Untersuchungsergebnisse vor. Mehrere weitere Probanden gaben nur die Werte einer einmaligen Untersuchung an, die keine Vergleiche erlaubten.

Eine Reproduktion

In einem Falle konnte ein interessantes, unter D 30 aufgetretenes Prüfungssymptom nach 3 Monaten während der nochmaligen Einnahme des Prüfstoffs reproduziert werden.

	Tiefpotenz-probanden			Hochpotenz-probanden			Plazebo-probanden		
	Nummer	Geschlecht	Alter	Nummer	Geschlecht	Alter	Nummer	Geschlecht	Alter
Bad Brückenau	Pr. 2	♂	32 J.	Pr. 3	♀	31 J.	Pr. 4	♀	34 J.
	Pr. 14	♂	63 J.	Pr. 15	♀	59 J.	Pr. 7	♂	45 J.
	Pr. 20	♂	34 J.	Pr. 18	♀	35 J.	Pr. 10	♀	39 J.
	Pr. 23	♂	29 J.	Pr. 21	♂	34 J.	Pr. 16	♀	38 J.
	Pr. 29	♂	31 J.	Pr. 48	♂	26 J.	Pr. 22	♂	28 J.
	Pr. 32	♂	29 J.	Pr. 51	♀	24 J.	Pr. 46	♂	23 J.
	Pr. 47	♂	32 J.	Pr. 60	♀	47 J.	Pr. 49	♀	22 J.
	Pr. 50	♀	28 J.	Pr. 63	♂	33 J.	Pr. 52	♂	29 J.
	Pr. 53	♀	22 J.	Pr. 66	♂	35 J.	Pr. 55	♂	25 J.
	Pr. 56	♂	27 J.				Pr. 58	♂	26 J.
	Pr. 62	♂	27 J.				Pr. 67	♀	43 J.
	Pr. 71	♂	64 J.				Pr. 70	♂	31 J.
							Pr. 73	♀	29 J.
Baden	Pr. 2	♂	26 J.	Pr. 45	♂	38 J.	Pr. 1	♀	30 J.
	Pr. 8	♂	32 J.	Pr. 57	♀	30 J.	Pr. 16	♂	40 J.
	Pr. 32	♂	24 J.	Pr. 63	♀	56 J.	Pr. 31	♀	36 J.
	Pr. 47	♀	34 J.	Pr. 78	♀	32 J.	Pr. 40	♂	33 J.
	Pr. 92	♀	56 J.	Pr. 84	♀	29 J.	Pr. 70	♀	33 J.
	Pr. 98	♂	37 J.	Pr. 105	♀	26 J.	Pr. 76	♂	42 J.
	Pr. 116	♂	32 J.	Pr. 117	♀	29 J.	Pr. 124	♂	41 J.
	Pr. 119	♀	56 J.	Pr. 126	♀	44 J.	Pr. 157	♀	27 J.
	Pr. 155	♀	35 J.	Pr. 132	♂	31 J.	Pr. 172	♀	27 J.
	Pr. 179	♂	25 J.	Pr. 135	♀	57 J.	Pr. 187	♀	39 J.
				Pr. 153	♀	46 J.	Pr. 190	♂	57 J.
				Pr. 162	♀	31 J.			
				Pr. 165	♀	47 J.			
				Pr. 171	♂	27 J.			
	22 Pr. ♂: 16 ♀: 6			23 Pr. ♂: 7 ♀: 16			24 Pr. ♂: 12 ♀: 12		

Tab. 1: Geschlecht und Alter der Probanden

Es handelte sich um die detailliert beschriebene rechtsseitige Angina einer 57jährigen Probandin, die seit vielen Jahren keine Angina mehr gehabt hatte. Während der nochmaligen Einnahme des Prüfstoffs nach 3 Monaten trat die Angina in derselben Ausprägung nochmals auf (Baden, Pr. 135, Sy. 105).

Interkurrente Infekte

Mehrere Probanden beschrieben in der 2. und 3. Woche unter Berberis Katarrhe, die interkurrenten Infekten glichen. Im 10. Abschnitt werden diese Erscheinungen in den Kapiteln über Rhinitis, Tonsillitis, Pharyngitis sowie über absteigende Katarrhe und Durchfälle erörtert. In mehreren Fällen ist mit großer Wahrscheinlichkeit kein zufälliger Infekt, sondern eine Wirkung von Berberis anzunehmen.

Abbruch oder Unterbrechung der Prüfung

Wegen heftiger Reaktionen wurde die Prüfung unter Berberis von einem Tiefpotenzprobanden in der 3. Woche abgebrochen, und von einem Hochpotenzprobanden in der 2. Woche kurzfristig unterbrochen. Eine Berberis-Probandin unterbrach die Prüfung wegen einer heftigen Reaktion bereits in der 1. Woche unter Plazebo. Ein Plazeboproband sah sich durch eine Angina zu einer Unterbrechung der Prüfung veranlaßt.

Ein 31jähriger Tiefpotenzproband erwachte in der Nacht vom 14. zum 15. Tag um 2 Uhr mit Schweißausbruch, Übelkeit und erschöpfenden Durchfällen, die noch 2 Tage anhielten (Bad Brückenau, Pr.29, Sy.211). Er brach die Prüfung ab. Ein 35jähriger Hochpotenzproband erwachte in der Nacht vom 10. zum 11. Tag ebenfalls um 2 Uhr mit Erbrechen, und erbrach auch bei Tag alle aufgenommenen Speisen (Bad Brückenau, Pr.66, Sy.179). Er unterbrach die Prüfung für 3 Tage. Eine Probandin wurde schon in der 1. Woche unter Plazebo am Morgen des 6.Tages durch „Rumoren im Bauch“ und „dünnen Stuhl“ beunruhigt, so daß sie die Einnahme der Tropfen an diesem und am nächsten Tag aussetzte (Baden, Pr.153). Ein Plazeboproband unterbrach die Prüfung am 7. Tag wegen einer fieberhaften Angina für 6 Tage (Baden, Pr. 40).

Plazebophänomene

Überraschend war die große Zahl von Plazebophänomenen, die nicht nur in der 1. Prüfungswoche auftraten, sondern bei der Kontrollgruppe als solche klar erkennbar auch weiterhin in der 2. und 3. Woche. Es zeigte sich in einer auch außerhalb der Homöopathie bisher selten beobachteten Weise die Vielfalt und Intensität, mit welcher Plazebophänomene in einer sogenannten ungerichteten Erwartungssituation auftreten können. Die Bearbeitung dieser Erscheinungen wird zu einem späteren Zeitpunkt erfolgen.

Besserungen

Sowohl unter Berberis als auch unter Plazebo besserten sich mehrere gewohnte Symptome, die bereits vor der Prüfung bestanden. Die 9 unter Berberis aufgetretenen Besserungen sind am Ende des 5.Abschnitts angegeben (Sy.308-316). Einige weitere Erscheinungen, die wahrscheinlich ebenfalls als Besserungen anzusprechen sind, wurden in der Zusammenfassung am Ende des 10.Abschnitts hinzugefügt. Unter Berberis kann es sich dabei um homöopathisch bewirkte therapeutische Effekte von Berberis handeln, vor allem dann, wenn die betreffende Erscheinung bei einem anderen diesbezüglich zunächst beschwerdefreien Probanden als Prüfungssymptom auftrat.

So wurde ein Proband unter Berberis am 8.Tag, am 1.Tag der Einwirkung des Prüfstoffs, nach dem Mittagessen „ungewöhnlich müde" (Baden, Pr.78, Sy.34), während bei einem anderen Probanden, der bereits vor der Prüfung nach Tisch gewöhnlich sehr müde war, diese Müdigkeit unter Berberis zurückging (Baden, Pr.98, Sy.309).

Die Annahme einer homöotherapeutischen Besserung unter Berberis ist jedoch genau zu prüfen, da auch unter Plazebo mehrere Besserungen zu beobachten waren. Die zum Teil sehr eindrucksvollen Besserungen, die während der 1.Woche unter Plazebo begannen, sind in den Zusammenfassungen der Protokolle beschrieben (Berberisprobanden: Bad Brückenau, Pr.3, 20 und 56; Baden, Pr.45 und 135. Plazeboproband: Bad Brückenau, Pr.7).

3. Die Auswertung der Prüfung

Die Auswertung der Prüfung hatte vor allem 2 Ziele. Einerseits war eine Liste der Prüfungssymptome zu erarbeiten, andererseits war das Ergebnis der Prüfung statistisch zu sichern. Dazu wurde zunächst eine *Beschreibung der Symptome* , die unter Berberis und unter Plazebo aufgetreten waren, vorgenommen und für die einzelnen Symptome oder Symptomgruppen durch *qualitative Vergleiche* der Grad der Wahrscheinlichkeit echter Prüfstoffwirkung abgeschätzt. Gleichzeitig konnten aufgrund einer quantitativen *Gewichtung der Symptome* nach der Summierung der Gewichtungen *statistische Vergleiche* erfolgen.

Die Symptome

Alle Symptome wurden ohne Kenntnis des Verum-Plazebo-Schlüssels bearbeitet, und zwar die Symptome der 1. Woche und die Symptome der 2. und 3. Woche getrennt. Die Symptome der 1. Woche, die durchweg unter Plazebo aufgetreten waren, und die bei den Vergleichsoperationen nicht berücksichtigt werden sollten, sind in der vorliegenden Dokumentation nicht in Form einer Liste wiedergegeben. Sie sind im 4. und 7. Abschnitt in den Zusammenfassungen der Protokolle enthalten. Nur die Symptome der 2. und 3. Woche sind im 5. und 8. Abschnitt in Listen dargestellt, und dienten den qualitativen und quantitativen Vergleichen. Die Beschreibung und Zählung der Symptome erfolgte nach bestimmten Gesichtspunkten.

Symptome, die in der 1.Prüfungswoche begannen und in der 2. und 3. Woche nochmals auftraten, wurden der 1. Woche zugerechnet und in die Symptomenlisten der 2. und 3. Woche nicht mehr aufgenommen. Dadurch ist die Liste der unter Berberis beobachteten Symptome der 2. und 3. Woche von den Plazeboeffekten, die bereits in der 1. Woche begannen, freigehalten. Aber auch bei den Symptomen der Kontrollgruppe wurde in gleicher Weise verfahren, um für die Vergleiche auf der Seite der Berberis- und der Plazeboprobanden identische Voraussetzungen zu schaffen.

Als Symptome der Prüfung wurden nicht nur diejenigen Erscheinungen gewertet, die der Proband noch nie an sich beobachtet hatte, sondern auch Symptome, die bereits vor der Prüfung gelegentlich aufgetreten waren, wenn die entsprechenden Erscheinungen mehr als 1/2 Jahr zurücklagen und gerade während der Prüfung wieder auftraten; unter Berberis etwa eine Trigeminusneuralgie (Sy.71) oder eine Hämorrhoidalblutung (Sy.219). Ebenso wurden gewohnte Erscheinungen, die auch unmittelbar vor oder zu Beginn der Prüfung bestanden, als Prüfungssymptome gewertet, wenn sie sich während der Prüfung in auffallender Weise verschlimmerten; unter Berberis etwa eine Rhinitis (Sy.97) oder ein Blasenkatarrh (Sy.221).

Weiterhin wurden bei der Beschreibung der Symptome mehrere gleichzeitig aufgetretene Erscheinungen eines Syndroms als getrennte Symptome behandelt. So wurden bei einem unter Berberis beobachteten Katarrh die Rhinitis, Pharyngitis, Lymphadenitis und Bronchitis als 4 Symptome (Sy.97, 108, 115 und 121), in einem Fall von gastrointestinalen Erscheinungen das Erbrechen und der Durchfall als 2 Symptome (Sy.180 und 214) angeführt und gezählt. Der Zusammenhang derartiger Symptome ist in den Zusammenfassungen der Protokolle ersichtlich, und auch in den Symptomenlisten ist in Klammern auf Begleiterscheinungen hingewiesen.

Die einzelnen Symptomtexte sind so formuliert, daß auch die Tage, an welchen der Proband das Symptom protokollierte, sowie alle im Protokoll vermerkten Sensationsqualitäten, Modalitäten und Als-ob-Beschreibungen angegeben sind. Vielfach wurde die Ausdrucksweise der Probanden wörtlich in den Symptomtext übernommen. Eventuelle anamnestische Angaben des Probanden zu einem Symptom sind dem Symptomtext vorangestellt. Am Ende jedes Symptomtextes ist die Nummer des Probanden genannt, der das Symptom produzierte, und die Potenz, die er einnahm.

Infekte sind nur dann als gesonderte Symptome angegeben, wenn sich nicht alle Erscheinungen des Infektes unter die Lokalsymptome einreihen ließen; unter Berberis die ungewohnt lange Dauer eines Infekts (Sy.303).

Labordaten sind als Symptome registriert, wenn der Wert vor oder nach der Prüfung die Grenze der Norm überschritt, oder wenn der Unterschied der Werte vor und nach der Prüfung mehr als 10 mg% oder 10 mU betrug, wodurch auch im Rahmen der Normen eine Wirkungstendenz des Prüfstoffs angedeutet sein könnte.

In dieser Weise wurden die Aufzeichnungen aller Protokolle bearbeitet. In der Liste der unter Berberis aufgetretenen Symptome sind daher alle Beobachtungen, unabhängig von einer wahrscheinlichen oder unwahrscheinlichen Prüfstoffwirkung, zum Zwecke des Vergleiches mit den

Symptomen der Plazeboprobanden vollständig zusammengestellt. Die Beurteilung der einzelnen Symptome erfolgt im 10. Abschnitt.

Die Erkennung der Verumprotokolle und des Prüfstoffs

Die Erkennung der Verumprotokolle, die ohne Kenntnis des Verum-Plazebo-Schlüssels zu versuchen war, gelang nicht. Die richtigen Einordnungen erfolgten nicht öfter, als dies durch Raten zustande gekommen wäre. Zu oft enthielten auch Plazeboprotokolle in der 2. und 3. Woche objektive, intensive oder besonders auffällige Symptome.

Als zweite, „blind" zu lösende Aufgabe war nach der Bekanntgabe des Verum-Plazebo-Schlüssels, jedoch noch ohne Kenntnis des Prüfstoffs zu versuchen, diesen aufgrund der unter Verum aufgetretenen Symptomatik festzustellen. Einige Labordaten und mehrere besonders auffällige Prüfungssymptome führten bereits beim 1. Versuch zur Erkennung von Berberis. Die Vorgangsweise ist im 6. Abschnitt mitgeteilt.

Die Zählung der Symptome

Nach der Beschreibung der Symptome wurde die Anzahl der unter Berberis und unter Plazebo aufgetretenen Symptome verglichen, und zwar zunächst ohne Berücksichtigung ihrer Art und Qualität. Dabei ergab sich die überraschende Feststellung, daß unter der Tiefpotenz, unter der Hochpotenz und unter Plazebo, in dem zu vergleichenden Zeitraum der 2. und 3. Woche, nahezu dieselbe Anzahl von Symptomen protokolliert wurde, wie aus der Tabelle 2 zu entnehmen ist. Durchschnittlich notierten die Tiefpotenzprobanden 6.4 Symptome, die Hochpotenzpro-

	Gruppe 1 22 Probanden	Gruppe 2 23 Probanden	Gruppe 3 24 Probanden
1. Woche	Plazebo 98 Sympt. 4.4 Sy./Pr.	Plazebo 184 Sympt. 8 Sy./Pr.	Plazebo 130 Sympt. 5.4 Sy./Pr.
2. Woche und 3. Woche	D 3 142 Sympt. 6.4 Sy./Pr.	D 30 161 Sympt. 7 Sy./Pr.	Plazebo 149 Sympt. 6.2 Sy./Pr.

Tab. 2: Anzahl der protokollierten Symptome

Graphik 1: Probanden der 1. Gruppe. Anzahl der Symptome unter Plazebo und Berberis D 3

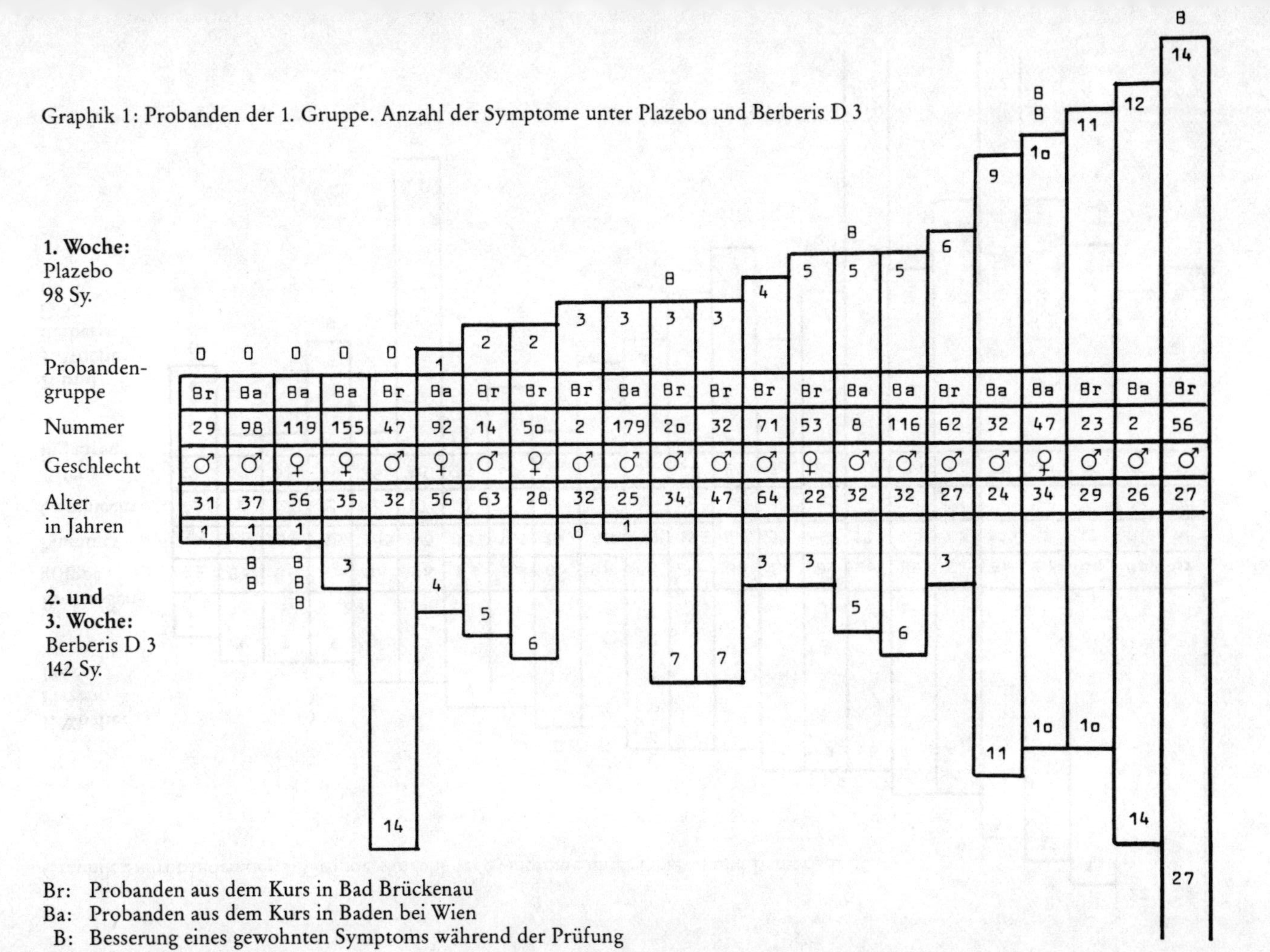

Br: Probanden aus dem Kurs in Bad Brückenau
Ba: Probanden aus dem Kurs in Baden bei Wien
B: Besserung eines gewohnten Symptoms während der Prüfung

Graphik 2: Probanden der 2. Gruppe. Anzahl der Symptome unter Plazebo und Berberis D 30

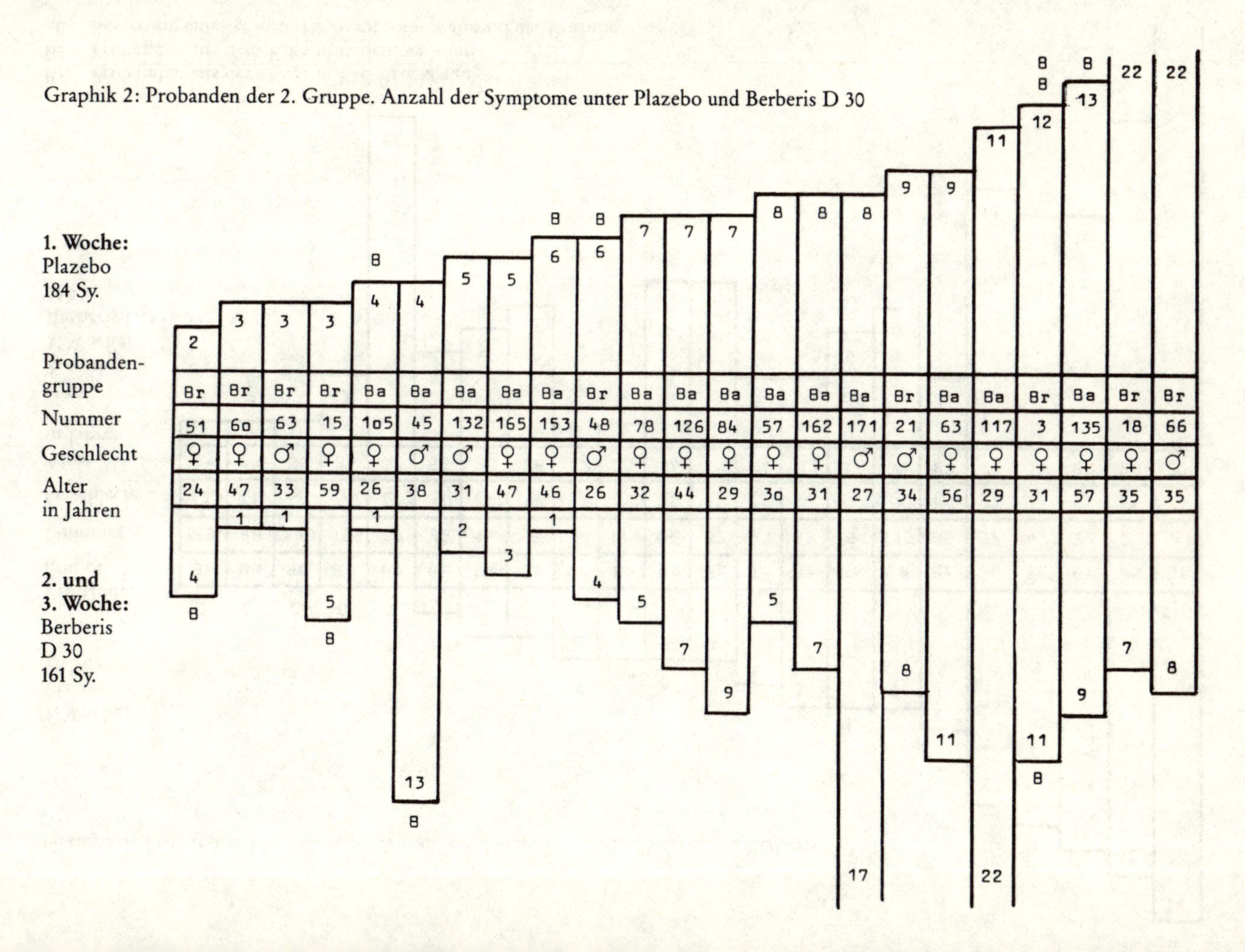

Graphik 3: Probanden der 3. Gruppe. Anzahl der Symptome in der 1.–3. Woche unter Plazebo

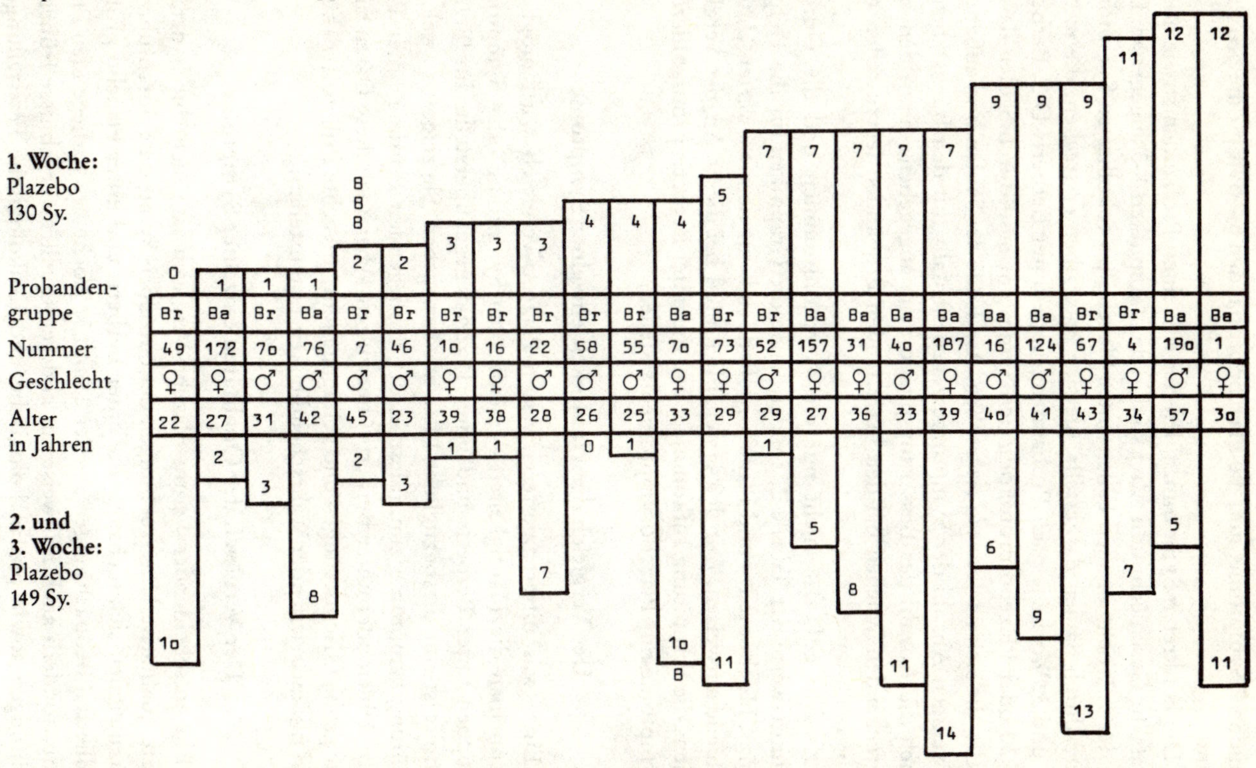

banden 7 Symptome, und die Plazeboprobanden 6.2 Symptome pro Proband.

Die konkreten Symptomzahlen der einzelnen Probanden sowie nochmals ihr Geschlecht und Alter sind in den Graphiken 1-3 angegeben. Die in der 1. Woche in allen Fällen unter Plazebo protokollierten Symptome sind durch Säulen dargestellt, die sich nach oben erstrecken, die in der 2. und 3. Woche je nach Probandengruppe unter Berberis D 3, Berberis D 30 oder Plazebo protokollierten Symptome sind durch Säulen dargestellt, die sich nach unten erstrecken. Am Ende der Säulen sind außer der jeweiligen Anzahl der Symptome gegebenenfalls mit den Buchstaben B auch die Anzahl der Besserungsphänomene angegeben, die in den entsprechenden Wochen bei den betreffenden Probanden festzustellen waren.

Es fällt auf, daß nicht nur die Symptomsummen und die Durchschnittswerte der Tabelle 2, sondern auch die Graphiken für die Tiefpotenz-, Hochpotenz- und Plazeboprobanden keine nennenswerten Unterschiede aufweisen. Auf den ersten Blick muß bei dieser Art des Vergleichens die Vermutung aufkommen, daß die unter Berberis protokollierten Symptome nur Plazebosymptome darstellen.

Der Vergleich der Häufigkeit einzelner Symptome

Ein etwas differenzierterer Verum-Plazebo-Vergleich wird möglich, wenn man die Häufigkeiten der einzelnen Symptome oder Symptomgruppen unter Berberis und unter Plazebo gegenüberstellt. Im 9. Abschnitt ist eine diesbezügliche Liste wiedergegeben. Sie zeigt u.a., welche Prüfungssymptome zumindest in der vorliegenden Prüfung unter Plazebo fehlen oder unter Berberis überwiegen. Aber auch diese Daten sind nur grobe Orientierungen und genügen nicht, um echte Prüfstoffwirkungen mit ausreichender Wahrscheinlichkeit festzustellen.

Der Vergleich der Qualitäten einzelner Symptome

Ein entscheidender Verum-Plazebo-Vergleich läßt sich durch detaillierte qualitative Untersuchungen der einzelnen Symptome durchführen. Dazu eignen sich nicht nur die unter Berberis und unter Plazebo protokollierten Beobachtungen aus der 2. und 3. Woche der vorliegenden Prüfung, sondern auch Hinweise aus anderen Quellen. Ergebnisse früherer Prüfungen sowie pharmakologische und toxikologische Feststellungen können ebenfalls herangezogen werden. Auf der Plazeboseite sind gelegentlich auch Beobachtungen aus der 1. Woche der Prüfung zu verwerten, wenn sie eine bemerkenswerte Ergänzung darstellen.

Im 10. Abschnitt sind die qualitativen Vergleiche im einzelnen wiedergegeben. Dabei konnte auf die bisher noch nicht bekannten, in der vorliegenden Prüfung erstmals aufgetretenen Prüfungssymptome von Berberis hingewiesen werden. Im 11. Abschnitt sind die bereits bekannten und die neuen Prüfungssymptome von Berberis in getrennten Listen zusammengefaßt.

Während die einfachen Auszählungen der Symptome keine Unterschiede zwischen den Verumgruppen und der Plazebogruppe erkennen ließen, führten die differenzierten qualitativen Vergleiche zu der Feststellung, daß bei den Berberisprobanden neben den Plazebosymptomen auch eine nennenswerte Anzahl höchstwahrscheinlich echter Prüfstoffwirkungen auftraten. Es erhebt sich die Frage, warum diese, neben den Plazebosymptomen aufgetretenen echten Prüfstoffwirkungen, bei den Berberisprobanden nicht durch höhere Gesamtzahlen ihrer Symptome zum Ausdruck kommen. Dies stellt den Beurteiler vor ein bisher kaum in dieser Form aufgetretenes Problem.

Der Widerspruch zwischen der Gleichförmigkeit der Symptomzahlen bei Plazebo- und Verumprobanden und der Feststellung echter Prüfstoffwirkungen bei den Verumprobanden läßt sich überbrücken, wenn man der Erwartungssituation bei Plazebo- und Verumprobanden eine nicht ganz gleichartige Bedeutung zuschreibt. Bei den Plazeboprobanden einer Kontrollgruppe führt die Erwartungssituation zur Ausbildung einer individuell variierenden Zahl von Plazebosymptomen. Bei den Verumprobanden darf man etwas abweichende Verhältnisse annehmen. Es ist zu vermuten, daß bei den Verumprobanden die Erwartungssituation bei ihrem Zusammentreffen mit der Prüfstoffeinwirkung in erster Linie die Ausbildung von Prüfstoffsymptomen begünstigt. Die Wirkung des Prüfstoffs würde auf diese Weise durch die gleichzeitige Erwartungssituation verstärkt, oder in manchen Fällen vielleicht überhaupt erst ermöglicht werden. Diese Vermutung stützt sich auf die Feststellung einer nicht geringen Anzahl höchstwahrscheinlich echter Prüfungssymptome durch die qualitativen Vergleiche. Nun ist es aber nicht ausgeschlossen, daß jeder Proband in der gegebenen Situation unbewußt dazu neigt, in jedem Falle, sowohl unter Plazebo als auch unter Verum, eine individuell angemessene Zahl von Symptomen zu produzieren oder zu beachten, so daß die Gesamtzahl der Symptome eines Probanden stets mehr oder weniger limitiert ist. Unter diesen Umständen würde die Ausbildung von Verumsymptomen das Auftreten von Plazebosymptomen hintanhalten. Umgekehrt ausgedrückt würden die Plazeboprobanden in Ermangelung von Prüfstoffsymptomen mehr Plazebosymptome produzieren als Verumprobanden, um während der vorgesehenen Zeit die unbewußt erwartete Anzahl von Symptomen zu erreichen. Unter diesen Gesichtspunkten wird es möglich, die zunächst unvereinbar erscheinenden Feststellungen einer widerspruchslosen Betrachtungsweise zuzuführen.

Die Gewichtungen der Symptome

Zur Vorbereitung der statistischen Berechnungen wurde jedes Symptom zugleich mit der qualitativen Formulierung des Symptomtextes auch quantitativ gewichtet.

Frühere statistische Untersuchungen von homöopathischen Arzneimittelprüfungen arbeiteten nur mit einem einzigen Vergleichsparameter, nämlich der Häufigkeit der Symptome oder Symptomgruppen. Die negativen Ergebnisse derartiger Statistiken überzeugen nicht. Es ist eine breitere Vergleichsbasis zu schaffen. Der Verfasser schlug vor, mehrere quantitative Parameter in Betracht zu ziehen. Dazu bieten sich zunächst verschiedene Aspekte der Dauer der Symptome an, dann aber auch Ja-nein-Entscheidungen über die Objektivität, Intensität oder besondere Auffälligkeit der Symptome.

Als objektiv wurde ein Symptom eingestuft, wenn es nicht nur vom Probanden wahrgenommen werden konnte. Als intensiv galt ein Symptom, wenn es entweder eine erhebliche subjektive Beeinträchtigung mit sich brachte, oder eine erhebliche objektive Ausbreitung zeigte. Als besonders auffällig wurde ein Symptom bewertet, wenn ein Seitenwechsel oder eine Ausbreitung von einer Seite auf die andere zu beobachten war, wenn das Symptom an allen Tagen zur selben Zeit auftrat, wenn das Symptom im gegebenen Zusammenhang paradox erschien, wenn das Symptom auf eine mögliche gegensinnige Fortwirkung des Prüfstoffs hinwies, oder wenn eine seltene Erscheinung anderer Art vorlag, die der Proband gelegentlich durch eine ungewöhnliche Als-ob-Beschreibung wiedergab. Schließlich wurde noch festgehalten, ob es sich bei einem Symptom um die Besserung einer schon länger bestehenden und gewohnten Erscheinung während der Prüfung handelte.

Zum Zwecke dieser mehrfachen Gewichtung wurden bei der Erstellung der Symptomenlisten für jedes Symptom neben der qualitativen Kennzeichnung durch den Symptomtext auch die Werte folgender Parameter eingetragen:

1. Die *Anzahl der Tage*, an welchen das Symptom im Protokoll vermerkt ist.
2. Die *Dauer der längsten Folge von Tagen*, an welchen das Symptom ununterbrochen täglich genannt ist.
3. Die *Gesamtdauer* des Symptoms, von der ersten bis zur letzten Tageseintragung gerechnet, einschließlich etwaiger symptomfreier Intervalle.
4. Die *öfter als nur an einem Tag* erfolgte Protokollierung des Symptoms.
5. Die *Objektivität* des Symptoms.
6. Die *Intensität* des Symptoms.
7. Die oben erläuterte *besondere Auffälligkeit* des Symptoms.
8. Das Vorliegen der *Besserung* eines gewohnten Symptoms.

Die ersten 3 Parameter ermöglichen die Angabe konkreter Ziffern. Die weiteren Feststellungen sind Ja-nein-Entscheidungen mit nur 2 Werten. Selbstverständlich ist einzuräumen, daß alle diese Daten nicht in jedem Falle exakt sind. Die Tagezählungen können ungenau werden, wenn ein Proband ein Symptom nicht an allen Tagen protokollierte, in der Annahme, das Fortbestehen des Symptoms wäre selbstverständlich. Die Ja-nein-Entscheidungen sind Ermessensentscheidungen, die in Grenzfällen von verschiedenen Auswertern verschieden getroffen werden können. Trotz dieser teilweisen Unschärfe der Daten, die im Auge behalten werden muß, bilden diese Gewichtungen der Symptome doch eine verwertbare Grundlage für statistische Berechnungen.

Der statistische Verum-Plazebo-Vergleich

Die statistische Auswertung der Prüfungsergebnisse übernahm Dr. phil. et med. *W. Geir*. Nach mehrjähriger Tätigkeit im Institut für Biostatistik und Dokumentation der Universität Innsbruck, widmete sich Herr *Geir* noch dem Studium der Medizin und der Homöopathie, so daß die Qualifikationen des Mathematikers und des homöopathischen Arztes bei der Bearbeitung des vorliegenden Problems zusammentrafen.

Da die gesamte Symptomatik der 2. und 3. Woche, die verglichen werden sollte, nach mehreren Parametern gewichtet war, benutzte Herr *Geir* zur statistischen Abgrenzung der Verum- von der Plazebosymptomatik den 5×2-Felder-χ^2-Test. Die Berechnung ergab im Bereich der untersuchten Parameter einen hochsignifikanten Unterschied zwischen der Verum- und der Plazebosymptomatik, und ist im 12. Abschnitt wiedergegeben und erläutert. Seine volle Bedeutung erhält dieses Ergebnis, wenn auch weitere Prüfungen zu ähnlichen Feststellungen führen.

Intraindividuelle Vergleiche

Vergleiche der aufeinanderfolgenden Plazebo- und Verumphasen bei jeweils ein und demselben Probanden, erlauben einige zusätzliche Feststellungen.

Plazebo-non-Reaktoren

Probanden, die in der 1. Woche unter Plazebo keine Symptome protokollierten und somit offenbar nicht zur Ausbildung von Plazeboeffekten neigten, ließen in der 2. und 3. Woche unter Berberis weiterhin keine Plazebosymptome und dadurch deutlich erkennbare Prüfstoffwirkungen erwarten. Dies traf aber nur in einem Falle zu. Andere Plazebo-non-Reaktoren zeigten unter Berberis wider Erwarten nur schwach ausgeprägte Symptome, denen nach interindividuellen Vergleichen zum Teil nur geringe oder überhaupt keine Wahrscheinlichkeit echter Prüfstoffwirkung zugesprochen werden konnte.

Ein Plazebo-non-Reaktor erwachte eines Nachts um 2 Uhr mit erschöpfenden Durchfällen, für welche interindividuelle Vergleiche so gut wie sicher eine echte Wirkung von Berberis annehmen ließen (Bad Brückenau, Pr.29, Sy.211). Bei 3 weiteren Probanden ohne Plazebosymptome in der 1. Woche (Baden, Pr.98, Pr.119 und Pr.155) zeigten sich in der 2. und 3. Woche unter Berberis nur Aggressivität an einem Tage (Sy.9), Kratzen im Hals (Sy.110), eine einstündige Blähung nach dem Essen (Sy.193), vereinzelte Hauteruptionen (Sy.270) und ein einmaliger Nachtschweiß (Sy.301). Freilich gewinnen diese Erscheinungen dadurch doch etwas an Gewicht, daß sie bei Plazebo-non-Reaktoren auftraten. Ein 5. Proband, der in der 1. Woche ebenfalls keine Symptome protokollierte, scheidet hier aus, da er sich wegen einer Rippenfraktur in der 1. Woche nicht beobachten konnte (Bad Brückenau, Pr.47).

Besserungen gewohnter Erscheinungen

Eine andere intraindividuelle Erscheinung betrifft die Besserung von Symptomen, die bereits vor der Prüfung bestanden und unter Berberis zurückgingen oder verschwanden. Die Besserungen, die als homöopathisch bewirkte therapeutische Effekte von Berberis gewertet wurden, traten vorwiegend bei 2 der oben genannten Plazebo-non-Reaktoren auf.

Von insgesamt 9 Besserungen dieser Art (Sy.308–316) wurden 5 Besserungen, und gerade die auffälligsten, von 2 Probanden protokolliert, die in der 1. Woche unter Plazebo keine Symptome vermerkten, und unter Berberis nur je ein bescheidenes Symptom boten (Graphik 1; Baden, Pr.98 mit 2 Besserungen: Sy.309 und 311; Baden, Pr.119 mit 3 Besserungen: Sy.308, 314 und 315).

Plazebo-Reaktoren

Eine weitere unerwartete Beobachtung bezieht sich auf die Plazebo-Reaktoren, die schon in der 1. Woche unter Plazebo mehr als 10 Symptome produzierten. Man möchte annehmen, daß bei diesen Probanden auch anschließend unter Berberis keine verwertbaren Symptome anzutreffen sein werden. Man ist sogar versucht, die Symptome dieser Plazebo-Reaktoren von der Auswertung auszuschließen, um das Gesamtresultat nicht durch allzuviele Plazeboeffekte zu verschleiern. Überraschenderweise trugen aber gerade diese Probanden wesentlich zur Vielfalt der sehr wahrscheinlich echten Wirkungen von Berberis bei.

Ein Proband mit 22 Plazebosymptomen in der 1. Woche erwachte unter Berberis, ähnlich wie der erste oben genannte Plazebo-non-Reaktor, eines nachts um 2 Uhr mit Erbrechen, das noch den ganzen folgenden Tag anhielt, und nach interindividuellen Vergleichen als sehr wahrscheinlich echte Wirkung von Berberis zu werten war (Bad Brückenau, Pr.66, Sy.179). Eine Probandin, mit ebenfalls 22 Symptomen in der 1. Woche, produzierte unter Berberis die deutlichsten und am längsten anhaltenden Hauteruptionen der Prüfung, die ebenfalls als sehr wahrscheinlich echte Wirkungen von Berberis zu beurteilen waren (Bad Brückenau, Pr.18, Sy.267). Eine Probandin mit 13 Symptomen in der 1. Woche beschrieb unter Berberis interessante Illusionen und Sinnestäuschungen, die wesentlich zur „blinden" Erkennung des Prüfstoffs beitrugen (Baden, Pr.135, Sy.16). Dieselbe Probandin protokollierte unter Berberis auch die bereits erwähnte rechtsseitige Tonsillitis, die sich nach 3 Monaten auf derselben Seite und in derselben Ausprägung reproduzieren ließ (Sy.105). Auch fast alle übrigen Probanden, mit mehr als 10 Symptomen in der einleitenden Plazebowoche, lieferten mindestens ein wertvolles Symptom während der Verumwochen.

Die Reaktionsbereitschaft der Plazebo-Reaktoren erstreckt sich somit fast ausnahmslos auch auf die Empfindlichkeit dem Prüfstoff gegenüber. Es wäre unrichtig, die Ergebnisse der Plazebo-Reaktoren aufgrund theoretischer Überlegungen aus dem Beobachtungsgut auszuscheiden.

4. Die Protokolle der Berberis-Probanden in Zusammenfassungen

Symptome, die in der 1. Prüfungswoche unter Plazebo begannen und in der 2. oder 3. Woche in ähnlicher Form wieder auftraten, sind jeweils unter den Plazebosymptomen zusammengefaßt, und werden unter den Symptomen der 2. und 3. Woche im allgemeinen nicht mehr erwähnt, oder es wird auf ihren Beginn unter Plazebo hingewiesen. Die Nummern nach den Symptomen, die in der 2. und 3. Woche unter Berberis begannen oder sich unter Berberis erheblich verschlimmerten, beziehen sich auf die Liste im 5. Abschnitt.

Die Protokolle der Probanden aus dem Kurs in Bad Brückenau

Bad Brückenau, Pr.2, D 3

Männlich, 32 J., 176 cm, 69 kg. – Als Kind Otitis, seither etwas schwerhörig. Vor 4 Jahren Ureterkolik und Abgang eines Ca-oxalat-Steines. – Eher verschlossen und pedantisch; Neigung zu Stomatitis aphthosa; geringgradige Struma ohne Beschwerden; RR 135/75 bis 155/80; Verlangen nach Süßem und nach Saurem; gelegentlich Lumbalgie nach Anstrengung oder Kälteeinwirkung; Verlangen nach Kühle.

In der 1. Woche unter Plazebo: Am 1., 2., 3. und nochmals am 15.Tag Kopfschmerzen, am 1.Tag um 10.30 Uhr dumpfer Stirnkopfschmerz rechts mit zeitweiser Benommenheit, am 2.Tag vormittags und abends etwas Kopfschmerz mit leichter Benommenheit, am 3.Tag mit Kopfschmerz erwacht und tagsüber weiterhin leichter Kopfschmerz mit verlegter Nase und Druck in der linken Stirnhöhle, durch Bücken verschlimmert. Am 15.Tag nochmals um 10 Uhr leichter Kopfschmerz rechts.

In der 2. und 3. Woche unter Berberis D 3: Keine weiteren Erscheinungen.

Bad Brückenau, Pr.3, D 30

Weiblich, 31 J. – 1962 Endokarditis und deshalb 1963 Tonsillektomie. – Eher ernst; zeitweise Hinterkopfschmerz bei Spondylose der Halswirbelsäule; ständig verlegte Nase bei chronischer Rhinitis und rezidivierender Sinusitis; allergisches Asthma bronchiale; Extrasystolie; ständige Neigung, viel zu essen; Verlangen nach Süßem; kein Durst; Neigung zu Obstipation; Hämorrhoiden; rezidivierende Epikondylitis links; Menses früh, stark und lang; Adnexitis rechts; tägliche Schmerzen in der Hals- und Brustwirbelsäule und in der rechten Hüfte mit Ischialgie rechts; Seborrhö.

In der 1. Woche unter Plazebo: Am 1. Tag „aggressiv" und abends am 1. und auch am 2. Tag lange „fit" und leistungsfähig. Dagegen vom 4. bis 8. Tag, aber auch am 10. und 21. Tag „mißgestimmt, lustlos und depressiv". Am 4. und 9. Tag leichte Benommenheit von 10 bis 19 Uhr bzw. von 12 bis 14.20 Uhr. Vom 1. bis 4. Tag und nochmals vom 6. bis 9. Tag Meteorismus nach den stets reichlichen Mahlzeiten, „was ich sonst nicht gewohnt bin". Meist Völlegefühl, zeitweise „Glucksen im Magen" oder Aufstoßen, auch schmerzhafte Blähungen mit Flatulenz. Trotzdem guter Appetit und vom 6. bis 13. Tag geradezu Heißhunger. Dabei am 7. und 13. Tag verstärktes Verlangen nach Zigaretten, und am 8. Tag verstärktes Verlangen nach Schnaps. Am 8. Tag dagegen Abneigung gegen Kaffee, „den ich sonst gerne trinke". Bei gewohnter Neigung zu Obstipation vom 3. bis 9. und vom 16. bis 19. Tag ungewohnt leichter Stuhlgang, öfters „viel und schnell", am 3. und 11. Tag gleichzeitig Polyurie am Nachmittag. Am 3., 9. und 10. Tag Kratzen im Hals und leichte Schmerzen beim Leerschlucken zu verschiedenen Tageszeiten. Die submandibulären Lymphknoten waren geschwollen. Gleichzeitig verschlimmerte sich die chronische Rhinitis, und am 3. und vom 5. bis 12. Tag bestand außerdem vor allem morgens ein Husten mit reichlichem gelbgrünem, zeitweise fötidem Auswurf. Andererseits besserten sich unter Plazebo die Beschwerden am Bewegungsapparat. Die „zur Zeit" wieder rezidivierende linksseitige Epikondylitis besserte sich vom 1. bis 7. Tag, und war am 4. Tag „kaum" mehr nennenswert. Vom 5. Tag an stellte sich auch eine „unglaubliche" Besserung der Schmerzen in der Wirbelsäule und in der rechten Hüfte ein. Am 15. Tag war die Probandin trotz Heben und Tragen beschwerdefrei. Die Besserung hielt während der ganzen Prüfung an. Nach der Prüfung kam allerdings „nach ca. 4 Tagen die ganze Symptomatik wieder" und eine neuerliche Einnahme des Prüfstoffs brachte keine Besserung mehr.

In der 2. und 3. Woche unter Berberis D 30: Am Nachmittag des 8. Tages „bessere Kältetoleranz" (Sy.316), am 11. und 20. Tag dagegen die Eintragungen „friere viel" (Sy.286). Nachdem der Stuhl schon unter Plazebo vom 3. Tag an ungewohnt leicht abging, kam es am 8. sowie am 18. und 19. Tag mehrmals täglich zu Stuhl, am 8. und 18. Tag dreimal, am 19. Tag zweimal (Sy.203). Nach wiederholt durch äußere Anlässe gestörtem

Schlaf in der Vorwoche, kam es am 9., vom 11. bis 14. und vom 16. bis 20. Tag zu tiefem Schlaf, am 9. und 20. Tag zu „sehr tiefem" Schlaf; am 20. Tag wurde die Probandin „kaum wach" (Sy.36). Am 12. Tag morgens trockener Mund (Sy.156), und bei sonst gewohnter Durstlosigkeit am 12. und 13. Tag „viel Durst" (Sy.145). Am 12. und 13. Tag auch Hinterkopfschmerzen bei bestehender Spondylose der Halswirbelsäule. Die Schmerzen gingen vom Nacken aus, und strahlten an diesen Tagen über den Scheitel gegen die Augen, waren „pulsierend" bei gerötetem Gesicht, und besserten sich durch Rückwärtsbeugen des Kopfes und im Liegen durch Hochlagern des Kopfes (Sy.58). Am 14. Tag das Gefühl, die „Brust sei größer", nachdem bereits im Anschluß an den verspürten Eisprung am 8. Prüfungstag die Brustwarzen anhaltend berührungs- und druckempfindlich geworden waren, wie dies „nicht immer" der Fall war (Sy.231). Am 16. Tag nach dem Stuhlgang das Gefühl, „nicht fertig" zu sein (Sy.210). Nach der „besseren Kältetoleranz" am 8. Tag wurde vom 17. bis 21. Tag „Wärmeintoleranz" protokolliert, und am 20. Tag außerdem „friere zwischendurch viel"; am 19. Tag kam es auch zu Schweißabsonderung (Sy.300). Am Morgen des 20. Tages Stechen im Bereich der Herzspitze, vor allem beim Bücken (Sy.136). Am 21. Tag begannen die Menses wie gewohnt am 26. Zyklustag; außer den üblichen Schmerzen in der Schambeingegend bestanden diesmal auch krampfartige Schmerzen im Uterus, die ins Kreuzbein und in die Trochanteren ausstrahlten (Sy.236).

Bad Brückenau, Pr.14, D 3

Männlich, 63 J., 182 cm, 82 kg. – 1954 Primäraffekt. 1961 Ikterus und 1/2 Jahr später Gallenkoliken und Entfernung eines Gallensteines. In früheren Jahren obstipiert. Vor Jahren auch „Tennisellenbogen". – Septumdeviation nach Unfall vor 16 Jahren; allergische Rhinitis vasomotorica; bei Erkältungen Neigung zu Sinusitis; rezidivierende Tonsillitis; Verlangen nach Süßem; Durst; Fibularisparese nach Kriegsverletzung; trockene Haut; Verlangen nach Wärme.

In der 1. Woche unter Plazebo: Am 2. Tag erwachte der Proband um 2.30 Uhr mit Schmerzen in der Magengrube und dem Gefühl, „wie wenn ein Ball dort liegt", durch Wärme und Druck mit der Hand gebessert. Am 4. Tag, 21 Jahre nach der Cholelithiasis, um 12.30 Uhr, „15 Minuten nach der Einnahme der Tropfen, noch vor dem Essen Druckschmerz und Völlegefühl unter dem rechten Rippenbogen".

In der 2. und 3. Woche unter Berberis D 3: Bei allergischer Rhinitis vom 8. bis 13. Tag verstärkte dünnflüßige oder eitrige Nasensekretion (Sy.98) und anfallsartiger „spastischer Husten“, besonders nachts (Sy.120). Am 14. Tag um 6.30 Uhr und um 15 Uhr Schmerzen in der Magengrube, ähnlich wie schon am 2. Tag unter Plazebo. Am 15. Tag „etwas spastischer“ Stuhl (Sy.198). Am 16. Tag um 17.30 Uhr plötzlich Nasenbluten links, das „noch nie spontan“ aufgetreten war (Sy.102). Am 17., 18. und 20. Tag müder als sonst, am 17. Tag morgens, am 20. Tag mittags (Sy.33).

Bad Brückenau, Pr. 15, D 30

Weiblich, 59 J., 159 cm. – 1967 Myomoperation. – Gesellig; guter Schlaf, aber manchmal Angstträume; „Übersichtigkeit“; RR 95/65; guter Appetit; Verlangen nach Saurem; seit der Myomoperation Harninkontinenz; Kyphoskoliose.

In der 1. Woche unter Plazebo: Am 2., 4. und 6. Tag jeweils um 5 Uhr früh Schweißausbruch an Nacken, Brust und Rücken, am 2. Tag auch vormittags eine Hitzewelle mit leichtem Schweißausbruch. Am 5. Tag um 3 Uhr nachts mit Schmerzen im rechten Unterbauch erwacht, und Erleichterung nach Abgang eines Flatus.

In der 2. und 3. Woche unter Berberis D 30: Am 9. Tag „deutliche Besserung der Harninkontinenz“, die seit der Myomoperation bestand (Sy.313). Über die Dauer dieser Besserung fehlen Angaben. Am 10. Tag nach Chorsingen schleimige Absonderung aus dem Rachen mit Hustenreiz (Sy.126). Am 12. und 13. Tag ziehende Schmerzen vom Glutäus zum dorsalen Oberschenkel rechts (Sy.256). Am 17. Tag dreimal geformter Stuhl (Sy.206). Am 20. und 21. Tag kein Stuhl (Sy.201). Am 12. Tag begann eine Sehstörung, die bis zum 21. Tag täglich protokolliert wurde, und zu der die Probandin bemerkte, daß sie „vor 1½ Jahren schon einmal diese Erscheinungen am linken Auge gehabt“ hatte. Am 12. Tag: „Beim Herabsehen auf hellen Grund zieht sich ein grauer Schleier vor das Blickfeld des linken Auges, der wieder verschwindet.“ Am 13. Tag: „Morgens beim Herabsehen auf hellen Grund bewegen sich graue Fussel vor dem linken Gesichtsfeld, als ob die Brille verschmutzt wäre.“ Am 14. Tag: „Der wandernde Schleier vor dem linken Auge ist noch vorhanden.“ Am 15. Tag: „Linkes Auge »Schmutzschleier« wandernd.“ Am 16. Tag: „Linkes Auge, »Schleier«, der wandert, stört aber am Tag wenig.“ Am 17. Tag: „Noch nachweisbar.“ Ab dem 18. Tag nur noch „idem“ notiert (Sy.73).

Bad Brückenau, Pr.18, D 30

Weiblich, 35 J., 177 cm, 69 kg. – 1980 Hepatitis. – Eher blaß; ernst und verschlossen; Konjunktivitis bei Kontaktlinsen; chronische Sinusitis, rechts mehr als links; euthyreote Struma nodosa; RR 120/70; guter Appetit; Verlangen nach Süßem; Durst; rezidivierende Analfissur; lange Menses; Skoliose der Lendenwirbelsäule; angedeutete Varikose, rechts mehr als links; trockene Haut; Verlangen nach Wärme.

In der 1. Woche unter Plazebo: Vom 1. Tag an bis in die 3. Woche vermehrtes Schwitzen mit klebrigem, übelriechendem Schweiß, am 1. Tag nach der 1. Einnahme der Tropfen „Wärmewelle im Kopf und mit Schweißausbruch nach der 2. Einnahme". Am 1. Tag „5 Minuten nach der Einnahme" auch Druckgefühl in der Magengegend, wie nochmals am 6. Tag. Am 1. Tag begann auch die Periode, die am 4. und 5. Tag schwächer war als sonst. Am 2. Tag verlegte Nase bei chronischer Sinusitis, wie auch nochmals am 11. und 20. Tag. Am 2. Tag gleichzeitig auch rechtsseitige Kopfschmerzen mit Druck in den Augen. Am 2. Tag weiterhin weiß belegte Zunge und erhöhte Müdigkeit, die bis zum 20. Tag von Zeit zu Zeit wieder auftrat. Am 2. Tag schließlich noch Ziehen im rechten Unterschenkel bei leichter Varikose. Am 3. Tag von 17 bis 20 Uhr „Kribbeln am rechten Unterschenkel". Am 3., 5. und 7. Tag ziehender Zahnschmerz im 1. Prämolaren links unten, beim Trinken von warmer oder kalter Flüssigkeit. Ab dem 5. Tag, neben der erwähnten Müdigkeit, bis zum 20. Tag wiederholt auch gereizt. Vom 6. bis 10. Tag mehrfach Ein- und Durchschlafstörungen. Am 6. Tag nächtliche Hitzewallung mit Herzklopfen und Angst. Am 7. Tag um 23 Uhr Stiche in der Herzgegend und nachts ein Verfolgungstraum. Am 8. und 10. Tag um 3 Uhr nachts mit Angst erwacht. Vom 6. bis 8. Tag trockene, rissige Haut über dem Grundgelenk des rechten Zeigefingers. Vom 6. bis 13. Tag fast täglich verstärkte Libido. Während dieser Zeit auch wiederholt Verlangen nach kalten Getränken. Am 7., 10., 15., 16. und 18. Tag mehr oder weniger obstipiert; am 7. Tag harter Stuhl ohne Drang.

In der 2. und 3. Woche unter Berberis D 30: Am 9. und 11. Tag Schmerzen im linken Ellenbogen, am 9. Tag stechend, um 16 Uhr und um 21 Uhr, am 11. Tag ziehend von 20 bis 23 Uhr (Sy.252). Vom 10. bis 20. Tag Hauteruptionen, zunächst Bläschen an der rechten Unterlippe, dann Quaddeln, Bläschen oder Pusteln an verschiedenen Körperstellen (Sy.267). Am 11., 12., 14. und 19. Tag breiige Durchfälle, am 12. Tag 3 Entleerungen, am 14. Tag eine „spritzende" Entleerung (Sy.213). Diese Tage mit Durchfällen wechselten mit den oben genannten Tagen mit Obstipation, die aber schon am 7. Tag, noch unter Plazebo, begannen. Vielleicht im Zusammenhang mit den Durchfällen am 12., 17. und 18. Tag vermehrter Durst (Sy.142). Vom 18. bis 20. Tag Rezidiv einer Analfissur. Am 11. Tag bei chronischer Sinusitis, ebenso wie schon am 2. Tag unter Plazebo, wieder verlegte Nase, diesmal aber um 15 Uhr auch Kitzelhusten (Sy.123), und am Morgen des 12. Tages verstärkte Sekretion entlang der Rachenhinterwand (Sy.100). Am Morgen des 20. Tages neuerlich verlegte Nase und rechtsseitiger Kopfschmerz, wie schon am 2. Tag unter Plazebo, sowie Müdigkeit. Am 21. Tag, bei bestehender Skoliose, nach dem Aufstehen ziehende Schmerzen rechts neben der Lendenwirbelsäule, die sich nach Massieren besserten (Sy.249).

Bad Brückenau, Pr.20, D 3

Männlich, 34 J., 169 cm, 65 kg. – Ernst aber gesellig; oft trockene, „borkige" Rhinitis; chronische Sinusitis frontalis et maxillaris mit deutlicher Verschlechterung nach Alkoholgenuß; RR 120/80; Zunge oft ohne Grund belegt; guter Appetit; Kinderlosigkeit infolge von Oligospermie; trockene Haut; Schuppen an der Kopfhaut; leichtes seborrhoisches Ekzem an den Augenbrauen, paranasal und an der Brust; allergisches Exanthem durch Fichtennadeln an den Berührungsstellen; Verlangen nach Wärme.

In der 1. Woche unter Plazebo: Während der 1. Woche besserte sich die chronische Rhinitis und Sinusitis; am 5. Tag „keinerlei Beschwerden mit der Nase und den Nebenhöhlen, wohl durch sehr warme Witterung bedingt"; erst am 11. Tag wieder Beschwerden von seiten der Nase. Vom 3. bis zum 5. Tag und nochmals vom 17. bis zum 19. Tag Schmerzen in der Lendenwirbelsäule; am 3. Tag „beim Liegen auf harter Unterlage starke stechende Schmerzen in der Lendenwirbelsäule, deutliche Verschlechterung bei Bewegung, nachmittags nach häufigem Schwimmen Besserung"; am 4. und 5. Tag nur leichtes Ziehen; am 17. und 18. Tag Schmerzen beim Aufrichten, und am 19. Tag Schmerzen beim Bücken. Am 4. und 5. Tag und wieder am 20. Tag „Brennen an der Zungenspitze", am 4. Tag mit linsengroßer Rötung, aber „keine typische Aphthe". Am 7. Tag morgens zweimal auffallend weicher Stuhl.

In der 2. und 3. Woche unter Berberis D 3: Am 11. und 12. und vom 17. bis 19. Tag „anhaltendes Ziehen" im linken Hoden, aber „kein Tastbefund"; am 12. Tag das „Gefühl, als hätte man einen Leistenbruch"; am 17.

Tag „besonders nach langem Stehen heftiges Ziehen im linken Hoden, mit Ausstrahlung in die Leiste, kein Leistenbruch" und am 18. Tag auch „eine Art Kribbeln im linken Hoden", „beim Heben und Tragen keine Verschlimmerung" (Sy.240). Am Morgen des 13. Tages ganz ungewohnt harter schafkotartiger Stuhl (Sy.199). Am 15. Tag um 10 Uhr Ziehen im Bereich der Tonsillen „wie bei beginnender Angina" (Sy.106) und um 11 Uhr „ohne ersichtlichen Grund" ein 20 Minuten anhaltender „starker Schweißausbruch am ganzen Körper" (Sy.299). Vom 17. bis 21. Tag an der Innenseite der rechten Wange eine „linsengroße sehr schmerzhafte Aphthe" (Sy.164). Am 18. und 19. Tag den ganzen Tag über ein „Gefühl von Zittern und Flattern des linken Oberlides"; „die Umgebung scheint es nicht zu bemerken" (Sy.84). Am 19. und 20. Tag, ebenso wie bereits am 7. Tag unter Plazebo, sehr weicher Stuhl, am 19. Tag „ganz dringende Entleerung gegen 9 Uhr", am 20. Tag „übelriechend". Am 21. Tag von 2 bis 4 Uhr wach gelegen (Sy.39).

Bad Brückenau, Pr.21, D 30

Männlich, 34 J., 176 cm, 80 kg. – Eher blaß; ernst und verschlossen; jeden Herbst und Winter zwei- bis dreimal Schnupfen; Verlangen nach Süßem; „intermittierende, krampfartige Schmerzen im rechten Oberbauch, mit Druckgefühl und Blähungen" zu Beginn der Prüfung; RR 140/80; Verlangen nach Wärme.

In der 1. Woche unter Plazebo: Die Leibschmerzen und Blähungen dauerten mit Unterbrechungen noch bis zum 12. Tag. Am 4. Tag wurde ein „wundes, brennendes Gefühl im Magen" angegeben. Bereits in der 1. Woche begann außerdem ein Infekt, vor allem mit Schnupfen, der vom 1. bis 13. Tag anhielt, anfangs mit wäßrigem, später mit zähem, krustenbildendem Sekret. Am 3. und vom 5. bis 7. Tag kam Kratzen im Hals hinzu, am 5. Tag auch Heiserkeit. Vom 4. bis 10. Tag an den meisten dieser Tage ein Gefühl „verlegter Ohren". Vom 2. bis 5. Tag und an einigen späteren Tagen auch Kopfschmerzen, in den ersten Tagen nur linksseitig und häufig in der Stirn. Am 6. Tag bestand ein Gefühl von Fieber. Während des Katarrhs vom 1. Tag an, und fast an allen diesen Tagen bis zum Ende der Prüfung, vermehrte Müdigkeit, meist nachmittags, am 10. Tag den ganzen Tag über, am 2. Tag auch depressiv.

In der 2. und 3. Woche unter Berberis D 30: Vom 8. bis 10. Tag eine Schwäche im rechten Arm, mit dem Gefühl der Schwellung und „Pelzigkeit", und mit eingeschränkter Beweglichkeit der Finger (Sy.263). Vom

9. bis 11. Tag neuerlich Schluckbeschwerden. Am 9. Tag um 17 Uhr 1/2 Stunde lang drückende Magenschmerzen (Sy.187). Am 12. Tag nach dem Mittagessen 3 Stunden lang Übelkeit mit mehrmaligem Aufstoßen von Bratensoße (Sy.174). Am 13. und 14. Tag sehr vergeßlich für Namen (Sy.27), und am 14. Tag unkonzentriert mit Sprechstörungen (Sy.28). Am 21. Tag unterliefen häufig Schreibfehler (Sy.29). Am 21. Tag auch unruhig und unzufrieden (Sy.8). Außerdem trat am 20. und 21. Tag auch der Schnupfen nochmals auf, wieder mit wäßrigem Sekret. Schließlich kam es am 15. und 21. Tag noch zu Juckreiz, am 15. Tag nur über dem Sternum, wo sich bald auch Rötungen und Papeln zeigten; am 21. Tag nur Juckreiz, aber am ganzen Körper (Sy.272).

Bad Brückenau, Pr.23, D 3

Männlich, 29 J., 178 cm, 64 kg. – In der Kindheit öfters Tonsillitis. 1968 nach Unfall Gelenkserguß im linken Knie. 1979 Hepatitis. 1980 und 1981 Go. – Gesellig; pedantisch; guter Schlaf; eher blaß; Neigung zu Konjunktivitis nach Zugluft oder Baden; ständig leichte „dickschleimige bis krustige" Absonderung aus der Nase; Neigung zu Schnupfen und Husten; starker Raucher; RR 120/80; Karies; Verlangen nach Süßem; Neigung zu Durchfällen; Skoliose seit der Pubertät, mit Schmerzen in der Brustwirbelsäule nach längerem Stehen.

In der 1. Woche unter Plazebo: Bei der gewohnten schleimigen Nasensekretion am 2., 5., 9., 10. und 12. Tag anfallsartiges Niesen, ein- bis zweimal am Tag zwischen 11 und 15 Uhr. Am 5. Tag trockene Nase. Am 3. und 4. Tag unangenehme Träume, am 4. Tag Traum von einer Bedrohung durch ein eidechsenartiges Reptil. Am 3., 5., 14., 17. und 19. Tag benommenes Gefühl beim Erwachen, am 3. Tag „bleiernes Gefühl im Kopf". Zwischen dem 3. und 11. Tag wiederholt beim Erwachen auch das Gefühl, als wären die Augen „zugeklebt und verschwollen". Am 4. Tag um 16 Uhr 1/2 Stunde lang Kitzeln im linken Ohr, „wie von einem Haar im äußeren Gehörgang". Gleichzeitig um 16 Uhr bei längerem Sitzen in einem mäßig warmen Raum „kaltschweißige Füße". Am 5. und 13. Tag Völlegefühl und Druck im Epigastrium, am 5. Tag nach dem Erwachen, am 13. Tag nach dem Mittagessen. Am 7. Tag um 15 Uhr bohrender Schmerz im letzten linken unteren Backenzahn. Zwischen 7. und 15. Tag bei bestehender Skoliose nach längerem Sitzen dumpfe Schmerzen in der Brustwirbelsäule, die früher nur nach längerem Stehen aufgetreten waren.

In der 2. und 3. Woche unter Berberis D 3: Am 9. Tag „stärkerer Körpergeruch als sonst, besonders unter den Achseln" ohne vermehrte Schweißabsonderung (Sy.279). Am 10. Tag der gewohnte Heißhunger auf Süßes. „Habe eine Schachtel Kekse gegessen". Am 11. Tag beim Erwachen ein Krampf in der linken Wade (Sy.262). Am 11. Tag auch eine „feine Hautschuppung auf der Streckseite des linken Unterarms" ohne Jucken (Sy.276). Am 13. Tag nach vorher meist ausdrücklich protokollierter guter geistiger und körperlicher Leistungsfähigkeit „den ganzen Tag müde und schlapp, Gefühl wie unausgeschlafen, obwohl ich ausreichend und gut geschlafen habe; auch nach 3 Tassen starken Kaffees im Gegensatz zu sonst nicht wacher geworden; auch nicht wie üblich Herzklopfen bekommen" (Sy.32). Am 13. Tag war die Nase „den ganzen Tag leicht verstopft"; an Stelle des schleimigen Sekrets wurde „zähes Sekret" abgesondert; die Geruchsempfindung war „eingeschränkt" (Sy.96). Am späten Abend des 13. Tages ohne erkennbaren Anlaß „brennende und leicht gerötete" Augen, am Morgen des 14. Tages noch „leichtes Brennen" und „etwas verklebte" Lider, aber keine Rötung mehr (Sy.80). Am 14. Tag vormittags „leichte Enge und Druckgefühl im Rachen, an der Zungenwurzel und hinter dem Sternum" (Sy.137). Am 17. Tag um 14 Uhr nach einem Spaziergang „drückende Kopfschmerzen, direkt hinter der rechten Augenbraue"; sie „sind gegen 18 Uhr nach zweistündigem Hinlegen und Schlaf verschwunden" (Sy.55). Anschließend „etwas benommenes Gefühl im Kopf, Dinge um mich sind etwas unwirklich" (Sy.17). Am 17. Tag bildete sich auch eine „leicht druckschmerzhafte Schwellung und Rötung an der Innenseite des rechten Mundwinkels" gegen die Unterlippe zu; am 18. Tag war beim Erwachen an dieser Stelle eine „stecknadelkopfgroße Eiterpustel", die der Proband „noch nie an dieser Stelle gehabt" hatte. „Auf Druck entleert sich Eiter". Trotz dieser Entleerung war die Pustel am 19. Tag „wieder prall mit Eiter gefüllt", ebenso am 20. und 21. Tag (Sy.268). Gleichzeitig bildete sich am 20. Tag „an der linken Halsseite oberhalb des Kehlkopfs eine leicht gerötete, druckschmerzhafte linsengroße Stelle", die auch am 21. Tag unverändert weiter sichtbar war (Sy.268). Von Beginn der Prüfung an nahm der Proband 3 kg an Gewicht zu, obwohl sein Gewicht früher stets konstant war.

Bad Brückenau, Pr.29, D 3

Männlich, 31 J., 184 cm, 90 kg. – Eher blaß; heiter und gesellig; RR 120/80; Verlangen nach Süßem; Hämorrhoiden.

In der 1. Woche unter Plazebo: Keine Symptome.

In der 2. und 3. Woche unter Berberis D 3: Am Abend des 14. Tages erstmals 5 Tropfen aus dem Fläschchen III genommen und „sofort darauf Übelkeit verspürt“. Am 15. Tag „gegen 2 Uhr nachts Erwachen mit starkem Unwohlsein, Übelkeit ohne Brechreiz, Schwitzen. Kurz darauf Durchfall, der ganze Körper naßgeschwitzt, Hyperventilation. Gefühl des Erschöpftseins, völlige Zerschlagenheit“. Die Durchfälle hielten noch 2 Tage an (Sy.211). Die Prüfung wurde abgebrochen.

Bad Brückenau, Pr.32, D 3

Männlich, 29 J., – Im Kindesalter beiderseits Otitis media. – Eher gerötetes Gesicht; ernster Charakter; „Proctalgia fugax“ seit 15 Jahren in mehrwöchigen Abständen; Lumbalgie in mehrmonatigen Abständen; Haut lichtempfindlich mit Neigung zu Lichtallergie.

In der 1. Woche unter Plazebo: Vom 4. bis 6. Tag, aber auch am 17., 19. und 20. Tag, vermehrte Müdigkeit zu verschiedenen Tageszeiten. Am 4., 8. und 20. Tag Schweregefühl im Kopf. Am 4. Tag außerdem vormittags 1/4 Stunde lang ein Fremdkörpergefühl im Hals „wie zu Beginn einer Pharyngitis“.

In der 2. und 3. Woche unter Berberis D 3: Am Abend des 8. Tages ein „Gefühl von Schwellung um beide Augen“ (Sy.85). Nach der abendlichen Einnahme des Prüfstoffs, am 8. Tag um 20 Uhr, auch leichte Übelkeit „in der Magengegend“ (Sy.178). Am 8. und 9. Tag „schmerzhafte Schulterverspannung“, am 8. Tag rechts, am 9. Tag links. „Die gestern rechts empfundene Muskelverspannungen sind heute linksseitig zu spüren“ (Sy.247). Am 9. und 12. Tag mit „schweren Gliedern“ erwacht (Sy.266). Am 9. Tag auch „brummig gedämpfte Laune“ (Sy.23) und Abneigung gegen Helligkeit (Sy.76). Vom 16. bis 20. Tag Schmerzen im Bereich der Lendenwirbelsäule, rechts paravertebral, diesmal aber am 16. Tag von einer Intensität, wie seit 15 Jahren nicht mehr (Sy.248). Am 21. Tag, nach einem möglicherweise schwer verträglichen Mittagessen abends leichte Übelkeit und Schwere in der Magengegend (Sy.178).

Bad Brückenau, Pr.47, D 3

Männlich, 32 J., 187 cm, 75 kg. – Seit 4 Jahren allergische Reaktionen auf Hausstaub und Katzenhaare mit Fließschnupfen, geröteten Augen, Atembeschwerden und Bläschen auf der Haut, in diesem Jahr nach homöopathischer Behandlung noch keine Erscheinungen. Vor 1 Jahr Psoriasis, nach homöopathischer Behandlung abgeklungen. – Ernst und verschlossen; Karies; guter Appetit; leichte Schmerzen in der linken Nierengegend; Brennen beim Urinieren, und auch unabhängig davon, nach Go.; habituelle Schulterluxation nach Sportverletzung vor 8 Jahren; Verlangen nach Kühle.

In der 1. Woche unter Plazebo: Prüfung wegen Rippenfraktur unterbrochen, keine Symptome protokolliert.

In der 2. und 3. Woche unter Berberis D 3: Am 9. und 13. Tag sehr unruhiger Schlaf mit mehrmaligem Erwachen (Sy.44). Am 9. Tag auch von 17 bis 19 Uhr „leichte Kopfschmerzen" (Sy.63), und um 19 Uhr, bei sonst gewohntem Verlangen nach Kühle, Frösteln bei kalten Händen und Füßen (Sy.284). Am 10. und 11. Tag „großer knotiger Stuhl" (Sy.208). Am 13. Tag, beim Lesen um 16.30 Uhr, Brennen der Augen (Sy.83). Am 13. und 16. Tag „plötzliche große Müdigkeit". Der Proband war an beiden Tagen genötigt sich hinzulegen, und schlief 1 Stunde lang, am 13. Tag um 19 Uhr nach dem erwähnten unruhigen Nachtschlaf, am 16. Tag um 15.30 Uhr (Sy.31). Am 14. Tag ein Verfolgungstraum mit Angst (Sy.46). Am 15. und 16. Tag großer Durst nach kalten Getränken (Sy.143). Am 16. Tag Zerschlagenheitsgefühl im Bereich des Nackens und der Schultern, in den Rücken und in die Arme ausstrahlend, wie bei „beginnender Grippe" (Sy.242). Um 15.30 Uhr dann die oben erwähnte Müdigkeit mit einstündigem Schlaf. An diesem Tag auch ein vom Nacken ausgehender dumpfer Kopfschmerz (Sy.53) und Schmerzen in den Augen beim festen Schließen der Augen (Sy.78). Am selben Tage wurde der Proband auch mit ein paar Wassertropfen bespritzt, „das war sehr unangenehm, fast schmerzhaft". Auch konnte sich der Proband abends nach einem warmen Bad nicht entschließen, sich wie sonst kalt zu duschen (Sy.288). Am 16. Tag außerdem kein Stuhl, „sehr ungewohnt, habe sonst regelmäßig morgens Stuhlgang"; es bestand auch „kein Drang" (Sy.197). Am 18. Tag eine empfindliche Stelle im Gaumen, „konnte z.B. keine Torte essen, ohne daß es gebrannt hätte" (Sy.161).

Bad Brückenau, Pr.48, D 30

Männlich, 26 J., 178 cm, 71 kg. – Seit 1960 Asthma bronchiale, zur Zeit beschwerdefrei. 1965 Adenoide entfernt. 1976 Kommotio. 1981 Prostatitis. – Eher blaß; ernst und gesellig; Angstträume; Neigung zu Rhinitis; RR 110/60; seit 3 Jahren rezidivierender Herpes labialis an der Unterlippe; guter Appetit; Verlangen nach Süßem; Neigung zu Obstipation;

seit einem Motorradunfall 1976 „sensible Irritationen im linken Oberarm"; trockene Haut.

In der 1. Woche unter Plazebo: Vom 1. bis 8. Tag aufgeblähtes Abdomen, mit dem „Gefühl eines Ballonbauches", besonders nach dem Essen, und zeitweise Abgang von Flatus. Bei gewohnter Neigung zu Obstipation am 1. und 3. Tag dreimalige Stuhlentleerung, am 1. Tag „fester Stuhl", am 3. Tag „lockerer" Stuhl, und in dieser Art „eher ungewöhnlich". Am 2. Tag große Müdigkeit, ohne Besserung durch Niederlegen. Am 3. Tag den ganzen Tag über glasiges Nasensekret. Am 5. Tag, und nochmals am 17. Tag, Träume vom Tod. Am 6. Tag, nach dem Genuß von 1½ l Bier am Vorabend, um 4 Uhr früh vorübergehend mit Durst erwacht, daraufhin am Morgen Kopfschmerzen, und den ganzen Tag über „müde und lustlos". Am 7. Tag um 18 Uhr, nach einem Glas Wein, Übelkeit und die schon erwähnten Blähungen.

In der 2. und 3. Woche unter Berberis D 30: Am 9., 10. und 11. Tag wie des öfteren kein Stuhl. Am 12., 13., 19. und 21. Tag wieder große Müdigkeit zu verschiedenen Tageszeiten, wie sie schon unter Plazebo begonnen hatte. Am 13. Tag traten die Kopfschmerzen und die Müdigkeit zusammen mit glasiger Nasensekretion und mit Kälteempfindlichkeit (Sy.287) auf, so daß dem Probanden eine „virale Infektion wahrscheinlich" erschien. Am 15. Tag protokollierte er dann eine „Heuschnupfenattacke um 22 Uhr für 20 Minuten" sowie Stirnkopfschmerzen, die auch noch am folgenden Tag bestanden. Bei gewohntem rezidivierendem Herpes labialis bildeten sich am 15. und 16. Tag „berührungsempfindliche Bläschen am Gaumen" (Sy.163), und am 17. und 18. Tag an der Zungenspitze (Sy.160). Am 16. Tag von 9 bis 18 Uhr auch „Mißempfindungen an den Zähnen, als wenn es juckt" (Sy.170). Am 16. und 19. Tag neuerlich Blähungen und Übelkeit, wie bereits unter Plazebo, am 19. Tag um 17 Uhr nach Kuchen, und nochmals um 21 Uhr nach Bier. Am 17. Tag, nach dem schon erwähnten Traum vom Tod, um 4 Uhr früh erwacht, wie bereits am 6. Tag. Vom 18. bis 21. Tag wieder reichliches Nasensekret, am 20. und 21. Tag mit Stirnkopfschmerz.

Bad Brückenau, Pr.50, D 3

Weiblich, 28 J. – 1972 Tonsillektomie. – Heiter und gesellig; guter Schlaf; eher blaß; in unregelmäßigen Abständen Kopfschmerzen; Neigung zu Obstipation; zeitweise Ischialgien.

In der 1. Woche unter Plazebo: Am 2. Tag Schmerzen im Unterbauch, wie „Periodenschmerzen". Bei Neigung zu Obstipation vom 6. bis 8. Tag breiiger Stuhl, sogar trotz einer Reise, bei welcher sonst immer Verstopfung eintrat.

In der 2. und 3. Woche unter Berberis D 3: Vom 8. bis 11. Tag ein „leichter Infekt" mit Hals- (Sy.109) und Ohrenschmerz (Sy.90). Am 10. Tag auch verlegte Nase und Druck in den Nasennebenhöhlen (Sy.95). Am 12. Tag um 17.30 Uhr „plötzlich krampfartige Schmerzen im Unterbauch, und daraufhin zwei durchfällige Entleerungen (Sy.214). Am 18. Tag um 4 Uhr früh mit starken Kopfschmerzen (Sy.59) und Übelkeit erwacht, anschließend um 5 Uhr Erbrechen (Sy.180) und Durchfall (Sy.214). Die Kopfschmerzen hielten trotz Einnahme einer analgetischen Tablette den ganzen Tag über an.

Bad Brückenau, Pr.51, D 30

Weiblich, 24 J., 179 cm, 57 kg. – Tonsillektomie 1977 wegen häufiger Entzündungen und Peritonsillarabszessen. Bis zur Tonsillektomie bei Anginen wiederholt Bronchitiden und auch Pneumonien. – Verschlossener Charakter; bei Gewitter Neigung zu Migräne; Neigung zu Karies; RR 90/60; Abneigung gegen Fleisch; Durst; häufig obstipiert; muß jede Nacht aufstehen, um zu urinieren; Kältegefühl und Schmerzen in den Knien beiderseits, besonders bei feuchtem Wetter; ovariell bedingte Amenorrhö; trockene Haut; Verlangen nach Wärme.

In der 1. Woche unter Plazebo: Hört am 1. Tag neben sich Summen, im linken Ohr lauter als im rechten. Weiterhin am 1. Tag, aber auch am 5. Tag Taubheitsgefühl im linken Arm, vom Ellenbogen bis zum kleinen Finger.

In der 2. und 3. Woche unter Berberis D 30: Am 8. Tag mittags nach der Einnahme des Prüfstoffs drückende Kopfschmerzen „vorne beiderseits", etwa 2 Stunden anhaltend (Sy.57). Bei gewohnter Nykturie am 10. und 11. Tag nachts kein Harndrang (Sy.312). Am Abend des 11. Tages im Liegen ein „beklemmendes Gefühl" in der Herzgegend mit „auffallend schwerer, langsamer, lauter Herztätigkeit" (Sy.133), und am 12. Tag noch leicht spürbares Herzklopfen, jedoch ohne Beklemmung. Am 16., 18., 20. und 21. Tag auffällig tiefer und erquickender Schlaf (Sy.38). Am 16. und vom 19. bis 21. Tag auch „zufrieden und glücklicher", kann sich besser konzentrieren und macht Pläne (Sy.1).

Bad Brückenau, Pr.53, D 3

Weiblich, 22 J., 170 cm, 89 kg. – 1960 Tonsillektomie. – Heiter und gesellig; „extreme Erkältungsanfälligkeit der oberen Luftwege, häufiger Retronasalkatarrh mit gelbem Sekret"; RR 135/80; guter Appetit; Verlangen nach Süßem; Neigung zu Obstipation; lange Menses; zeitweise „milchiger" Fluor genitalis; geringgradige Psoriasis an den Ellenbogen; Mykose zwischen den Zehen; häufiges „Umknicken in den Sprunggelenken"; feuchte Haut; Verlangen nach Wärme.

In der 1. Woche unter Plazebo: Am 2. Tag ohne ersichtlichen Grund um 5.30 Uhr erwacht. Am 3. Tag begannen die Menses mit „weitaus stärkeren" Beschwerden als sonst. Am 3. Tag auch Inappetenz und Übelkeit von 8 bis 17 Uhr, und bei sonst gewohnter Neigung zu Obstipation an diesem Tag Durchfall, hellbraun und übelriechend. Am 7. Tag mehrmals „plötzliches Spannungsgefühl in der Brust" und breiiger Stuhl.

In der 2. und 3. Woche unter Berberis D 3: Vom 10. bis 12. Tag Kopfschmerzen in Stirn und Schläfen, am 10. Tag während des ganzen Tages (Sy.61). Am 13. und 17. Tag weiß belegte Zunge (Sy. 159). Am 16. und 17. Tag leichte Halsschmerzen, am 17. Tag mit dem Gefühl der Wundheit im Hals (Sy.112).

Bad Brückenau, Pr.56, D 3

Männlich, 27 J., 178 cm, 69 kg. – Ernster Charakter; eher blaß; zwei- bis dreimal im Jahr stechende Schläfekopfschmerzen, geistige Anstrengung verschlimmert; Strabismus convergens; guter Appetit; Verlangen nach Süßem; Durst; Magenschmerz, besser durch Essen, schlimmer nach Kaffee; erwacht fast regelmäßig gegen 2 oder 4 Uhr mit Magenschmerzen und Salivation; Meteorismus und Flatulenz; täglich einmal „dünner" Stuhl; kann in Anwesenheit anderer nicht urinieren; Hernia incipiens; „Urticaria foetida" nach Aufregung oder Sonnenbestrahlung; feuchte Haut; Verlangen nach Wärme.

In der 1. Woche unter Plazebo: Während der Proband gewöhnlich zwischen 2 und 4 Uhr nachts mit Magenschmerzen erwacht, schlief er von den ersten Tagen der Prüfung an etwa jeden 2. Tag durch. Dabei kam es am 1., 2. und 12. Tag gegen Morgen zu starkem Schwitzen. Am 1. Tag auch Verlangen nach Milchspeisen, am 2. und ebenso am 18. und 19. Tag dagegen Verlangen nach Saurem. Am 1.Tag des weiteren um 14 Uhr Herzklopfen, und um 18 Uhr Unsicherheit und Zittern in den Beinen. Ferner vom 1. bis 5. Tag, und später noch am 8. und 9. Tag, ein Wärmegefühl am lateralen Oberschenkel, das sich am 3. Tag bis zum Unterschenkel und am 4. Tag bis zum lateralen Fußrand erstreckte. Am 2. Tag um 14.30 Uhr Stechen im Hals, und um 15.30 Uhr auch Räuspern und Husten; Darandenken verschlimmerte, ablenkende geistige Arbeit besserte. Vom 4. bis 6. Tag wurde das Führen von Gesprächen als sehr anstrengend empfunden. Am 4. Tag, und nochmals am 11., 15. und 16., Angst vor dem Alleinsein. Am 5. und 6. Tag vermehrte Müdigkeit, am 5. Tag trotz 8 Stunden langem Schlaf um 14.30 Uhr dreimal im Sitzen eingenickt, und am 6. Tag morgens sehr müde. Der Proband erlebte am 5. Tag seine Umgebung „sehr farbenfroh", und empfand am 6. Tag „den Geruch des gemähten Grases und der Blumen sehr intensiv"; auch am 9. Tag stark ausgeprägtes Geruchsempfinden. Am 6. und nochmals am 12. Tag harter Stuhl, der viel Pressen erforderte, obwohl der Stuhl sonst stets „dünne" Konsistenz aufwies. Am 7. und 13. Tag schließlich noch herabgesetzte Konzentration.

In der 2. und 3. Woche unter Berberis D 3: Am 9. Tag leichter Schwindel nach dem Erwachen (Sy.65). Vom 9. Tag, bis gegen Ende der Prüfung, an mehreren Tagen das Verlangen nach starker Bewegung (Sy.7) und Verlangen nach Alkohol (Sy.146). Am 9. Tag auch zeitweise starkes Wärmegefühl mit Kribbeln in den Fußsohlen im Sitzen (Sy.265), und am 15. Tag morgens nach dem Erwachen ein „Wärmegefühl, vom Bauch aus in den ganzen Körper" ausstrahlend, „sehr angenehm" (Sy.298). Am 9. und 12. Tag vermehrte sexuelle Phantasien, die am 12. Tag zu einer Masturbation führten (Sy.228). Am 10. und auch am 13. und 14. Tag traurig und depressiv, am 10. Tag nach Musik Neigung zu weinen (Sy.19). Am 10. Tag auch sehr berührungs- (Sy.278) und gleichzeitig geräuschempfindlich; beim Mittagsschlaf im Gegensatz zu sonst durch Autogeräusche mehrmals erwacht (Sy.87). Am 12. Tag Nachtschweiß (Sy.302) und Erwachen um 5 Uhr früh in ängstlicher Stimmung (Sy.14). Am Morgen des 12. Tages auch ein mehrmaliger schmerzhafter Singultus, der sich am 14. und 17. Tag wiederholte (Sy.171). Am 12. Tag, nach der vermehrten Geräuschempfindlichkeit am 10. Tag, nun das Gefühl verlegter Ohren und verminderte Hörfähigkeit (Sy.89). Am 12. Tag im Gegensatz zu sonst „keine Lust" auf Süßes (Sy.151). Am 12. und 13. Tag bei „Ansatz zu Hernien" nach langer Latenz wieder Schmerzen in den Leistenbeugen, am 12. Tag nur rechts, am 13. Tag beiderseits (Sy.191); gleichzeitig der gewohnte Meteorismus. Vom 12. bis 15. Tag eine Aphthe an der Mundschleimhaut vorne rechts (Sy.165). Am 12. Tag beim Mittagsschlaf im Bett das Gefühl, als ob „ein kleines Tier , eine Ameise, Spinne oder Mücke über die Haut liefe", am

17. Tag dasselbe Gefühl morgens beim Erwachen an der Glans penis (Sy.277). Am 13. Tag war im Kehlkopf ein krampfartiger Druck zu spüren (Sy.118). Am Abend des 13. Tages brannten die Augen (Sy.82). Am 16. Tag kam es zu einem dumpfen, bohrenden Schmerz in den Brustwarzen, erst rechts, dann links (Sy.233). Am 17. Tag um 2 Uhr nachts vorübergehend erwacht (Sy.40), tagsüber gereizt (Sy.13), und wie auch am Vortag appetitlos (Sy.141). Am 18. Tag Verlangen nach Salzigem (Sy.149) und das Bedürfnis, „ständig etwas zu knabbern“ (Sy.150). Am 19. Tag um 21 Uhr plötzlich ein Wadenkrampf rechts (Sy.261). Am 20. Tag häufiger Harndrang bei relativ geringen Urinmengen (Sy.222). Am 20. und 21. Tag leichter Schwindel, am 20.Tag morgens nach Alkoholgenuß am Vortag, am 21. Tag nach dreistündigem Studium gegen 18 Uhr mit Gefühl „als ob der Kopf zu groß wäre“ (Sy.65).

Bad Brückenau, Pr.60, D 30

Weiblich, 47 J., 164 cm, 68 kg. – Früher migränoide Kopfschmerzen, von rechts nach links ziehend oder umgekehrt. Bis zum 40. Lebensjahr auch öfter Anginen. Früher auch Lumbalgien und Hüftschmerzen links. Alle diese Beschwerden bildeten sich auf Natrium muriaticum bis CM völlig zurück. – Eher blaß; RR 115/80; guter Appetit; Verlangen nach Süßem; Durst.

In der 1. Woche unter Plazebo: Am 4. Tag um 16 Uhr kurzfristig stechender Schmerz im rechten Unterarm. Am 5. Tag um 23 Uhr beim Einschlafen Empfindung eines üblen Geschmacks, und danach das „Gefühl, als ob das Telefon läute“. „Ich bin sogar aufgestanden und habe nachgesehen“. Vom 7. Tag an anhaltende Lumbalgie und Hüftschmerz sowie ischialgiforme Schmerzen rechts, nachdem derartige Beschwerden nach der oben erwähnten Behandlung seit langem völlig abgeklungen waren. Die Probandin führte dieses Rezidiv auf eine Enttäuschung zurück. Früher empfand sie nach Enttäuschungen Kopfschmerzen.

In der 2. und 3. Woche unter Berberis D 30: Am 9., 11. und 17. Tag ziehende Schmerzen im rechten Unterbauch, jedesmal am späten Nachmittag (Sy.190).

Bad Brückenau, Pr.62, D 3

Männlich, 27 J., 168 cm, 72 kg. – Im 2. Lebensjahr Tuberkulose. – Eher ernst und verschlossen; Strabismus divergens; seit der Tonsillektomie Neigung zu trockenen Schleimhäuten und Seitenstrangpharyngitis;

Lymphknoten am Hals; RR 135/85; Verlangen nach Süßem; Durst; Hämorrhoiden; selten Zystitis; Neigung zu Lumbalgie; Erythrasma inguinale.

In der 1. Woche unter Plazebo: Am 1. Tag um 11.40 Uhr punktförmiger Schmerz 3 cm unter der rechten Mamilla, etwa 5 Minuten anhaltend. Am 1., 4., 7., 8., und 18. Tag Kopfschmerzen in den Schläfen und in der Stirn, besonders abends und schlimmer beim Darandenken. Am Abend des 2. Tages an Stelle des Kopfschmerzes das „Gefühl eines Hornes an der linken Seite der Stirn". Am 2. Tag nach hartem Stuhl Blut am Toilettenpapier und Wundheitsgefühl am After. Vom 2. bis 5. Tag vermehrtes Hungergefühl, besonders abends; am 5. Tag dreimal zu Abend gegessen. Am 5. Tag kurzes Brennen nach einer Miktion.

In der 2. und 3. Woche unter Berberis D 3: Vom 11. bis 13. Tag Rezidiv der gewohnten Seitenstrangpharyngitis. Vom 11. bis 20. Tag in etwa 2 von 3 Nächten kurzes Erwachen zwischen 4 und 5 Uhr (Sy.43). Vom 12. bis 15. Tag traten an der radialen Seite beider Zeigefinger gerötete Stellen auf, wie Mückenstiche, von 2 bis 4 mm Durchmesser; vom 14. Tag an waren die Effloreszenzen weiß, schließlich lösten sich Epithelschichten ab (Sy.269). Vom Nachmittag des 15. bis zum 18. Tag eine druckschmerzhafte Stelle am rechten Rippenbogen, die schon am 15. Tag im Durchmesser von 1 bis zu 8 cm zunahm (Sy.244).

Bad Brückenau, Pr.63, D 30

Männlich, 33 J., 176 cm, 67 kg. – Im Säuglingsalter Leistenbruch rechts. In der Kindheit Endokarditis. Mit 10 Jahren Tonsillektomie wegen rezidivierender Anginen. In früheren Jahren nicht blutende Hämorrhoiden. Vor einigen Jahren Distorsion des rechten Sprunggelenkes. – Eher ernst und verschlossen; gelegentlich Angstträume von Unfällen; seit Jahren chronische latente Sinusitis maxillaris mit seltenen Exazerbationen; leicht blutendes Zahnfleisch; RR 115/70; Verlangen nach Süßem; kein Durst; Neigung zu Sodbrennen; gelegentlich akute, fieberhafte Gastroenteritiden; bei Lampenfieber Durchfälle; rechts doppeltes Nierenbecken und doppelter Ureter; geringgradige Varikose, mit Schmerzen in der Tiefe der rechten Wade; Neigung zu Mykose im Genitalbereich; seit Jahren axillar und inguinal leicht geschwollene Lymphknoten, die axillären Lymphknoten schmerzen gelegentlich; Wunden neigen zu Eiterungen; Sonnenallergie mit bläschenförmigen Ausschlägen an den exponierten Stellen.

In der 1. Woche unter Plazebo: Am 1. Tag wäßrige Nasensekretion und heftiges Niesen, wie auch sonst nicht selten; anschließend wundes Gefühl im Kehlkopf. Am 3. und 4. Tag ziehende, stechende Schmerzen in der linken Leistenbeuge, in welcher sich seit langem geschwollene Lymphknoten befanden, die jedoch bisher indolent waren. Die Stiche dauerten jeweils etwa 2 Sekunden, am 3. Tag von 14 bis 23 Uhr, am 4. Tag vormittags. Am 4. Tag mittags stechende Schmerzen im linken Thorax bei tiefer Inspiration.

In der 2. und 3. Woche unter Berberis D 30: Am 18. Tag kurzdauernde ziehende Schmerzen im linken Augapfel (Sy.77).

Bad Brückenau, Pr.66, D 30

Männlich, 35 J., 181 cm, 67 kg. – 1971 Pyelitis. 1973 Angina. Im vergangenen Winter Sinusitis frontalis. – Eher verschlossen und pedantisch; blaß; in Abständen von Wochen oder Monaten Kopfschmerzen, links mehr als rechts, mit „Stechen in die Augen"; Myopie, Astigmatismus; trockene Nase, nachts oft verlegt; Neigung zu Nasen- und Rachenkatarrhen; rezidivierende Stomatitis aphthosa; ganz selten Extrasystolien; Blutdruck nieder; kein Durst; Neigung zu Meteorismus und Obstipation, jedoch weicher Stuhl „bei viel Anspannung"; Hämorrhoiden; feuchte Haut; Seborrhö; fettes Haar; Verlangen nach Kühle.

In der 1. Woche unter Plazebo: Am 1. Tag „vermehrtes Urinieren". Während der 1. Woche und auch noch während der 2. Woche mehrfach benommener Kopf, Druck im Kopf, vermehrte Müdigkeit, „Gliederschwere", Schwäche im Rücken, Spannungsgefühl in der linken Schulter, Verlangen nach frischer Luft und Bewegung; besonders am 5. und 11. Tag das Bedürfnis, tief durchzuatmen und sich zu strecken. Vom 2. bis 17. Tag war der Schlaf teils tief, teils gestört und unterbrochen. Tagsüber bis zum 16. Tag an fast allen Tagen reizbar, ärgerlich und zornig, am 5. Tag bestand „starke Nervosität", und am 7. Tag „schwache Konzentration". Vom 2. bis 4. Tag Rezidiv der gewohnten Stomatitis aphthosa. Am 2. und 4. Tag war das Auge manchmal „wie verhangen". Am 3. und 4. Tag war die Nase trocken und es bildeten sich „blutige Krusten". Am 4. Tag Abneigung gegen Fleisch. Vom 7. bis 15. Tag wiederholt „Abneigung gegen Lärm". Am 3. Tag bei gewohntem Meteorismus ein Krampf- und Druckgefühl im linken Unterbauch, und auch weiterhin wiederholt Völlegefühl und Blähungen.

In der 2. und 3. Woche unter Berberis D 30: Am 9. Tag befand sich der Proband nachts in „aufgeregtem Zustand“ und konnte nur „oberflächlich“ schlafen (Sy.45). Am 9., 10. und 14. Tag schlug das Herz „schneller als sonst“ (Sy.130). Am Abend des 10. Tages wieder „gespannter Leib und übelriechende Blähungen“, aber auch „Übelkeit, leicht schmerzhaftes Druckgefühl im Oberbauch, besser nach Abgang von Blähungen und scharf riechendem weichen Stuhl“. In der darauffolgenden Nacht um 2 Uhr Erbrechen von „nicht sehr saurem Mageninhalt“ und „Schmerzen in der Magengrube, besser von großflächigem Druck und Überstrecken“. Anschließend während des 11. Tages „alle aufgenommene Nahrung erbrochen“, wodurch Erleichterung eintrat (Sy.179). Daraufhin wurde die Einnahme des Prüfstoffs für 3 Tage unterbrochen. Am 12. Tag Verlangen nach Wärme (Sy.289), bei sonst gewohntem Verlangen nach Kühle. Am 13. und 14. Tag Follikulitis in der linken Nase (Sy.104). Am 18. und 19. Tag wieder vermehrte Urinmengen, wie bereits am 1. Tag unter Plazebo. An diesen beiden Tagen auch das Gefühl „noch schwachsichtiger“ zu sein (Sy.75). Am Abend des 18. Tages „Kratzen im Hals“ (Sy.114). Am 19. Tag „gesteigerte Libido“ (Sy.227).

Bad Brückenau, Pr.71, D 3

Männlich, 64 J., 176 cm, 80 kg. – Ernster Charakter; Astigmatismus; beginnende Schwerhörigkeit; Nase teils „trocken“, teils „plötzliches Fließen“ der Nase; seit 1970 erhöhter Blutdruck, unter Dauerbehandlung RR 145/95; guter Appetit; Verlangen nach Süßem; Durst; nach Überessen oder bei Kälte „Reizkolon“ mit Durchfällen; öfter „steifes Kreuz“; Varizen an den Unterschenkeln; Allergie gegen Bienengift und Jod.

In der 1. Woche unter Plazebo: Am 1., 2., 3., 7., und nochmals am 15. Tag „perlendes Aufstoßen“ morgens oder abends, am 3. Tag mit gleichzeitiger Übelkeit. Vom 3. Tag an fast täglich bis zum Ende der Prüfung Juckreiz im Gesicht, nachdem im vergangenen Monat nach Verwendung eines Erfrischungstüchleins 14 Tage lang eine allergische Reaktion im Gesicht aufgetreten war. Während der letzten 14 Tage vor der Prüfung bestanden aber keinerlei Erscheinungen mehr. Vom 3. bis 11. Tag nachts infolge des Juckreizes im Gesicht erwacht. Zwischen dem 4. und 16. Tag bestand auch eine außergewöhnliche Müdigkeit; am 5. und 6. Tag nach dem Mittagessen geschlafen, am 7. Tag sogar 1½ Stunden lang; am 11. Tag um 16 Uhr im Sitzen eingeschlafen; am 16. Tag um 18 Uhr am Schreibtisch eingeschlafen.

In der 2. und 3. Woche unter Berberis D 3: Außer den bereits genannten Erscheinungen am 17. Tag morgens flüchtiger Schwindel beim Baden (Sy.67), und um 19 Uhr vorübergehende „wie den Magen aufblähende Schmerzen“ (Sy.186). Vom 17. bis 21. Tag auffällig häufiges und starkes Zahnfleischbluten (Sy.168), bei bestehender Parodontose.

Die Protokolle der Probanden aus dem Kurs in Baden bei Wien

Baden, Pr.2,D 3

Männlich, 26 J. – Akne seit dem 16. Lebensjahr. Nach häufigen Anginen in der Kindheit, im 20.Lebensjahr Peritonsillarabszeß rechts; seither nur selten Halsschmerzen. Seit 5 Jahren etwas behinderte Nasenatmung, abwechselnd rechts und links. Seit 1 Jahr eine Mykose am rechten Fuß, durch Silicea gebessert. – Gesellig und heiter; guter Appetit; oft grüngelber Zungenbelag; während psychischer Belastung durch Studium saures Aufstoßen nach Kaffee oder Alkohol, zur Zeit nur nach einem zu reichlichen Mittagessen oder nach dem Mittagsschlaf; Haut und Haare fett.

In der 1. Woche unter Plazebo: Am 1. und 2. Tag nachmittags leichtes Kratzen im Hals beim Schlucken. Am 4. und 5. Tag abends „sehr müde“, am 5. Tag schon um 11.30 Uhr mit häufigem Gähnen. „Ich war noch nie dermaßen müde“. Weiters mehrere intestinale Symptome: Am 3. Tag während des Mittagessens „Glucksen“ im linken Unterbauch, mit stechenden Schmerzen, bis geruchlose Flatus abgingen; gegen Ende der Woche Magenschmerzen; am 6. Tag auch weicher Stuhl; am 7. Tag ein Gefühl der Leere im Magen, wie es „noch nie verspürt“ worden war. Am 6. Tag Rückenschmerzen, die sich am 16. Tag wiederholten.

In der 2. und 3. Woche unter Berberis D 3: Am 8. Tag nochmals Meteorismus, diesmal aber durch übelriechende Flatus erleichtert (Sy.194). Am 9. und 10. Tag traten am linken Kieferwinkel und beim Haaransatz im Nacken Knötchen auf (Sy.271). Am 10. Tag auch eine brennende Rötung von 1 cm Durchmesser am Schienbein, die aber traumatisch bedingt gewesen sein könnte (Sy.275). Am 11. Tag wurde ein sonderbares Kopfsymptom protokolliert: Um 9.30 Uhr ein dumpfes Gefühl im Bereich der Stirn, mit leichtem „Ziehen von der Stirn zum weichen Gaumen“ (Sy.51). Am gleichen Tag um 11 Uhr das Gefühl eines beschleunigten Herzschlages (Sy.132), und abends Brennen beim Urinieren (Sy.220). Am 12. Tag nach einem hastigen Schluck von eiskaltem Coca-Cola ein heftiger Magenschmerz, „als ob ein Loch von der Haut in Richtung Magen gebohrt würde". Am 16. Tag wiederholte sich nach Kalttrinken der stechende Schmerz nochmals (Sy.185). Am 13. Tag Ziehen in der rechten Schulter (Sy.251). Am 15. Tag auffällig „konfuse" Träume (Sy.49). Am 15. Tag trat auch ein eigenartiges Symptom an den Fingernägeln auf: An den distalen Enden aller Fingernägel hatten sich halbkreisförmige, 1 bis 2 mm breite, helle Zonen gebildet, die sich quer von der einen Seite des Nagels zur anderen erstreckten (Sy.282). Am 16. Tag Zahnschmerz am rechten unteren Sechser (Sy.169). Am 17. Tag morgens leichter Durchfall (Sy.215) und „grantig" wie „noch nie" (Sy.22). Am selben Tag trat auch eine Interkostalneuralgie auf; der stechende Schmerz beschränkte sich tagsüber auf die rechte Thoraxhälfte und breitete sich abends von 20 bis 24 Uhr „ringförmig" auf den ganzen unteren Thoraxbereich aus (Sy.245).

Baden, Pr.8, D 3

Männlich, 32 J., 172 cm, 76 kg. – Mit 3 Jahren Poliomyelitis; derzeit Atrophie und Verkürzung des rechtes Beines. Vor 7 Jahren Entfernung eines „kalten Knotens" aus der Schilddrüse; seither täglich 1/2 Tbl. Novothyral. – Eher gerötetes Gesicht; Neigung zu Schnupfen nach Haarwäsche; guter Appetit und Durst; mäßige Hämorrhoiden; geringgradige Varizen am linken Unterschenkel.

In der 1. Woche unter Plazebo: Am 3. und 9. Tag „verstopfte" Nase. Am Abend des 3. Tages fiel dem Probanden auf, daß seine Hämorrhoiden nicht mehr tastbar waren. Am 4. Tag weicherer Stuhl „als üblich" und abends „dumpfe bandförmige" Kopfschmerzen. Am 5. Tag nachmittags geringer stechender Leibschmerz im rechten Oberbauch, der am Nachmittag des 8. und 11. Tages ebenfalls rechts, aber im Unterbauch für 5 bzw. 15 Minuten nochmals aufrat.

In der 2. und 3. Woche unter Berberis D 3: Schon am Ende der 1. Woche kam es zu einem Infekt mit Halsschmerz und Fieber. Der Infekt begann am 6. Tag, hat aber bis zum 10. Tag und damit „länger angehalten als üblich" (Sy.303), obwohl zu Beginn Aconitum D 4 genommen worden war. Am 9. Tag kein Stuhl (Sy.196), am 10. Tag „normaler Stuhl", jedoch von „hell-gelber" Farbe (Sy.216), und am 21. Tag nochmals kein Stuhl. Am 13. Tag Sodbrennen (Sy.172). Am 18. und 19. Tag Druckgefühl in der Magengegend (Sy.183).

Baden, Pr.32, D 3

Männlich, 24 J., 183 cm, 75 kg. – Juvenile Hypertonie; unter Dauertherapie mit tgl. 10 Tr. Visken RR 140/90. 1976 wurde ein Nasenseptumdefekt operiert. Trägt Kontaktlinsen. – Verschlossener Charakter; Durst; Verlangen nach Süßem; feuchte Haut; Verlangen nach Kühle.

In der 1. Woche unter Plazebo: Vom 1. bis 10. Tag wiederholt auffallend müde. Am 1. Tag auch plötzlicher, anhaltender Zahnschmerz im Eckzahn und in den Prämolaren rechts oben; am 17. und 19. Tag erneut anhaltender, bohrender Zahnschmerz, jedoch am linken unteren Weißheitszahn. Am 1. Tag schließlich auch ein Schmerz im linken Knie nach „Schneidersitz", der sich beim Gehen besserte; neuerlicher Gelenkschmerz am 13. Tag nach langem Gehen in den Sprunggelenken. Am 2. Tag besonders schlechter Appetit. Am 3. Tag, aber auch am 15. Tag, Jucken und Tränen der Augen, trotz Reinigung der Kontaktlinsen. Am 4. Tag im Freibad trotz Wind „im Gegensatz zu sonst" ein Wärmegefühl. Am 5. Tag war der Stuhl nach starkem Drang „weicher als sonst". Am 6. Tag nachts „ungewohnt intensive Traumtätigkeit". Am 7. Tag um 17 Uhr leichter Drehschwindel im Sitzen, der nach 1/4 Stunde beim Aufstehen verschwand.

In der 2. und 3. Woche unter Berberis D 3: Am 8. Tag, nachdem der Prüfstoff bereits am Vorabend erstmals genommen worden war, bei sonst gutem Schlaf um 3 Uhr mit beschleunigtem Puls erwacht und längere Zeit wachgelegen (Sy.41 und 131). Am 9. und 10. Tag „stärkeres Verlangen als sonst" zu rauchen (Sy.148), und am 9. Tag nach dem Abendessen mit Liptauer und Gurken auch ein Völlegefühl, „das ich sonst nicht kenne" (Sy.192). Es besserte sich nach einem Glas Rotwein. Am 11. Tag vormittags plötzlich 1/2 Stunde lang dumpfe Kopfschmerzen (Sy.52), und nachmittags „Kratzen" im Hals; am 21. Tag nochmals Schluckbeschwerden mit „schnürendem Halsschmerz", diesmal nur rechts (Sy.111). Am 12. Tag morgens anfallsartiger trockener Husten (Sy.122). Am 13. Tag vormittags „ziehender, nagender" Schmerz im linken Mittelohr, vielleicht aber im Zusammenhang mit einer Fahrt am Vortag (Sy.91). Am 14. Tag um 8.30 Uhr nach dem Sezierkurs Übelkeit, die erst gegen Mittag abklang (Sy.176). Am 16. Tag Abneigung gegen Gänseleber und Fleisch, vielleicht auch im Zusammenhang mit dem Sezierkurs (Sy.153). Am 18. und 19. Tag starkes „sexuelles Verlangen", und „trotz stärkerer sexueller Betätigung als sonst, unerwartet frisch und munter" (Sy.225).

Baden, Pr.45, D 30

Männlich, 38 J. – Seit dem 12. Lebensjahr rezidivierende Sinusitis. Mit 14 Jahren Tonsillektomie. – Heiter und gesellig; latente Hypertonie, nach Belastung auftretend; gelegentlich Stechen in der Herzgegend; Zunge ständig belegt; häufig Übelkeit, durch Essen gebessert; bei Streß Leibschmerz mit Druck- und Völlegefühl; leichte Hämorrhoiden und Brennen in der Aftergegend; Proteinurie und Uraturie; gelegentlich leichte Lumbago; Schuppen an der Kopfhaut.

In der 1. Woche unter Plazebo: Am 1. Tag nach der 1. Einnahme geringgradiges pelziges Gefühl an der Zunge, nach der 2. Einnahme Trockenheit im Mund. Der gewohnte Zungenbelag besserte sich jedoch im Laufe der 1. Woche. Außerdem am 1. Tag, aber auch am 2. und 8. Tag nachmittags stundenlang warme Ohren, anfangs besonders rechts, am 8. Tag links ausgeprägter. Vom 2. bis 5. Tag trat das gewohnte Brennen im After wieder auf. Am 5. Tag schon vor der Einnahme stärkerer Stuhldrang als gewohnt. Am 7. Tag Besserung der gewohnten Übelkeit, „muß nicht mehr unbedingt etwas essen"; anschließend an einzelnen Tagen ganz ohne Übelkeit.

In der 2. und 3. Woche unter Berberis D 30: Am 8. und 9. Tag „Konzentrationsschwäche" (Sy.24), vom 16. bis 18. Tag dagegen verstärktes Konzentrationsvermögen und geringere Müdigkeit am Abend (Sy.26). Am 9. Tag auch kalte Hände (Sy.285). Außerdem am 9. Tag, aber auch am 14. und 15. Tag, drückende Kopfschmerzen beiderseits in der Schläfengegend, am 9. Tag ab 14 Uhr, am 14. und 15. Tag schon ab 9 Uhr (Sy.54). Am 15. Tag besserte sich der Kopfschmerz nach der verspäteten Einnahme des Prüfstoffs (Sy.310). Am 12. Tag um 16 Uhr sekundenlanger starker, „ringförmiger Schmerz längs der unteren Thoraxapertur"; interkostale neuralgische Sensationen auch am 19. und 20. Tag, je drei- bis viermal in Form von minutenlangem leichten Druck im 3. Interkostalraum rechts parasternal (Sy.243). Am 12. und 13. Tag schon um 21 Uhr müde (Sy.35). Am 13. Tag, um 15 Uhr, 10 Minuten lang ein heißes Gefühl im linken Oberschenkel (Sy.297). Vom 15. bis 18. Tag verstärkte Geruchsempfindungen (Sy.92). Vom 17. bis 19. Tag im vorderen Anteil des linken Sprunggelenkes mehrmals am Tag bei Belastung stundenlange Schmerzen (Sy.259). Am 19. und 20. Tag nachts erwacht, am 19. Tag um 3 Uhr, am 20. Tag mehrmals (Sy.42). Am 19. und 20. Tag , auch den ganzen Tag über, und vor allem nachts beim Erwachen, Trockenheit in Nase (Sy.93) und Mund (Sy.155), und Verlangen nach kalten Getränken (Sy.144).

Baden, Pr.47, D 3

Weiblich, 34 J., 156 cm, 50 kg. – Ernst und verschlossen; schlechter Schlaf; Angstträume; eher gerötetes Gesicht; gelegentlich Migräne; Tic des rechten Oberlides; appetitlos; Durst; Verlangen nach Saurem; Neigung zu Obstipation; schwache, kurze Menses; Akne; seborrhoisches Ekzem der Kopfhaut; Ekzem der Hände durch Waschmittel; Verlangen nach Wärme.

In der 1. Woche unter Plazebo: Am 1. Tag größere Harnmenge „als sonst", zwischen 13 und 14 Uhr nicht so müde wie gewohnt, und gegen 16 Uhr Heißhunger. Vom 1. bis 3. Tag, und nochmals am 19. Tag, nachmittags oder abends heftiger, anfallsartiger Niesreiz. Am 3. Tag nachts „Hustenattacke" ohne Erkältung. Vom 1. bis 8. Tag Frösteln und Frieren, „stärker als sonst", vom 6. bis 8. Tag abklingend. Am 2. Tag gewohntes Verlangen nach Süßigkeiten. Vom 2. Tag an war ein kariöser Zahn im rechten Unterkiefer mehrfach sehr kälteempfindlich; er wurde vom 11. Tag an zahnärztlich behandelt. Nach der geringeren Tagesmüdigkeit am 1. Tag, kam es im Laufe der 1. Woche an mehreren Tagen, und vom 13. Tag an täglich, zu vermehrter Müdigkeit nach dem Essen oder abends, und bei sonst schlechtem Nachtschlaf zu tiefem, „erholsamen" Schlaf.

In der 2. und 3. Woche unter Berberis D 3: Am 8. Tag begann eine dreitägige Menstruation zu normalem Termin; sie war ungewöhnlich stark (Sy.234). Gleichzeitig und besonders am 8. Tag reizbar und unausgeglichen (Sy.10). Am 9. Tag auch Schwindel (Sy.70). Vom 10. bis 13. Tag ein Herpes an der linken Seite der Nase (Sy.103), und gleichzeitig, vom 10. bis 14. Tag, eine schmerzhafte Steifigkeit der linken äußeren Halsseite (Sy.241). Am 14. Tag Abneigung gegen Fleisch (Sy.152). Am 14. Tag abends nach der 3. Einnahme des Prüfstoffs „scheußliches" Flimmern im linken seitlichen Gesichtsfeld, das sich am Abend des 15. Tages in geringerem Ausmaß wiederholte (Sy.74). Vom 17. bis 19. Tag „verstopfte" Nase (Sy.94), am 19. Tag Niesreiz, der aber schon in der 1. Woche aufgetreten war. Am 21. Tag nachts Schwindel, besonders bei Lagewechsel (Sy.66), und anschließend den ganzen Tag über Übelkeit und Brechreiz (Sy.175). Die Laboruntersuchungen zeigten, daß das Serumbilirubin von 1.0 mg% vor der Prüfung auf 1.2 mg% nach der Prüfung angestiegen war (Sy.304).

Baden, Pr.57, D 30

Weiblich, 30 J., 172 cm, 58 kg. – Mit 7 Jahren Otitis media. – Ernst und verschlossen; schlechter Schlaf; Migräne; gelegentlich Beschwerden durch Hypotonie von RR 110/70; habituelle Obstipation; trockene Haut; Verlangen nach Wärme.

In der 1. Woche unter Plazebo: Vom 1. bis 6. Tag unruhig, „agitiert" und „wie aufgezogen". Dabei vom 1. bis 4. Tag Heißhunger, am 1. und 2. Tag auch stärkeres Schwitzen „als sonst" sowie am 4. Tag um 11.30 Uhr und um 17 Uhr je 10 Minuten „unangenehmes, starkes Herzklopfen". Bei gewohnt schlechtem Schlaf, vom 2. bis 5. Tag und nochmals vom 16. bis 21. Tag „tiefer Schlaf", „ohne Unterbrechungen", aber am 2. Tag „schlechte Träume". Am 6. Tag bei habitueller Obstipation überraschend dünner, fast flüssiger Stuhl und Polyurie, „obwohl ich nicht mehr getrunken habe als sonst". Vom 7. Tag an mehrmals, und vom 15. Tag an täglich hochgradige Müdigkeit, am 7. Tag nachmittags schon „total erschöpft und 2 Stunden geschlafen".

In der 2. und 3. Woche unter Berberis D 30: Am 8. Tag bei gewohnt niederem Blutdruck gegen 13 Uhr Kollapsneigung, ohne erkennbare Ursache (Sy.138), mit „schweißiger" Haut und ohne Besserung durch Essen. Trotz Bettruhe hielt dieser Zustand den ganzen Nachmittag über an, dabei anfangs auch Schüttelfrost, ohne Besserung durch Wärme (Sy.290), und anschließend stundenlange Tachykardie,die allerdings schon in der 1. Woche unter Plazebo aufgetreten war. An diesem Tag auch deprimiert: „Könnte einfach losheulen". Die niedergeschlagene Stimmung hielt 3 Tage an (Sy.18). Während dieser Zeit am 9. Tag mittags die gewohnte Migräne, eine Stunde lang mit Übelkeit und starken Schmerzen in den Augen, insofern auffallend, als „schon lange Zeit" kein Anfall mehr aufgetreten war (Sy.64). Vom 17. bis 19. Tag stechende Schmerzen in der linken Großzehe, „wie von Nadelstichen", an allen 3 Tagen zur gleichen Zeit von 15.30 bis 16 Uhr. Derartige Schmerzen traten „zum ersten Mal" auf. Am 21. Tag nochmals dieselben Schmerzen, jedoch von 16.30 bis 16.45 Uhr (Sy.260).

Baden, Pr.63, D 30

Weiblich, 56 J., 159 cm, 75 kg. – Tonsillektomie mit 13 Jahren. 1957 heftige nächtliche Schmerzen in der Wirbelsäule; jetzt Osteochondrose der Hals- und Lendenwirbelsäule, mit erträglichen Beschwerden. Bis zur Beendigung des Rauchens 1967 paroxysmale Tachykardie. 1968 Serumhepatitis, seither zeitweise Kohlenhydratintoleranz und helle Stühle. Seit 14 Jahren derbe Lymphknoten am Hals; seit 10 bis 12 Jahren auch in der linken Leistengegend. Seit 4 Jahren rezidivierende Schmerzen im linken

Daumengrundgelenk, jetzt gelegentlich auch Schmerzen im rechten Kniegelenk. Wenig Schlaf, besonders bei Vollmond, und seit 3 bis 4 Jahren Müdigkeit am Tage. – Eher blaß; gesellig; selten Kopfschmerz; zeitweise rezidivierende Kieferhöhlenentzündung rechts; RR 110/70 ohne Beschwerden; guter Appetit; Verlangen nach Saurem und Süßem; nach Kohlehydraten reichliche breiige Stühle; Amenorrhö seit 1981, Menses früher stark und lange; Neigung zu Hämatombildung bei geringem Anlaß; trockene Haut.

In der 1. Woche unter Plazebo: Am 1., 3. und 4. Tag, vor allem mittags, noch müder „als sonst", am 2. Tag jedoch „frischer als sonst". Vom 1. bis 16. Tag mit Unterbrechungen Trockenheit der Mundschleimhaut, anfangs nur vormittags, später auch nachmittags und abends, am 9. Tag „massive Trockenheit", so daß die Probandin glaubte, Belladonna zu prüfen. Gleichzeitig vom 1. bis 13. Tag auch wiederholt bitterer Mundgeschmack, und am 8. Tag das Gefühl, aus dem Munde zu riechen. Während dieser Mundsymptome, vom 2. bis 10. Tag mit Unterbrechungen auch Magenschmerzen, die „sonst unbekannt" waren, teils vor dem Essen, teils nachmittags. An einigen dieser Tage und nochmals vom 15. bis 17. Tag meist abends ein Völlegefühl, am 6. Tag aber eher ein Gefühl der Leere im Magen. Am 5., 9., 13. und 14. Tag „träger" Stuhlgang, am 13. und 14. Tag in ungewohnter Weise erst am Abend. Am 5. und 6. Tag ein druckschmerzhafter Strang in der Achselhöhle. Am 7. Tag die gewohnten Schmerzen im Grundgelenk des linken Daumens.

In der 2. und 3. Woche unter Berberis D 30: Vom 8. bis 16. Tag fast täglich ein angenehmes „Gefühl guter peripherer Durchblutung" (Sy.294). Am 8. und 17. Tag im Laufe des Tages zwei- bis dreimal normale Stuhlentleerungen, statt wie gewohnt nur einmal (Sy.204). Am 12. Tag „ausgesprochen heiter" trotz „extremer" beruflicher Belastung (Sy.5). Am 13. Tag von 10 bis 15 Uhr Schwindel (Sy.68). Am 14. Tag bei Vollmond wie gewohnt nachts schlecht geschlafen, morgens aber dann verschlafen und mit Kopfschmerz erwacht. Nach Besserung gegen Mittag nahmen die Kopfschmerzen aber wieder zu, so daß ein Analgetikum genommen werden mußte (Sy.60). An diesem Tag auch unkonzentriert (Sy.25) und „depressiv bis zu Suizidgedanken" (Sy.21). Am 15. Tag wirre, nicht erinnerliche Träume (Sy.50) und abends „gierig nach irgendwelchem Essen" (Sy.140). Am 16. Tag wieder die gewohnten Schmerzen im Grundgelenk des linken Daumens, aber „ausgeprägter als sonst" und fast den ganzen Tag über (Sy.255). Am 16. und 17. Tag Herzschmerzen, am 16. Tag gegen

22 Uhr Stiche und am 17. Tag von 14 bis 15 Uhr ziehende Schmerzen, die in den linken Arm ausstrahlten (Sy.134). Die Laboruntersuchungen zeigten ein Absinken des Harnstoffs im Serum, zwar im Bereich der Normwerte, aber doch etwas auffällig von 40 mg% vor der Prüfung auf 23.9 mg% nach der Prüfung; einige Monate später betrug der Wert 26.8 mg% (Sy.307).

Baden, Pr.78, D 30

Weiblich, 32 J., 166 cm, 54 kg. – Heiter und gesellig; eher blaß; Tonsillen entfernt; bis vor 2 Jahren Anfälle von Tachykardie; guter Appetit; feuchte Haut; Naevi.

In der 1. Woche unter Plazebo: Eine schon vor der Prüfung bestehende Pharyngitis klang am 1. und 2. Tag ab. Vom 1. bis 3. Tag, und nochmals am 18. Tag, teils stechende, teils bohrende Kopfschmerzen links, am 1. Tag von der Stirn in den linken Oberkiefer strahlend. Am 7. Tag ein „bohrender Zahnschmerz“ im linken Oberkiefer, der vielleicht ebenfalls als Neuralgie aufzufassen ist. Am 2. Tag Speichelfluß und bitterer Mundgeschmack. Am 3., 9. und 21. Tag Rhinitis, am 3. Tag mit schleimigem, am 9. Tag mit gelblichem Sekret. Am 4. Tag von 19 Uhr bis zum Einschlafen „ungewöhnlich abgespannt, mit Neigung zu Depression“. Am 5. Tag interkurrente „Gastroenteritis“.

In der 2. und 3. Woche unter Berberis D 30: Am 8. Tag um 10 Uhr Globusgefühl (Sy.117), und um 14 Uhr ungewöhnlich müde (Sy.34). Am folgenden Tag „belegte Stimme“ mit Räuspern, und am 10. und 11. Tag eine Pharyngitis mit trockener Schleimhaut und „brennendem Gefühl“, ähnlich wie schon zu Beginn der Prüfung. Auf den bitteren Mundgeschmack vom 2. Tag und die „Gastroenteritis“ vom 7. Tag, folgten am 18. Tag drückende, und am 19. Tag krampfartige Schmerzen im Oberbauch, am 19. Tag um 9.30 Uhr in den rechten Oberbauch ausstrahlend, und nochmals um 17.30 Uhr mit Besserung durch Aufstoßen (Sy.189). Am 12. Tag „Gefühl innerer Hitze“ (Sy.296). Am 20. Tag „Bewegungsschmerz“ in den Gelenken des 4. und 5. Fingers links, und am 21. Tag zunehmende Schmerzen im linken Oberarm (Sy.254).

Baden, Pr.84, D 30

Weiblich, 29 J., 160 cm, 59 kg. – Tonsillektomie mit 5 Jahren. 1980 Otitis media sinistra. – Ernst und verschlossen; eher gerötetes Gesicht;

seit 14 Tagen Rhinitis; RR 110/70; guter Appetit; Verlangen nach Süßem; Durst; Dauer und Stärke der Menses wechselnd; geringe Varikose an beiden Unterschenkeln; Neigung zu Akne; Verlangen nach Kühle.

In der 1. Woche unter Plazebo: Am 2. Tag nach „unruhigem Schlaf" und „undefinierbaren Träumen" gegen 6 Uhr erwacht; „fühlte mich bleiern und zerschlagen". Trotzdem nachmittags „außerordentlich arbeitslustig und initiativ". Unruhiger Schlaf auch am 3. und 15. Tag. Am 2. Tag weiters um 9 Uhr 10 Minuten lang Magendrücken, und am 3. Tag um 22 Uhr nochmals 20 Sekunden lang. Anschließend jedesmal ein Schweißausbruch. Am Morgen des 4. Tages um 6.45 Uhr und um 6.55 Uhr je ein Durchfall. Nochmals Durchfall am 19. Tag um 9.45 Uhr. Am 5., 11. und 18. Tag Schmerzen in der Wirbelsäule, am 11. Tag auch ein Druckgefühl in der rechten Hüfte. Am 7. Tag der gewohnte Appetit auf Süßigkeiten, und ab 16 Uhr „starke" Blähungen bis spät abends.

In der 2. und 3. Woche unter Berberis D 30: Vom 10. Tag an verschlimmerte sich die Rhinitis, die schon 2 Wochen vor der Prüfung begonnen hatte, in auffälliger Weise. Am 13. und 14. Tag setzte eine reichliche Nasensekretion (Sy.97) und häufiges Niesen (Sy.101) ein, „wie bei Pollinose, hatte aber diesbezüglich nie Beschwerden". Am 14. Tag wurde das Sekret „scharf". Am 15. Tag Übergang zu „Stockschnupfen". Am 19. Tag klang die Rhinitis ab, und die beiden letzten Prüfungstage waren beschwerdefrei. Während der Zeit der Verschlimmerung breitete sich der Infekt auch auf den Pharynx, die Tuben und absteigend auf die Bronchien aus: Vom 10. bis 14. Tag bestand eine Pharyngitis, am 11. Tag mit „Kloßgefühl" im Hals, und am 12. Tag mit Schmerzen bis in die Ohren (Sy.108). Gleichzeitig traten am Hals druckschmerzhafte Lymphknoten auf, am 10. Tag links, am 12. Tag beiderseits (Sy.115). Vom 11. bis 16. Tag auch ein Tubenkatarrh mit Druck und „Taubheitsgefühl" in beiden Ohren (Sy.88). Vom 12. bis 14. Tag kam noch ein anfallsweiser, trockener Husten hinzu (Sy.121). Ein „Frostigkeitsgefühl am ganzen Körper" am 9. Tag, dem 2. Tag der Prüfstoffeinwirkung, kündigte wahrscheinlich die Verschlimmerung des Infektes bereits an (Sy.291). Drückende Hinterkopfschmerzen am 11., 16., 18. und 20. Tag (Sy.56) standen vielleicht nicht mit dem Infekt im Zusammenhang, sondern mit den Schmerzen in der Wirbelsäule, die schon seit der 1. Woche unter Plazebo protokolliert wurden. Schließlich trat am 17. Tag um 14 Uhr ein Druck im Oberbauch auf, „als ob ein Stein unter der Gallenblase läge", und hielt 2 bis 3 Stunden an (Sy.188).

Baden, Pr.92, D 3

Weiblich, 56 J., 168 cm, 62 kg. – Heiter; eher gerötetes Gesicht; seit der Kindheit geringgradige Sinusitis; bis vor 10 Jahren Heuschnupfen; seit der Kindheit paroxysmale Tachykardie; im Juni 1981 und im Januar 1982 Extrasystolie; auf Reisen obstipiert; vor Jahren geringgradige Hämorrhoiden, und „in seltenen Fällen ganz wenig Blut"; feuchte Haut; Verlangen nach Wärme.

In der 1. Woche unter Plazebo: Am 1. Tag von 18 bis 23.30 Uhr heftiger „Berührungsschmerz" im Grundgelenk des rechten Daumens. Die Probandin hatte „noch nie an dieser Stelle Schmerzen".

In der 2. und 3. Woche unter Berberis D 3: Am 8. Tag, zwischen der 1. und der 2. Einnahme des Prüfstoffs, im linken Handgelenk etwa 2 Stunden lang eine Empfindung „wie überanstrengt, wie verstaucht" (Sy.253). Am 13. Tag, und in geringerem Maße schon an den vorangegangenen Tagen, ein ziehender Schmerz in der rechten Ferse und in der Achillessehne, die „wie zu kurz" empfunden wurde (Sy.258). Am Morgen des 15. Tages nach jahrelanger Latenz eine Hämorrhoidalblutung. Im Gegensatz zu den vor Jahren sehr geringen Blutungen jetzt eine „ziemlich starke" Blutung, etwa ein „Fingerhut" voll (Sy.219). Anschließend bis zum 18. Tag leicht juckende Hämorrhoiden (Sy.218). Am 17. und 18. Tag für kurze Zeit die gewohnte paroxysmale Tachykardie.

Baden, Pr. 98, D 3

Männlich, 37 J., 179 cm, 67 kg. – Gesellig; eher blaß; nach dem Mittagessen „immer starke Müdigkeit"; öfters Kopfschmerzen, rechts zervikal beginnend und drückend, „wie eine Haube", besonders bei Wechsel von schlechtem zu schönem Wetter; Tonsillektomie mit 3 Jahren; Neigung zu Nasen- und Rachenkatarrhen; häufig Stomatitis aphthosa; RR 120/80; guter Appetit; Verlangen nach Saurem; Durst; selten nach Überanstrengung Lumbago; trockene Haut; schuppende Seborrhö; Neigung zu Schweißsekretion in den Achseln und an den Testes.

In der 1. Woche unter Plazebo: Während der ersten Tage klang ein seit kurzem bestehender Reizhusten ab. Weiters wurde während der ganzen Woche fast täglich ausdrücklich protokolliert: „Wie immer nach dem Mittagessen starke Müdigkeit".

In der 2. und 3. Woche unter Berberis D 3: Am 8. Tag nach dem Essen ab 13 Uhr etwa eine Stunde lang „starke Blähungen" (Sy.193). Außerdem war „der tägliche Mittagsschlaf nach dem Essen wie immer dringend nötig". Am 9. Tag trat die gewohnte Stomatitis aphthosa neuerlich auf; sie klang aber am 12. Tag „überraschend schnell ab" (Sy.311). Sie „dauert sonst gut eine Woche". Am 13. Tag ab 16 Uhr der gewohnte Kopfschmerz, „vom Nacken mehr rechts ausgehend". Am 14. Tag trat die gewohnte Müdigkeit nach Tisch erstmals nicht auf: „Kein Mittagsschlaf nötig". Nun wiederholen sich fast täglich ähnliche Eintragungen, z.B. am 18. Tag „zu Mittag auch ohne Schlaf recht frisch", oder am 19. Tag „sehr auffällig, zu Mittag ohne Schläfchen sehr frisch" (Sy.309). Am 20. Tag wurde die Prüfung „aus technischen Gründen" abgebrochen.

Baden, Pr.105, D 30

Weiblich, 26 J., 168 cm, 52 kg. – Ernst aber gesellig; eher blaß; guter Schlaf, aber gelegentlich Angstträume; allergische Rhinitis; oft Gingivitis und Zahnfleischblutungen; RR 125/80; guter Appetit; Verlangen nach Süßem; kurze, starke Menses; öfters Dysmenorrhö; trockne Haut; Verlangen nach Wärme.

In der 1. Woche unter Plazebo: Am 2. Tag um 10 Uhr Druck in der Magengegend, und am 3. Tag vormittags Übelkeit. Vom 3. bis 5. Tag „große Müdigkeit", am 3. und 4. Tag von 10 bis 12 Uhr. Am 5. Tag setzten die Menses „verfrüht" und „ohne Temperaturrückgang" ein.

In der 2. und 3. Woche unter Berberis D 30: Am 9. und 10. Tag „dünnflüßiger Stuhl, aasartig riechend, brennend und ätzend, den After wundmachend, kein Appetit". Am 11. und 12. Tag noch „breiiger Stuhl" und „geringer Appetit" (Sy. 212).

Baden, Pr.116, D 3

Männlich, 32 J., 189 cm, 85 kg. – Seit der Kindheit jährlich einmal eine Tonsillitis. 1976 Nephrektomie rechts wegen Hydronephrose. – Heiter und gesellig; eher gerötetes Gesicht; seit Jahren immer wieder „verstopfte Nase", besonders morgens; seit Januar 1982 Sinusitis; RR 130/80; guter Appetit; Durst; nach dem Essen gelegentlich Völlegefühl und Müdigkeit; feuchte Haut; Wunden bluten leicht; Verlangen nach Kühle.

In der 1. Woche unter Plazebo: Die ganze Woche über morgens wie gewöhnlich mehr oder weniger „verstopfte Nase" und „mühsames Schneuzen" mit wenig weißlichem Sekret. „Tagsüber wird es immer besser". Am 1. Tag gegen 17 Uhr Druck im Magen. Am 3., 4., 6. und 7. Tag „ausgesprochenes Verlangen nach Saurem, nach Salat und Radieschen". Am 3. Tag nach dem Mittagessen Völlegefühl wie gewohnt, und abends

„fast flüssiger Stuhl mit Brennen am After". Am 4. Tag nach dem Essen „Magendruck, stärker als gewohnt", und noch weicher Stuhl, aber ohne Brennen. Außerdem vom 2. bis 8. Tag fast täglich „grantig" und gereizt sowie vom 2. bis 11. Tag und nochmals am 18. und 19. Tag lustlos und mißgestimmt: „Nichts paßt mir". Am 7. Tag nach dem Mittagessen wieder „unangenehmes Völlegefühl" und „ausgesprochen müde".

In der 2. und 3. Woche unter Berberis D 3: Vom 8. Tag an verschlimmerte sich die chronische Rhinitis, und gleichzeitig wurden auch weitere Schleimhautbereiche von dem Katarrh ergriffen. Die Rhinitis war besonders am 8. Tag, dem 1. Tag der Einwirkung des Prüfstoffs, „wesentlich schlechter". Die Nase war nicht nur morgens verlegt, es rann auch Sekret „wieder in den Rachen hinunter" (Sy.99). Gleichzeitig „belegter Hals, muß dauernd räuspern". Ferner „Husten, Würgen und Spucken" mit „weißgelblichem" Sputum (Sy.124). Außerdem vom 8. Tag an „starkes Brennen" der Konjunktiven, aber ohne Rötung; am Morgen des 9. Tages auch etwas verklebte Lider (Sy.79). Diese katarrhalischen Erscheinungen dauerten 3 Tage, und waren am 11. Tag abgeklungen. Während der Ausbreitung des Katarrhs und obwohl der Schlaf durch Nachtbesuche gestört war, am 9. und 11. Tag „trotzdem recht munter in der Früh" (Sy.3). Am 9. und 10. Tag „ungewohnt" bitterer Mundgeschmack (Sy.157). Vom 16. bis 19. Tag „überhaupt keine Lust zu Geschlechtsverkehr" (Sy.224). Am 17. und 18. Tag nochmals „verstopfte Nase" und Husten. Bei den Laborwerten war ein Anstieg der GPT und der Gamma GT bemerkenswert, und zwar von 14 mU bzw. 8 mU vor der Prüfung, auf 34 mU bzw. 32 mU nach der Prüfung (Sy.305).

Baden, Pr.117, D 30

Weiblich, 29 J., 170 cm, 85 kg. – Eher gerötetes Gesicht; häufig Kopfschmerzen nach Belastung; gelegentlich Schnupfen; Tonsillen entfernt; guter Appetit; Verlangen nach Süßem; Durst; gelegentlich Harnwegsinfekte; Neigung zu Kreuzschmerzen; Bedürfnis nach Kühle.

In der 1. Woche unter Plazebo: Am 2. Tag, aber auch am 10. Tag „sehr wach und energiegeladen". Am 2. Tag auch „ausgesprochenes Völlegefühl nach dem Mittagessen" und Erleichterung nach Erbrechen. Am 2., 3., 12. und 13. Tag brennende Schmerzen am After, während und nach der Stuhlentleerung. Vom 3. Tag an mehrmals die gewohnten Schmerzen im Steißbein beim Sitzen, aber auch teils ziehende, teils krampfartige Schmerzen in den Oberschenkeln. Am 4. Tag war der Stuhl „fester und seltener" als sonst. An diesem Tag auch übler Körpergeruch, „wie nach starkem Schwitzen". Am 4. Tag auch Schmerzen beiderseits zwischen den Mittelhandknochen. Am 5. Tag Pruritus vulvae. Am 5., 15. und 18. Tag Druckgefühl am Herz. Am 6. Tag heiser. Am 7. und 8. Tag Ohrgeräusche.

In der 2. und 3. Woche unter Berberis D 30: Am 8. Tag, dem 1. Tag der Einwirkung des Prüfstoffs, ab 18 Uhr sehr kalte Hände und Füße (Sy.283), und abends im Liegen lautes und starkes Herzklopfen bei normaler Frequenz (Sy.128). Am 9. und an einigen weiteren Tagen nach erregenden Träumen zwischen 5 und 6 Uhr erwacht (Sy.48). Am 9. Tag um 13 Uhr im Liegen nochmals heftiges Herzklopfen (Sy.128), und abends Stechen und Beengungsgefühl am Herz (Sy.135). Am 9. und 10. Tag starkes sexuelles „Verlangen und Vermögen" (Sy.226). Vom 10. bis 15. Tag trat bei der tonsillektomierten Probandin Halsschmerz auf, der täglich erst am Nachmittag begann, meist um 15 Uhr; am Morgen war stets „alles wieder in Ordnung". Die Halsschmerzen waren rechts, am 11. Tag in geringerem Maße auch links, am 13. Tage dehnten sie sich erst nach einer Stunde nach links aus. Am 11. Tag bestand wundes und trockenes Gefühl im Hals, mit Besserung durch Trinken. Am 12. Tag hatte sie das „Gefühl, der Hals sei rechts geschwollen" (Sy.107). Am 11. Tag kam es zu einem „Stechen wie von Nadeln im Kieferwinkel, bis zur Zunge ziehend" (Sy.72) und zu Schwellungen der Halslymphknoten (Sy.116). Am 11. Tag auch eine „offene Stelle" in der Mitte der Unterlippe (Sy.154) und am 12. Tag eine „offene Stelle" am rechten Gaumen (Sy.162). Am 12. Tag auch Druckgefühl in der Magengegend, mit Besserung nach dem Essen (Sy.184). Die Probandin hatte wohl im Zusammenhang mit dem rezidivierenden Harnwegsinfekt gelegentlich heftigen Harndrang, „auch wenn die Blase noch nicht voll war", so auch am 4. Tage unter Plazebo. Unter Berberis trat der wiederholte heftige Harndrang jedoch an mehreren, auffällig rasch aufeinanderfolgenden Tagen auf, nämlich am 13., 14., 16., 20. und 21. Tag, am 16. Tag schon um 4.30 Uhr früh; das „passiert mir sonst nie" (Sy.221). Am 14. und 21. Tag plötzlicher, imperativer Stuhldrang (Sy.209), am 19. Tag häufiger Stuhldrang, aber nur „kleine Entleerungen" (Sy.200), am 19. und 20. Tag Afterjucken (Sy.217). Am 15. und 16. Tag wieder „sehr gefroren", aber erst um 21 Uhr (Sy.283). Am 15. Tag leichter Schwindel, vielleicht infolge von Müdigkeit (Sy.69). Vom 15. bis 19. Tag neuerlich Schweregefühl oder ziehende, krampfartige Schmerzen in den Beinen, wie bereits unter Plazebo. Am 16. Tag vormittags aber außerdem noch stechende Schmerzen im Brustkorb, links von der Wirbelsäule beginnend und nach vorne ziehend, nach Art einer Interkostalneuralgie, mit Verschlimmerung bei Bewegung (Sy.246). Am 17. Tag waren die Haare im Vergleich zu sonst „matt und trocken" (Sy.281). An diesem Tag auch „ziemlich übel" (Sy.177). Vom 17. bis 20. Tag wieder Mundschleimhautentzündungen (Sy.162), und am 20. und 21. Tag nochmals brennende Stellen an den trokkenen Lippen (Sy.154). Am 20. Tag neuerlich Halsschmerz, diesmal mit Ausstrahlung ins Ohr und dem Gefühl im Hals, „als wäre etwas zu groß" (Sy.107). Vom 17. bis 20. Tag traten schließlich noch interessante Symptome an den Brüsten und Genitalorganen auf. An den Brüsten kam es am 21. Zyklustag (= 17. Prüfungstag) zu Spannungsgefühl und Druckschmerz, wie sonst erst 2 Tage vor der Periode (Sy.230). Am 18. und 19. Tag verspürte die Probandin „nach unten drängende" Uterusschmerzen, wie sonst nur während der Periode (Sy.237). Vom 19. bis 21. Tag folgte ein anfangs weißer, später gelblicher und übelriechender Fluor, der in der Vagina Jucken und Brennen verursachte (Sy.238).

Baden, Pr.119, D 3

Weiblich, 56 J., 162 cm, 64 kg. – Heiter; eher gerötetes Gesicht; gelegentlich schlechter Schlaf; RR 145/95; guter Appetit; Verlangen nach Süßem; Durst; geringe Neigung zu Obstipation; Zustand nach rezidivierenden Subluxationen des rechten Knies; Gonarthrose, rechts stärker als links; trockene Haut; Neigung zu anfallsartiger, brennender Hitze; allergische Reaktionen auf Barbiturate; Insektophilie; Verlangen nach Kühle.

In der 1. Woche unter Plazebo keinerlei Symptome.

In der 2. und 3. Woche unter Berberis D 3: Vom 9. bis 21. Tag auffallend frisch und leistungsfähig; konnte zunächst nachmittags, dann teilweise auch morgens auf den bisher nötigen Kaffee verzichten, und fühlte sich am Ende der Prüfung „wie nach einem Urlaub ausgeruht und leistungsfähig" (Sy.308). Vom 11. bis 20. Tag im Gesicht und an den Händen vereinzelte helle Eruptionen (Sy.270). Die gewohnte Rötung des Gesichtes und das gewohnte anfallsartige, brennende Hitzegefühl verschlimmerten sich am 10. Tag vorübergehend, und besserten sich im weiteren Verlauf der Prüfung (Sy.315). 6 Wochen nach Beendigung der Prüfung fiel der Probandin auf, daß sie nicht mehr wie in früheren Jahren von Mücken geplagt wurde. „Trotz Reiterurlaub mit viel Bremsen und Schnaken, bei extremer Hitze und entsprechendem Schwitzen, kein einziger Mückenstich. Sonst voller Stiche von jedem Frühsommer an" (Sy.314).

Baden, Pr.126, D 30

Weiblich, 44 J., 67 kg. – 1964 und 1975 Sectio, 1975 auch Hysterektomie. 1981 heftige Trigeminusneuralgie nach Wind bei chronischer Pansinusitis. – Heiter und gesellig; eher gerötetes Gesicht; guter Schlaf; chronische Pansinusitis; chronische Tonsillitis und Anfälligkeit für Anginen; Neigung zu Aphthen; RR 115/75; guter Appetit; „nervöser Magen"; Sonnenallergie; seit 2 Wochen juckende Rötung in der Kieferwinkelregion beiderseits.

In der 1. Woche unter Plazebo: Am 1. Tag Juckreiz in der Oberbauchregion, 1/4 Stunde lang. Am 2. Tag „auffallend guter und erholsamer Schlaf" und „ein ziemlich dummer Traum". Am 2. Tag gegen 14 Uhr starkes Verlangen nach Süßem, „wollte am liebsten ein Tablett voll Kuchen kaufen". Nach den ersten Bissen war das Verlangen vorbei. Am 5. Tag „diffuser Kopfschmerz", von der Halswirbelsäule über das Schädeldach zur Stirn ziehend. Am 6. Tag glühendes Hitzegefühl in den Unterschenkeln, aber ohne objektiv feststellbare Wärme, mit dem Bedürfnis, die Beine neben der Bettdecke herauszustrecken. Am 7. Tag abends Druckschmerz im Grundgelenk des linken Zeigefingers, möglicherweise durch Überanstrengung beim Stricken; um 21.30 Uhr wird ein Hämatom sichtbar.

In der 2. und 3. Woche unter Berberis D 30: Am 8. Tag wie gewohnt eine Aphthe am Zungengrund. Die Probandin nimmt aber kein Argentum nitricum wie sonst. Am selben Tag, nach dem Essen von warmer Suppe, leichte Beschwerden im 2. Ast des rechten Trigeminus (Sy.71), nach der heftigen Trigeminusneuralgie vor einem Jahr und bei chronischer Pansinusitis. Am Abend des 13. Tages bitterer Geschmack im Rachen und im rückwärtigen Abschnitt der Zunge (Sy.158). Am 15. Tag „Beschwerden in der Lendenwirbelsäule" (Sy.250). Am Morgen des 16. Tages „Magendruck", „wie von einem Stein" (Sy.182), nach einem Essen in einem Chinarestaurant am Vorabend. Tagsüber Fiebergefühl, wie bei einer beginnenden Grippe, und depressive Stimmung (Sy.20). Die Temperatur betrug aber rektal nur 37,6 °. Am folgenden Tag nochmals Druck und Völlegefühl im Magen nach einer kleinen Mahlzeit, weiterhin depressive Stimmung, und außerdem „sehr gereizt" (Sy.12). Am 18. Tag bis Mittag dreimal „ziemlich beschleunigter Stuhl" (Sy.205). Am 19. und 20. Tag ein Rezidiv der gewohnten Halsschmerzen, vor allem „nachts starke Mandelschmerzen rechts" und Fiebergefühl. Am 20. Tag gleichzeitig nochmals depressiv. Die Probandin erwähnte einen „Familieninfekt" und nahm Angina-Heel und Ferrum phosphoricum comp.

Baden, Pr.132, D 30

Männlich, 31 J., 173 cm, 86 kg. – Bis zum Ende der Pubertät chronische Katarrhe der Nase und Neigung zu Anginen. – Ernster Charakter; eher blaß; RR 125/80; Lingua geographica, nach sauren Speisen schmerzhaft; Parodontose im rechten Oberkiefer seit 1/2 Jahr; Verlangen nach Süßem; Durst; mehrmals im Jahr Nackensteifigkeit; trockene Haut; Verlangen nach Wärme.

In der 1. Woche unter Plazebo: Am 1. Tag trotz wenig Schlaf keine Müdigkeit. Am 2. Tag um 2 Uhr nachts mit unstillbarem Niesreiz erwacht, „noch nie so etwas gehabt“. Der Reiz legte sich erst nach einer Nasenspülung. Am 2. und 5. Tag auffallend geduldig und ruhig, wie die Ehefrau an diesen beiden Tagen feststellte. Am 4. Tag nachmittags wieder mehrmaliges Niesen. Am 6. Tag, nach Müdigkeit beim Erwachen, tagsüber „leicht reizbar“.

In der 2. und 3. Woche unter Berberis D 30: Vom 8. bis 15. Tag in der Mitte des harten Gaumens eine „münzgroße“ schmerzhafte Schwellung. Nach langsamer Zunahme der Verdickung war die Stelle am 11. Tag „dick geschwollen, vorgewölbt und schmerzhaft“. Am 15. Tag war die Schwellung mit der Zunge noch abgrenzbar, aber kaum noch schmerzhaft (Sy.166). Am 16. und 19. Tag wenig Schlafbedürfnis (Sy.4), und ebenso wie schon am 1. Tag unter Plazebo trotz wenig Schlaf „auffallend geringe“ Müdigkeit.

Baden, Pr.135, D 30

Weiblich, 57 J., 164 cm, 53 kg. – 1950 Hepatitis, jetzt ohne diesbezügliche Beschwerden. 1964 schwere Allergie gegen Terpentin, Kleber für PVC-Böden und Haarspray; Behandlung mit Kortikoiden bis 1970; heute nur mehr gelegentlich Juckreiz an den Unterschenkeln, besonders bei Kälte. 1974 Operation der Hämorrhoiden. 1974 bis 1978 Sinusitis maxillaris; jetzt noch Empfindlichkeit bei Kälte. – Heiter und gesellig; Schwindelgefühl, zeitweise mit Argentum nitricum behandelt; RR 120/80; häufig Aphthen an der Mundschleimhaut; guter Appetit; Verlangen nach Saurem; durstlos; häufig Druckgefühl in der Nierengegend, meist links; Varikose, besonders rechts am Unterschenkel und in der Kniekehle; beide Handgelenke schmerzhaft und bei Kälte fast steif, mit wesentlicher Besserung seit 1/2 Jahr; die Finger morgens meist geschwollen; trockene Haut; Wunden bluten leicht und neigen zu Eiterungen; Verlangen nach Wärme.

In der 1. Woche unter Plazebo: Am 1. Tag morgens Magenschmerzen, mit erleichterndem Aufstoßen während des Frühstücks; anschließend länger anhaltende Übelkeit. Ferner Druckgefühl im Bereich der Scheitelbeine, müde, entschlußlos, vergeßlich; Fehler beim Schreiben von Zahlen. Am 1. Tag auch Verlangen nach Käse, „wie schon seit langem nicht", und am 2. Tag Verlangen nach Süßem. Am 2. Tag begannen weiters Mißempfindungen in den Beinen, die auch noch am 11. Tag auftraten: Am 1. Tag lahmes Gefühl im linken Bein, am 2. Tag Schmerzen in beiden Knien, am 10. Tag Gefühl der Subluxation im linken Knie, und am 11. Tag „Knakken" in der rechten Hüfte. Am 2. Tag kam es beim Sitzen auf einem kaltem Stein zu Stechen in der Blase und zu Harndrang. Am 3. Tag wurden „nervöse Blasenbeschwerden" und „nervöse Herzbeschwerden" protokolliert. Am 5. Tag bestand nachmittags zuerst Stechen in der rechten und anschließend Druck in der linken Nierengegend. Am 7. Tag trat mittags eine ungewohnte und „ausgeprägte" Hitzewallung auf. Das bemerkenswerteste Plazebosymptom war aber eine erhebliche Besserung der gewohnten Arthralgien in den beiden Handgelenken und der Schwellung der Finger am Morgen. Schon am 2. Tag waren die Handgelenke am Morgen „leichter und die Finger beweglicher". Am 5. und 6. Tag trotz Kälteeinbruch und Schneefall keine Schmerzen im linken Handgelenk. Erst am 20. und 21. Tag traten die Schwellungen der Handgelenke wieder auf, so wie sie vor der Prüfung bestanden, aber ohne Schmerzen. Nach Abschluß der Prüfung stellten sich alle Beschwerden an den Handgelenken und an den Fingern erneut in der früher gewohnten Art ein.

In der 2. und 3. Woche unter Berberis D 30: Am 11., 19. und 21. Tag optimistisch und leistungsfähiger als sonst (Sy.2). Am 12., 16. und 18. Tag Taubheitsgefühl am linken Handrücken (Sy.264). Am 17. und 18. Tag Jukken und Rötung zwischen den Schulterblättern (Sy.274). Am 20. Tag spärlicher zitronengelber Urin (Sy.223). Ein sehr interessantes Symptom bildeten Illusionen, die am 11., 19. und 21. Tag auftraten (Sy.16). Am 12. Tag bestand während der Mittagsruhe beim Einschlafen die Illusion, verzerrte Gesichter zu sehen, und „in einem viel größeren fremden Raum" zu liegen. Am 16. Tag erschienen bekannte Personen fremd und fremde Personen bekannt. Am 20. Tag erwachte die Probandin mit dem Gefühl, mit ihrem Mann eine Auseinandersetzung gehabt zu haben. Die Probandin bemerkt dazu: „Derartige Verwechslungen oder Sinnestäuschungen habe ich früher nicht beobachtet". Nicht weniger interessant ist eine Tonsillitis (Sy.105), da die Probandin einerseits seit Jahren keine Angina mehr hatte, und andererseits die Tonsillitis sich nach 3 Monaten reproduzieren ließ. Am 16. und 17. Tag Stechen in der rechten Tonsille, anfangs mit Hustenreiz (Sy.125) und salzig schmeckendem Auswurf (Sy.127). Am 21. und letzten Tag der Prüfung zunehmende Rötung und Schwellung der rechten, später auch der linken Tonsille. Nach Beendigung der Prüfstoffeinnahme zeigte sich ein „Stippchen“ auf der rechten Tonsille. Während der darauffolgenden Zeit traten Halsschmerzen in immer größer werdenden Abständen noch mehrmals auf. Trotz der bestehenden Tonsillitis protokollierte die Probandin am 21. Tag: „Bedauere, daß die Prüfung zu Ende geht, da ich mich zunehmend leistungsfähiger und optimistischer fühle“ (Sy.2). Unter den Laborwerten war ein Abfall des Harnstickstoffs im Serum vom Grenzwert 40.1 mg% vor der Prüfung, auf 28.1 mg% nach der Prüfung vielleicht bemerkenswert (Sy.306).

Die Probandin wurde vom Prüfungsleiter gebeten, die Prüfung zu wiederholen, um eventuell die interessanten Ergebnisse zu reproduzieren. Die Probandin nahm daraufhin 3 Monate nach Abschluß der 1. Prüfung nochmals je 1 Woche vom Restinhalt des 2. und 3. Fläschchens ein. Am 2. Tag trat, wie auch sonst oft, eine Aphthe an der Mundschleimhaut auf. Am 3. Tag kam es wieder zu einer Rötung und Schwellung der rechten Tonsille, und am 4. Tag zeigte sich an der rechten Tonsille neuerlich ein „Stippchen, an der gleichen Stelle wie bei der Einnahme des Mittels im Mai 1982“; dabei diesmal ein heftiger Schluckschmerz, „wie von einem scharfen kleinen Splitter“. Am 6. Tag ging die Tonsillitis zurück (Sy.105). Die Schmerzen an den Gelenken besserten sich nicht, am 4. Tag waren sie sogar wieder heftiger als gewöhnlich. Auch Illusionen wiederholten sich nicht. Vom 12. bis 14. Tag trat dagegen als neues Symptom ein stechender Schmerz in der rechten Schamlippe auf, jedoch ohne Rötung oder Schwellung. Am 13. Tag war der Schmerz „unangenehm stark“ (Sy.239). Diese Sensation wurde „vorher nie bemerkt“. Die Werte des Harnstoffs im Serum waren zu Beginn der 2. Prüfung 27.8 mg%, und am Ende der 2. Prüfung 30.9 mg%.

Baden, Pr.153, D 30

Weiblich, 46 J., 172 cm, 69 kg. – 1965 Hepatitis und „Leberkoma“. – Heiter und gesellig; guter Schlaf; eher blaß; Neigung zu Sinusitis frontalis; RR 105/70; guter Appetit; Verlangen nach Süßem; durstlos; nur jeden 2. bis 3. Tag Stuhl; kurze, schwache Menses; trockener Mund; Verlangen nach Wärme.

In der 1. Woche unter Plazebo: Vom 1. bis 6. Tag vermehrter, meist stark vermehrter Speichelfluß. Während dieser Zeit am 4. Tag appetitlos, und am 5. und 6. Tag „fader“ Mundgeschmack. Gleichzeitig besserte sich die Obstipation: vom 2. bis 5. Tag täglich „leichter Stuhlgang“. Vom 4. bis 6. Tag entwickelte sich ein zunehmender Druck im Oberbauch. Am 6. Tag nach der morgendlichen Einnahme auch „Rumoren im Bauch“ und „dünner Stuhl“. Daraufhin unterbrach die Probandin ab Mittag und am folgenden Tag die Einnahme des vermeintlichen Prüfstoffs.

In der 2. und 3. Woche unter Berberis D 30: Vom 8. bis 21. Tag wieder tägliche leichte Entleerung eines geformten Stuhles, wie schon vom 2. bis 5. Tag unter Plazebo. Am 15. Tag auch nochmals vermehrter Speichelfluß, „aber nicht unangenehm“, und guter Appetit. Am Abend des 15. Tages kurz nach der Einnahme des Prüfstoffs, eine „kurze Hitzewallung“, wie sie die Probandin „früher nie gehabt“ hatte (Sy.295).

Baden, Pr.155, D 3

Weiblich, 35 J., 160 cm, 51 kg. – Tonsillektomie im 8. Lebensjahr. – Heiterer Charakter; schlechter Schlaf; Angstträume; Verlangen nach Saurem; häufig Beschwerden in der Lendenwirbelsäule nach Stehen, Sitzen und Belastung; Varikose beiderseits ohne Beschwerden; kurze, starke Menses; trockene Haut; Verlangen nach Wärme, aber gelegentlich Urtikaria bei trockener Hitze.

In der 1. Woche unter Plazebo keinerlei Symptome.

In der 2. und 3. Woche unter Berberis D 3: Vom 13. bis 15. Tag „wundes Gefühl und Kratzen“ im Hals, rechts mehr als links. Es begann morgens nach dem Aufstehen, und verging im Laufe des Tages (Sy.110). Am 15. Tag auch „sehr aggressiv“ (Sy.9). Am 20. Tag „starkes Schwitzen bei Nacht“ (Sy.301).

Baden, Pr.162, D 30

Weiblich, 31 J., 172 cm, 55 kg. – Tonsillektomie 1968. 1977 Spontanpneumothorax rechts. – Psychisch ausgeglichen; seit 1977 chronische Sinusitis maxillaris; seit 1½ Jahren „Halsbeschwerden“, nach langem Sprechen oft heiser, von Zeit zu Zeit Globusgefühl; RR 120/80; Scheuermannsche Erkrankung mit Beschwerden nach Autofahren; Neigung zu Stauungen in den Beinen und zu Varizen; gelegentlich Urtikaria bei feuchter Hitze.

In der 1. Woche unter Plazebo: Am 1., 2., 6. und 7. Tag, aber auch am 9., 11., 21. und 16. Tag auffallende Müdigkeit und Schläfrigkeit, die sich meist kurze Zeit nach der Einnahme einstellte. Vom 1. bis 3. und am 6. und 8. Tag den ganzen Tag über „wie benebelt“, so daß es schwer fiel, sich auf die Arbeit zu konzentrieren. Am 2., 4., 5. und 15. Tag „trübe gestimmt“ oder „deprimiert“. Ebenfalls vom 1. Tag an Parästhesien an der ganzen rechten Körperhälfte, am 1. Tag am ausgeprägtesten. Es begann gegen 11 Uhr mit „Eingeschlafensein“ und „Kribbeln“ an der Ulnarseite der rechten Hand, einschließlich der Finger, und breitete sich im Laufe des Tages zuerst über die rechte Beckenseite in das rechte Bein bis zum Fuß aus. Dann befiel das Taubheitsgefühl und das „Kribbeln“ auch Kopf, Lippen, Kiefer, Gaumen und Zunge, „ähnlich wie bei einer Lokalanästhesie“. Alle Sensationen waren auffällig rechtsseitig, und hielten bis 22 Uhr an. Nach ähnlichen Empfindungen am 2. Tag war auch am 3. Tag noch ein „verändertes Körpergefühl“ auf der ganzen rechten Seite festzustellen. Vom 6. bis 9. Tag traten dieselben Sensationen neuerlich auf, beschränkten sich aber am 9. Tag auf den rechten Arm und das rechte Bein. Am 14. Tag wiederholte sich das „Kribbeln“ an den Extremitäten der rechten Seite während eines Klavierkonzertes. Außerdem begannen am 1. Tag an der rechten Körperseite auch Schmerzen. Am 1. Tag bestand nur ein Druck im rechten Handgelenk, am 2. Tag kam es zu Schmerzen in der rechten Seite des Thorax, in der rechten Schulter und im rechten Arm, aber auch in der rechten Seite des Kopfes, und am 5. Tag ergriffen die Schmerzen alle Extremitäten, „wie man es sich bei Rheuma vorstellt“. Schließlich begann am Nachmittag des 1. Tages ein vermehrter Speichelfluß, der bis zum 5. Tag anhielt. Am 2. und 3. Tag war er so stark, daß sich die Probandin „bemühen muß, deutlich artikuliert zu sprechen“.

In der 2. und 3. Woche unter Berberis D 30: Am 9., 11., 13. und 14. Tag Völlegefühl nach den Mahlzeiten (Sy.181). Als sich die Probandin am 11. Tag nach dem Essen im Liegen zur Seite drehte, um das Völlegefühl zu erleichtern, kam es zu Herzklopfen (Sy.129). Am 14. Tag „furchtbares“ Völlegefühl, „als hätte ich den ganzen Magen voll Steinen“ (Sy.181). Am 12. Tag abends Jucken am rechten Auge, und ein „noch nie“ beobachtetes „deutliches Oberlidödem rechts“ (Sy.86). Vom 16. bis 19. Tag „Rastlosigkeit“, konnte nicht längere Zeit lesen, sondern war am liebsten körperlich tätig (Sy.6). Am 16. und vom 18. bis 21. Tag ein Globusgefühl, „wie ich es von früher her kenne“, am 18. Tag nach erregten Gesprächen. Am 19. Tag prämenstruell einige „Pickel“ im Gesicht (Sy.273). Am 20. Tag eine

Schwellung an der linken Seite des harten Gaumens (Sy.167). Am 21. Tag, am Ende der Prüfung, waren die Menses bereits 6 Tage überfällig (Sy.235).

Baden, Pr.165, D 30

Weiblich, 47 J., 179 cm, 87 kg. – Meningitis. Osteomyelitis. 1963 Omarthritis. 1978 Zystopyelitis. – Heiter; eher gerötetes Gesicht; Tonsillen entfernt; Neigung zu Sinusitis; RR 125/110; guter Appetit; Durst; Magenbeschwerden nach Ärger oder Kummer; feuchte Haut; zeitweise Akne; kurze und schwache Menses; Wunden bluten lange; Verlangen nach Wärme.

In der 1. Woche unter Plazebo: Bei sonst gutem Schlaf am 1. und vom 3. bis 5. Tag Einschlafstörungen. Am 1. Tag um 23 Uhr, am 4. und 5. Tag um 0.30 Uhr noch kein Schlaf. Bei stets gutem Appetit vom 1. bis 13. und vom 16. bis 21. Tag gesteigerter Hunger. Am 6. Tag „bald verhungert". Nach der Prüfung vermerkte die Probandin: „Die ganze Zeit habe ich unter Hunger gelitten und dabei 3 kg zugenommen". Am 2. Tag um 18 Uhr „Ameisenlaufen und Kribbeln" in den Armen. Vom 2. bis 4., am 11. und vom 16. bis 21. Tag Wadenkrämpfe, abends, nachts oder morgens. Nach der Prüfung wurde protokolliert: „Die Wadenkrämpfe waren mehr als unangenehm". Am 5. Tag vormittags „stärkerer" Harndrang.

In der 2. und 3. Woche unter Berberis D 30: Am 10. Tag gegen 16 Uhr „Brustschmerzen" (Sy.232). Am 5., 16. und 20. Tag hatte die Probandin ihrer Meinung nach möglicherweise klimakterisch bedingte Schweißausbrüche. Im allgemeinen bestand Verlangen nach Wärme, am 9. und 11. Tag war das Gefühl der Kälte jedoch auffallend. Am 9. Tag hat die Probandin „gegen 14 Uhr nach der Sauna sehr gefroren", wie sonst nie, und am 11. Tag war ihr „gegen 10 Uhr sehr kalt" (Sy.292). Am 20. Tag „Alpträume" (Sy.47).

Baden, Pr.171, D 30

Männlich, 27 J. – Ernst und verschlossen; guter Schlaf; eher blaß; Neigung zu Kopfschmerz in Stirn und Schläfen; Raucherkatarrh; Zunge durch Rauchen belegt; Durst; chronische Gastritis und Neigung zu Durchfällen; zwei- bis dreimal im Jahr rezidivierende akute Gastroenteritis; rezidivierender Herpes genitalis; Neigung zu Tortikollis und Lumbalgie; Haarausfall; Verlangen nach Kühle;

In der 1. Woche unter Plazebo: Am 1. Tag „Zahnschmerz in gesunden Zähnen". Am 1. Tag auch „Depression und Lustlosigkeit", am 2. Tag

„Aggressivität und erhöhte Leistungsfreudigkeit". Auch am 5. und 21. Tag wurde „Tatendrang" protokolliert. Weiters am 1., aber auch am 3. Tag, bei gewöhnlich vorhandenem Verlangen nach Kühle, eine „mehr als gewöhnliche" Empfindlichkeit gegen Hitze. Am 3. Tag trotz sonst als belastend empfundenem Nachtdienst nach kurzem Schlaf wieder leistungsfähig. Bei gewohnter Neigung zu Durchfällen, die auch am 4. und 5. Tag aufgetreten waren, am 6. Tag „zäher", schwer entleerbarer Stuhl, „als wenn ein Pfropfen steckt". Am 7. Tag nochmals Durchfall. Am 6. Tag auch ein stechender Interkostalschmerz, ein Stich wie ein „Teufelsgriff".

In der 2. und 3. Woche unter Berberis D 30: Vom 9. bis 14. und am 21. Tag Müdigkeit, Zerschlagenheit und Erschöpfung (Sy.30). Am 14. Tag abends um 21 Uhr plötzlich einsetzende „bleierne" Müdigkeit, und nach „traumlosem, totähnlichem" Schlaf (Sy.37) am Morgen des 14. Tages erneut „bleierne" Müdigkeit. Am 10. Tag gegen 22 Uhr Brennen der Konjunktiven und Tränen (Sy.81). Am 10. und 11. Tag Schmerzen in den Knien, am 10. Tag rechts, am 11. Tag zuerst rechts, später links; Besserung durch Ruhe (Sy.257). Am 10. und 11. Tag auch Übelkeit gegen Mittag vor dem Essen; am 11. Tag „rasende" Übelkeit vor dem Essen und Besserung durch Essen (Sy.173). Am 11. Tag trat um 23 Uhr auch wieder der gewohnte Kopfschmerz auf; er war klopfend, strahlte von der linken Orbita gegen das Ohr und besserte sich durch Druck. Nach den gewohnten Durchfällen am 4., 5. und 7. Tag, und dem „zähen" Stuhl am 6. Tag, beides noch unter Plazebo, trat am 12. Tag „reichlich gut entleerbarer Stuhl" auf (Sy.207). Am 13. Tag kam es zu „voluminösen, übelriechenden Stühlen" (Sy.207) und zu Flatulenz (Sy.195). Am 14. Tag, nach dem erwähnten tiefen Schlaf und der bleiernen Müdigkeit, auch „große Erschöpfung durch das Atmen und das Gefühl, als enthalte die Atemluft Alkohol" (Sy.119). Am 15. Tag um 18.30 Uhr stechende Schmerzen im Hals, besser durch Trinken kalter Flüssigkeit (Sy.113). Vom 15. bis 17. Tag Reizbarkeit (Sy.11). Am 16. Tag vermerkte der Proband bei gewohntem Haarausfall: "Die Haare werden seidig und hell" (Sy.280). Nach dem erwähnten reichlichen und voluminösen Stuhl, am 12. und 13. Tag, war der Stuhl am 17. und 19. Tag sehr trocken oder spärlich (Sy.202). Bei gewöhnlich vorhandenem Verlangen nach Kühle, und vermehrter Hitzeempfindlichkeit am 1. und 3. Tag unter Plazebo, war nun die Hitze am 18. Tag „leicht zu tolerieren". „Sitze 8 bis 9 Stunden in der prallen Sonne", was „sonst unmöglich" war (Sy.293). Am 19. Tag kam es zu

„Angst vor dem Alter und dem Tod“ (Sy.15). Am 19. und 20. Tag großer Appetit: „Esse übermäßig, für 4 Personen, ohne satt zu werden“ (Sy.139). Am 20. Tag häufige Erektionen (Sy.229). Am 21. Tag Verlangen nach Bier (Sy.147).

Baden, Pr. 179, D 3

Männlich, 25 J., 172 cm, 63 kg. – Ernster Charakter; guter Schlaf, aber Angstträume; Zahnwurzelgranulome; „normaler“ Blutdruck; guter Appetit; Verlangen nach Süßem; Durst.

In der 1. Woche unter Plazebo: Am 2. Tag „Durchschlafstörung“. Am 5. Tag heftiger, übelriechender Durchfall; „allerdings hatte ich 2 Tage zuvor nicht ganz durchgebackenes, schwarzes Brot gegessen, worauf ich Blähungen und Übelkeit hatte“. Am 6. Tag „sehr müde“.

In der 2. und 3. Woche unter Berberis D 3: Am 15. Tag nachmittags und am 16. Tag „starke Müdigkeit, Stirnkopfschmerz und Konzentrationsschwäche“ (Sy.62).

5. Die Symptome unter Berberis D 3 und D 30

Symptomgruppe Nummer des Symptoms Etwaige Angaben aus der Anamnese Symptomtext Begleitsymptome in Klammern Probandengruppe Nummer des Probanden Eingenommene Potenz	Dauer			weitere Gewichtungen			
	Anzahl der Tage	längste Tagefolge	Gesamtdauer	an mehreren Tagen	objektives Symptom	intensives Symptom	bes. Auffälligkeit
	A	L	G	M	O	I	B
Euphorie							
1. Am 16., 17. und vom 19. bis 21. Tag „zufrieden und glücklicher", kann sich besser konzentrieren und macht Pläne, am 21. Tag „Spitze" und morgens nicht mehr müde (RR gewöhnlich 90/60). (An demselben Tag auch auffällig tiefer und erquicklicher Schlaf, Sy.38.) – Bad Brückenau, Pr. 51, D 30.	5	3	6	×			
2. Am 11., 19. und 21. Tag „auffallend leistungsfähig", am 11. Tag trotz kurzen Schlafes, am 19. Tag trotz starker Belastung. Am 21. Tag: „Bedauere, daß die Prüfung zu Ende geht, da ich mich zunehmend leistungsfähiger und optimistischer fühle." – Baden, Pr. 135, D 30.	3	1	11	×			
3. Am 9. und 11. Tag, trotz Schlafentzug durch Nachtbesuche, morgens „recht munter" und „guter Stimmung". – Baden, Pr. 116, D 3.	2	1	3	×			

	A	L	G	M	O	I	B
4. Am 16. und 19. Tag wenig Schlafbedürfnis, und trotz wenig Schlaf „auffallend geringe“ Müdigkeit. – Baden, Pr. 132, D 30.	2	1	4	×			
5. Am 12. Tag „ausgesprochen heiter“, trotz „extremer“ beruflicher Belastungen. – Baden, Pr. 63, D 30.	1	1	1				
Ruhelosigkeit							
6. Vom 16. bis 19. Tag „Rastlosigkeit“, konnte nicht längere Zeit lesen, sondern war am liebsten körperlich tätig. – Baden, Pr. 162, D 30.	4	4	4	×			
7. Am 9., 10. und 19. Tag starker Bewegungsdrang. – Bad Brückenau, Pr. 56, D 3.	3	2	11	×			
8. Am 21. Tag unruhig und unzufrieden. Bad Brückenau, Pr. 21, D 30.	1	1	1				
Aggressivität							
9. Am 15. Tag „sehr aggressiv“. – Baden, Pr. 155, D 3.	1	1	1			×	
Reizbarkeit							
10. Am 8. Tag und vom 12. bis 14. Tag reizbar, unzufrieden, unausgeglichen, am 8. Tag „sehr reizbar“. – Baden, Pr. 47, D 3.	4	3	7	×			
11. Vom 15. bis 17. Tag Reizbarkeit. – Baden, Pr. 171, D 30.	3	3	3	×			
12. Am 17. Tag „sehr gereizt“ (und noch etwas depressiv wie am Vortag, Sy. 20). – Baden, Pr. 126, D 30.	1	1	1				
13. Am 17. Tag gereizt. – Bad Brückenau, Pr. 56, D 3.	1	1	1				

	A	L	G	M	O	I	B
Angst							
14. Am 12. Tag Erwachen in ängstlicher Stimmung um 5 Uhr früh (mit Nachtschweiß, Sy. 302). – Bad Brückenau, Pr. 56, D 3.	1	1	1				
15. Am 19. Tag Angst vor Alter und Tod. – Baden, Pr. 171, D 30.	1	1	1				
Sinnestäuschungen							
16. Am 12., 16. und 20. Tag Sinnestäuschungen. Am 12. Tag: „Sehe während der Mittagsruhe beim Einschlafen Gesichter um mich herum, mit verzogenem Mund“, und „habe das Gefühl, in einem viel größeren, fremden Raum zu liegen“. Am 16. Tag: „Sehe mehrfach bekannte Personen für andere Menschen an. Glaube sogar blitzartig hintereinander zwei meiner Söhne zu sehen, die außerhalb leben“. Am 20. Tag: „Erwachte mit dem Gefühl, ich hätte mit meinem Mann eine Auseinandersetzung gehabt, was gar nicht stimmt. Aber am Vorabend hatte ich mit meiner Schwester ein Telefonat über einen kritischen Punkt“. „Derartige Verwechslungen oder Sinnestäuschungen habe ich früher nicht beobachtet“. – Baden, Pr. 135, D 30.	3	1	9	×			
17. Am 17. Tag (bei Stirnkopfschmerzen, Sy. 55) niedergelegt und geschlafen. Anschließend um 18 Uhr „etwas benommenes Gefühl im Kopf, Dinge um mich sind etwas unwirklich“. – Bad Brückenau, Pr. 23, D 3.	1	1	1				

	A	L	G	M	O	I	B
Depressive Stimmung							
18. Vom 8. bis 10. Tag „deprimiert und lustlos“, besonders am 8. Tag: „Könnte einfach losheulen“. (Am 9. Tag mittags Migräne, Sy. 64.) – Baden, Pr. 57, D 30.	3	3	3	×		×	
19. Am 10., 13. und 14. Tag traurig und depressiv, am 10. Tag nach Musik Neigung zu weinen. – Bad Brückenau, Pr. 56, D 3.	3	2	5	×			
20. Am 16., 17. und 18. Tag „depressive“ Stimmung, am 16. Tag mit dem Gefühl einer beginnenden Grippe. – Baden, Pr. 126, D 30.	3	3	3	×			
21. Am 14. Tag nach gewohnt schlechtem Schlaf bei Vollmond, (mit Kopfschmerz, Sy. 60) erwacht, dabei „depressiv bis zu Suizidgedanken“. – Baden, Pr. 63, D 30.	1	1	1			×	
22. Am 17. Tag schlecht gelaunt, „grantig“ wie „noch nie“. – Baden, Pr. 2, D 3.	1	1	1				
23. Am 9. Tag „brummig gedämpfte Laune“. – Bad-Brückenau, Pr. 32, D 3.	1	1	1				
Verminderte Konzentrationsfähigkeit							
24. Am 8. und 9. Tag „Konzentrationsschwäche“, besonders am Vormittag des 8. Tages. (In der folgenden Woche verbesserte Konzentrationsfähigkeit, Sy. 26.) – Baden, Pr. 45, D 30.	2	2	2	×			
25. Am 14. Tag unkonzentriert (nach Kopfschmerz und depressiver Stimmung am Morgen, Sy. 21.) – Baden, Pr. 63, D 30.	1	1	1				

	A	L	G	M	O	I	B
Erhöhte Konzentrationsfähigkeit							
26. Vom 16. bis 18. Tag „vermehrtes Konzentrationsvermögen am Abend“, und am 16. Tag auch weniger Müdigkeit am Abend (nach Konzentrationsschwäche am 8. und 9. Tag, Sy. 24). – Baden, Pr. 45, D 30.	3	3	3	×			×
Vergeßlichkeit							
27. Am 13. und 14. Tag sehr vergeßlich für Namen. – Bad Brückenau, Pr. 21, D 30.	2	2	2	×			
Fehlleistungen							
28. Am 14. Tag unkonzentriert mit Sprechstörungen. – Bad Brückenau, Pr. 21, D 30.	1	1	1		×		
29. Am 21. Tag häufige Schreibfehler. – Bad Brückenau, Pr. 21, D 30.	1	1	1		×		
Müdigkeit							
30. Vom 9. bis 14. und am 21. Tag Müdigkeit, Zerschlagenheitsgefühl oder Erschöpfbarkeit. Am 13. Tag abends um 21 Uhr plötzlich einsetzende „bleierne Müdigkeit“, und (nach „totähnlichem Schlaf“, Sy. 37) am Morgen des 14. Tages erneut „bleierne Müdigkeit“. – Baden, Pr. 171, D 30.	7	6	13	×			
31. Am 13. und 16. Tag „plötzliche große Müdigkeit“. Am 13. Tag (nach unruhigem Schlaf während der Nacht, Sy. 44) „nach dem Abendessen um 19 Uhr plötzlich sehr müde, ich habe eine Stunde geschlafen und intensiv geträumt“. Am 16. Tag nach dem Mittagessen „gegen 15.30 Uhr völlig erschöpft, mußte mich eine Stunde hinlegen	2	1	4	×	×		

	A	L	G	M	O	I	B
und bin sofort eingeschlafen“. – Bad Brückenau, Pr. 47, D 3.							
32. Seit der 1. Prüfungswoche mehrmals ausdrücklich gute geistige und körperliche Leistungsfähigkeit protokolliert. Am 13. Tag „den ganzen Tag müde und schlapp; Gefühl wie unausgeschlafen, obwohl ich ausreichend und gut geschlafen habe; auch nach 3 Tassen starken Kaffees im Gegensatz zu sonst nicht wacher geworden, auch nicht wie üblich Herzklopfen bekommen“. – Bad Brückenau, Pr. 23, D 3.	1	1	1			×	
33. Am 17., 18. und 20. Tag müder als sonst, am 17. und 18. Tag morgens, am 20. Tag mittags. – Bad Brückenau, Pr. 14, D 3.	3	2	4	×			
34. Am 8. Tag um 14 Uhr „ungewöhnlich müde“. – Baden, Pr. 78, D 30.	1	1	1				
35. Am 12. und 13. Tag um 21 Uhr bereits müde. – Baden, Pr. 45, D 30.	2	2	2	×			
Tiefer Schlaf und schweres Erwachen							
36. Im allgemeinen guter Schlaf. In der vorangegangenen Woche durch Kinder oder durch verlegte Nase gestörter Schlaf. Am 9., vom 11. bis 14. und vom 16. bis 20. Tag „tiefer“, am 9. und 20. Tag „sehr tiefer“ Schlaf, am 20. Tag „kaum wach geworden“. – Bad Brückenau, Pr. 3, D 30.	10	5	12	×		×	
37. Am 14. Tag „traumloser, totähnlicher“ Schlaf und bleierne Müdigkeit am Morgen (nach plötzlich einsetzender großer Müdigkeit um 21 Uhr des Vorabends, Sy. 30). – Baden, Pr. 171, D 30.	1	1	1				

	A	L	G	M	O	I	B
Tiefer erquickender Schlaf							
38. Gewöhnlich guter Schlaf. Am 16., 18., 20. und 21. Tag auffällig tiefer und erquickender Schlaf. (An denselben Tagen auch „glücklicher“, Sy. 1.) – Bad Brückenau, Pr. 51, D 30.	4	2	6	×			
Erwachen um 2, 3 oder 4 Uhr							
Vgl. auch Sy. 59, 179, 180, 211 und 214							
39. Am 21. Tag sehr schlecht geschlafen, von 2 bis 4 Uhr wach gelegen. – Bad Brückenau, Pr. 20, D 3.	1	1	1		×		
40. Nicht selten Erwachen nachts zwischen 3 und 4 Uhr. Am 14. und 17. Tag Erwachen um 2 Uhr. (Am 12. Tag Erwachen um 5 Uhr, mit ängstlicher Stimmung und Nachtschweiß, Sy. 14 und 302.) – Bad Brückenau, Pr. 56, D 3.	2	1	4	×	×		
41. Am 8. Tag, nach der 1. Einnahme des Prüfstoffs am Vorabend, bei sonst gutem Schlaf um 3 Uhr (mit beschleunigtem Puls, Sy. 131) erwacht und längere Zeit wach gelegen. – Baden, Pr. 32, D 3.	1	1	1		×		
42. Am 19. und 20. Tag bei sonst gutem Schlaf nachts erwacht, am 19. Tag um 3 Uhr, am 20. Tag mehrmals. – Baden, Pr. 45, D 30.	2	2	2	×	×		
43. Vom 11. bis 20. Tag in 2 von 3 Nächten zwischen 4 und 5 Uhr für kurze Zeit erwacht. – Bad Brückenau, Pr. 62, D 3.	7	2	10	×	×		

	A	L	G	M	O	I	B
Schlafstörungen anderer Art							
44. Am 9. und 13. Tag sehr unruhig geschlafen und drei- bis viermal erwacht (am 13. Tag große Müdigkeit am Nachmittag, Sy. 31). – Bad Brückenau, Pr. 47, D 3.	2	1	5	×	×		
45. Am 9. Tag nachts aufgeregte Stimmung und anschließend nur oberflächlich geschlafen. – Bad Brückenau, Pr. 66, D 30.	1	1	1				
Angstträume							
46. Am 14. Tag Verfolgungstraum mit Angst. – Bad Brückenau, Pr. 47, D 3.	1	1	1				
47. Am 20. Tag „Alpträume". – Baden, Pr. 165, D 30.	1	1	1				
Träume anderer Art							
48. Am 9., 14., 15 und 21. Tag zwischen 5 und 6 Uhr nach erregenden Träumen erwacht, am 14. Tag nach einem eher erotischen Traum. – Baden, Pr. 117, D 30.	4	1	13	×			
49. Am 15. Tag verworrene, „konfuse" Träume. – Baden, Pr. 2, D 3.	1	1	1				
50. Am 15. Tag wirre nicht mehr erinnerliche Träume. – Baden, Pr. 63, D 30.	1	1	1				
Zum Gaumen ausstrahlender Kopfschmerz							
51. Am 11. Tag um 9.30 Uhr dumpfes Gefühl im Bereich der Stirn, und leichtes „Ziehen von der Stirn bis zum weichen Gaumen". – Baden, Pr. 2, D 3.	1	1	1				×

Dumpfer Kopfschmerz

	A	L	G	M	O	I	B
52. Am 11. Tag um 11 Uhr plötzlich dumpfe Kopfschmerzen, 1/2 Stunde lang. – Baden, Pr. 32, D 3.	1	1	1				
53. Am 16. Tag dumpfer Kopfschmerz, vom Nacken hochziehend mit Zerschlagenheitsgefühl im Bereich der Schultern und des Nackens (und Augenschmerzen beim festen Schließen der Augen, Sy. 78). – Bad Brückenau, Pr. 47, D 3.	1	1	1				

Drückender Kopfschmerz

	A	L	G	M	O	I	B
54. Am 9., 14. und 15. Tag Kopfschmerz. Am 9. Tag Druck beiderseits in den Schläfen, am 14. und 15. Tag ab 9 Uhr neuerlich Kopfschmerz (am 15. Tag Besserung nach verspäteter Einnahme des Prüfstoffs, Sy. 310). – Baden Pr. 45, D 30.	3	2	7	×			
55. Am 17. Tag um 14 Uhr nach einem Spaziergang „drückende Kopfschmerzen, direkt hinter der rechten Augenbraue"; sie „sind gegen 18 Uhr nach zweistündigem Hinlegen und Schlaf verschwunden". (Anschließend Benommenheit, Sy. 17.) – Bad Brückenau, Pr. 23, D 3.	1	1	1				
56. Katarrh der oberen Luftwege vom 10. bis 19. Tag (Sy. 97).							
Am 11., 16., 18. und 20. Tag drückende Hinterkopfschmerzen, am 16. und 20. Tag am frühen Nachmittag. – Baden, Pr. 84, D 30.	4	1	10	×			
57. Bei Gewitter Neigung zu Migräne.							
Am 8. Tag zu Mittag, eine Stunde nach der Einnahme des Prüfstoffs, drückende Kopf-	1	1	1				

	A	L	G	M	O	I	B
schmerzen, „vorne beiderseitig“, etwa 2 Stunden anhaltend. – Bad Brückenau, Pr. 51, D 30.							

Pulsierende Kopfschmerzen

	A	L	G	M	O	I	B
58. Zeitweise Hinterkopfschmerz, bei rezidivierendem Nasennebenhöhlenkatarrh und Spondylose der Halswirbelsäule. Am 12. und 13. Tag Hinterkopfschmerz, von der Halswirbelsäule ausgehend, über den Scheitel gegen die Augen ausstrahlend, „pulsierend“, bei gerötetem Gesicht, besser bei Rückwärtsbeugen des Kopfes, im Liegen besser durch Hochlagern des Kopfes. – Bad Brückenau, Pr. 3, D 30.	2	2	2	×	×		

Kopfschmerz anderer Art

	A	L	G	M	O	I	B
59. Neigung zu Kopfschmerz. Am 18. Tag um 4 Uhr früh mit starken Kopfschmerzen erwacht. (Um 5 Uhr Erbrechen und Durchfall, Sy. 214.) Die Kopfschmerzen hielten trotz Analgetikum den ganzen Tag über an. – Bad Brückenau, Pr. 50, D 3.	1	1	1			×	
60. Sehr selten Kopfschmerz. Am 14. Tag Vollmond. Nach gewohnt schlechtem Schlaf bei Vollmond, an diesem Tag verschlafen und mit Kopfschmerz erwacht. Nach Besserung gegen Mittag nahmen die Schmerzen gegen 15 Uhr so zu, daß ein Analgetikum genommen werden mußte. – Baden, Pr. 63, D 30.	1	1	1			×	

	A	L	G	M	O	I	B
Kopfschmerz leichter Art							
61. Am 10., 11. und 12. Tag leichter Kopfschmerz, am 10. Tag an den Schläfen, am 11. Tag an Schläfen und Stirn. – Bad Brückenau, Pr. 53, D 3.	3	3	3	×			
62. Am 15. und 16. Tag Kopfschmerz, Konzentrationsschwäche und Müdigkeit. – Baden, Pr. 179, D 3.	2	2	2	×			
63. Am 9. Tag von 17 bis 20 Uhr „leichte Kopfschmerzen". – Bad Brückenau, Pr. 47, D 3.	1	1	1				
Migräne mit Augenschmerz							
64. Migräne, aber „schon lange Zeit" kein Anfall.							
Am 9. Tag mittags Migräne, 1 Stunde lang mit Übelkeit und starken Schmerzen in den Augen. – Baden, Pr. 57, D 30.	1	1	1				
Schwindel							
65. Am 9., 20. und 21. Tag leichter Schwindel, am 9. und 20. Tag nach Alkoholgenuß am Vorabend, am 9. Tag nach dem Erwachen, am 20. Tag morgens, am 21. Tag nach dreistündigem Studium gegen 18 Uhr leichter Schwindel, mit dem Gefühl, „als ob der Kopf zu groß wäre". – Bad Brückenau, Pr. 56, D 3.	3	2	13	×			×
66. Am 21. Tag nachts Schwindel, besonders bei Lagewechsel. (Daraufhin Übelkeit und Brechreiz am Morgen und während des ganzen Tages, Sy. 175.) (Vom Schwindel am 9. Tag sehr verschieden, Sy. 70.) – Baden, Pr. 47, D 3.	1	1	1				

Nr.	Symptom	A	L	G	M	O	I	B
67.	Am 17. Tag morgens flüchtiger Schwindel beim Baden. – Bad Brückenau, Pr. 71, D 3.	1	1	1				
68.	Am 13. Tag von 10 bis 15 Uhr Schwindel mit Benommenheit. – Baden, Pr. 63, D 30.	1	1	1				
69.	Am 15. Tag um 21 Uhr leichter Schwindel, „kann aber von der Müdigkeit kommen". – Baden, Pr. 117, D 30.	1	1	1				
70.	Am 9. Tag Schwindel (bei ungewöhnlich starken Menses seit dem Vortag, Sy. 234). – Baden, Pr. 47, D 3.	1	1	1				

Trigeminusneuralgie

Nr.	Symptom	A	L	G	M	O	I	B
71.	Vor einem Jahr heftige Trigeminusneuralgie nach Erkältung bei Wind. Am 8. Tag, nach dem Essen warmer Suppe, leichte Beschwerden im Bereich des 2. Astes des rechten Trigeminus. – Baden, Pr. 126, D 30.	1	1	1				

Parästhesien im Trigeminusgebiet

Vgl. auch Sy. 170

Nr.	Symptom	A	L	G	M	O	I	B
72.	Am 11. Tag „Stechen wie von Nadeln" im Kieferwinkel, bis in die Zunge spürbar. – Baden, Pr. 117, D 30.	1	1	1				

Sehstörungen

Nr.	Symptom	A	L	G	M	O	I	B
73.	Eine ähnliche Symptomatik am linken Auge vor 1½ Jahren. Vom 12. bis 21. Tag: „Beim Herabsehen auf hellen Grund zieht sich ein grauer Schleier vor das Blickfeld des linken Auges, der wieder verschwindet", oder „es bewegen sich graue Fussel vor dem linken Gesichtsfeld,	10	10	10	×			×

	A	L	G	M	O	I	B
als ob die Brille verschmutzt wäre"; vom 17. Tag an abklingend. – Bad Brückenau, Pr. 15, D 30.							
74. Am 14. und 15. Tag Flimmern vor den Augen. Am Abend des 14. Tages nach der 3. Dosis des Prüfstoffs „scheußliches" Flimmern im linken seitlichen Gesichtsfeld. Am Abend des 15. Tages nochmals leichtes Flimmern. – Baden, Pr. 47, D 3.	2	2	2	×		×	
75. Myopie. Am 18. und 19. Tag das Gefühl. „noch schwachsichtiger zu sein". – Bad Brückenau, Pr. 66, D 30.	2	2	2	×			
Lichtempfindlichkeit							
76. Am 9. Tag Abneigung gegen Helligkeit. – Bad Brückenau, Pr. 32, D 3	1	1	1				
Augenschmerz							
Vgl. auch Sy. 64							
77. Am 18. Tag kurzdauernde ziehende Schmerzen im linken Augapfel. – Bad Brückenau, Pr. 63, D 30.	1	1	1				
78. Am 16. Tag Augenschmerzen beim festen Schließen der Augen (bei Nackenkopfschmerz, Sy. 53). – Bad Brückenau, Pr. 47, D 3.	1	1	1				
Konjunktivitis							
79. Vom 8. bis 10. Tag Konjunktivitis beider Augen ohne Rötung, aber mit starkem Brennen, am 9. Tag morgens etwas verklebte Lider. – Baden, Pr. 116, D 3.	3	3	3	×	×		

	A	L	G	M	O	I	B
80. Rezidivierende Konjunktivitis nach Zugluft oder Baden in gechlortem Wasser. Am 13. und 14. Tag Konjunktivitis, ohne erkennbare Ursache. Am späten Abend des 13. Tages „brennende, leicht gerötete Augen“, am Morgen des 14. Tages noch „leichtes Brennen“ und „etwas verklebte“ Lider, aber keine Rötung mehr. – Bad Brückenau, Pr. 23, D 3.	2	2	2	×	×		
81. Am 10. Tag gegen 22 Uhr Brennen der Konjunktiven und Tränen. – Baden, Pr. 171, D 30.	1	1	1		×		
82. Am 13. Tag abends Brennen der Augen, Reiben verschlimmert. – Bad Brückenau, Pr. 56, D 3.	1	1	1				
83. Am 13. Tag um 16.30 Uhr Brennen der Augen beim Lesen. – Bad Brückenau, Pr. 47, D 3.	1	1	1				

Sensationen an den Augen

	A	L	G	M	O	I	B
84. Am 18. und 19. Tag den ganzen Tag über ein „Gefühl von Zittern und Flattern des linken Oberlides“, „die Umgebung scheint es nicht zu bemerken“. – Bad Brückenau, Pr. 20, D 3.	2	2	2	×			
85. Am 8. Tag abends ein Gefühl von Schwellung um beide Augen. – Bad Brückenau, Pr. 32, D 3.	1	1	1				

Schwellung der Lider

	A	L	G	M	O	I	B
86. Am 12. Tag abends Jucken im rechten Auge und deutliches „noch nie“ beobachtetes Oberlidödem rechts. – Baden, Pr. 162, D 30.	1	1	1		×		

	A	L	G	M	O	I	B
Geräuschempfindlichkeit							
87. In der 1. Woche unter Plazebo verstärkte Farb- und Geruchsempfindung. Am 10. Tag sehr geräuschempfindlich (und berührungsempfindlich, Sy. 278). – Bad Brückenau, Pr. 56, D 3.	1	1	1				
Verlegte Ohren							
88. Katarrh der oberen Luftwege vom 10. bis 19. Tag, vor allem Rhinitis (Sy. 97). Vom 11. bis 16. Tag Tubenkatarrh mit Druck und „Taubheitsgefühl“ in beiden Ohren. – Baden, Pr. 84, D 30.	6	6	6	×			
89. Am 12. Tag morgens Ohren „wie verstopft“, mit Verminderung der Hörfähigkeit (nach Geräuschempfindlichkeit am 10. Tag, Sy. 87). – Bad Brückenau, Pr. 56, D 3.	1	1	1				×
Ohrenschmerz							
90. Vom 8. bis 11. Tag Infekt mit Ohrenschmerz, (verlegter Nase und Druck in den Nasennebenhöhlen, Sy. 95, und Halsschmerz, Sy. 109). – Bad Brückenau, Pr. 50, D 3.	4	4	4	×			
91. Am 13. Tag um 9 Uhr „ziehender, nagender“ Schmerz im linken Mittelohr, vielleicht im Zusammenhang mit einer Fahrt am Vortag. – Baden, Pr. 32, D 3.	1	1	1				
Geruchsempfindlichkeit							
92. Vom 15. bis 18. Tag „verstärkte Geruchsempfindung“. – Baden, Pr. 45, D 30.	4	4	4	×			

	A	L	G	M	O	I	B
Trockenheit der Nase							
93. Am 19. und 20. Tag den ganzen Tag über, und vor allem nachts, Trockenheit der Nase (und des Mundes, Sy. 155). – Baden, Pr. 45, D 30.	2	2	2	×			
Verlegte Nase							
94. Vom 17. bis 19. Tag „verstopfte" Nase, am 19. Tag auch Niesreiz. – Baden, Pr. 47, D 3.	3	3	3	×	×		
95. Am 10. Tag verlegte Nase mit Druck in den Nasennebenhöhlen (und Ohrenschmerz, Sy. 90). – Bad Brückenau, Pr. 50, D 3.	1	1	1				
96. Chronische Rhinitis mit „dickschleimigem" Sekret. Am 13. Tag war die Nase „den ganzen Tag leicht verstopft"; es wurde „zähes Sekret" abgesondert; die Geruchsempfindung war „eingeschränkt". – Bad Brückenau, Pr. 23, D 3.	1	1	1				
Rhinitis							
97. Bereits vor und zu Beginn der Prüfung Rhinitis durch 2 Wochen. Vom 10. bis 19. Tag erhebliche Verschlimmerung der bestehenden Rhinitis. Am 13. und 14. Tag reichliches, wäßriges Nasensekret (und häufiges Niesen, Sy. 101) „wie bei Pollinose, hatte aber diesbezüglich bisher nie Beschwerden". Am 14. Tag „scharfes" Sekret. Am 15. Tag Übergang zu „Stockschnupfen". (Gleichzeitig zeitweise auch Tubenkatarrh, Sy. 88, Pharyngitis, Sy. 108, mit durchschmerzhaften Lymphknoten, Sy.	10	10	10	×	×	×	

	A	L	G	M	O	I	B
115, Hinterkopfschmerzen, Sy. 56, und Neigung zu schwitzen.) – Baden, Pr. 84, D 30.							
98. Neigung zu allergischer Rhinitis. Vom 8. bis 13. Tag dünnflüssiges oder eitriges Nasensekret (und spastischer Husten, Sy. 120). – Bad Brückenau, Pr. 14, D 3.	6	6	6	×	×		
99. Seit Jahren immer wieder verlegte Nase, auch vom 2. bis 6. Tag unter Plazebo. Vom 8. bis 10., am 17. und am 18. Tag deutliche Verschlimmerung der gewohnten Rhinitis. Am 8. Tag rann Sekret auch in den Rachen, dabei „belegter Hals“ mit Zwang, sich dauernd zu räuspern. (An den genannten Tagen auch Würgen und Husten mit gelb-weißem Sputum, Sy. 124.) – Baden, Pr. 116, D 3.	5	3	11	×	×	×	
100. Chronische Rhinitis und wiederholt verlegte Nase. Neuerlich verlegte Nase (und Kitzelhusten, Sy. 123) am 11. Tag. Am 12. Tag verstärkte Sekretion entlang der Rachenhinterwand, morgens nach dem Aufstehen. – Bad Brückenau, Pr. 18, D 30.	1	1	1		×		
Niesen							
101. Am 13. und 14. Tag häufiges Niesen (bei bestehendem Fließschnupfen, Sy. 97), am 13. Tag um 3.45 Uhr infolge eines „heftigen Niesanfalls“ erwacht, am 14. Tag häufiges Niesen ab 17 Uhr. – Baden, Pr. 84, D 30.	2	2	2	×	×	×	
Nasenbluten							
102. Am 16. Tag um 17.30 Uhr plötzliches Nasenbluten links, das der Proband „noch nie	1	1	1		×		

	A	L	G	M	O	I	B
spontan gehabt“ hat. – Bad Brückenau, Pr. 14, D 3.							
Hauterscheinungen an der Nase							
103. Vom 10. bis 13. Tag Herpes an der linken Seite der Nase. – Baden, Pr. 47, D 3.	4	4	4	×	×		
104. Meist trockene Nase. Am 13. und 14. Tag Follikulitis in der linken Nase. – Bad Brückenau, Pr. 66, D 30.	2	2	2	×	×		
Tonsillitis							
105. Seit Jahren keine Angina. Am 16., 17. und 21. Tag Stechen in der rechten Tonsille (anfangs mit Husten, Sy. 125). Am 21. Tag zunehmende Rötung und Schwellung der rechten, später auch der linken Tonsille (Proband ist Rechtshänder). Nach Beendigung der Prüfstoffeinnahme (am 21. Tag) in der Folgezeit Verschlimmerung der Tonsillitis. Es zeigt sich ein „Stippchen“ auf der rechten Tonsille, die Schmerzen strahlen bis ins Ohr. Nach Abklingen traten die Halsschmerzen noch mehrmals in immer größer werdenden Abständen auf. Die Ausbreitung von rechts nach links war jedesmal angedeutet. Bei nochmaliger Einnahme des Prüfstoffs nach 3 Monaten, Reproduktion der Tonsillitis rechts vom 3. Tag an, am 4. Tag mit starker Rötung und Auftreten eines „Stippchens“ an derselben Stelle wie vor 3 Monaten. Der Schluckschmerz wurde am 5. Tag „wie von einem kleinen Splitter“ empfunden. – Baden, Pr. 135, D 30.	3	2	6	×	×	×	×

Nr.		A	L	G	M	O	I	B
106.	Am 15. Tag Ziehen im Bereich der Tonsillen, „wie bei beginnender Angina“, um 10 Uhr beginnend. – Bad Brückenau, Pr. 20, D 3.	1	1	1				

Pharyngitis

Nr.		A	L	G	M	O	I	B
107.	Tonsillen entfernt. Vom 10. bis 15. und am 20. Tag Halsschmerzen, teils wundes, ziehendes, teils rauhes, am 11. Tag auch trockenes Gefühl, mit Besserung durch Trinken. Die Halsschmerzen begannen stets nachmittags, meist um 15 Uhr, nur am 20. Tag erst um 23 Uhr. Am Morgen war alles „wieder ganz in Ordnung“. Die Schmerzen waren immer rechts, am 11. Tag in geringerem Maße auch links, am 13. Tag dehnten sich die Schmerzen erst nach 1 Stunde auch nach links aus. Die Halsschmerzen erstreckten sich fast immer bis ins Ohr. Am 12. Tag das Gefühl, „der Hals sei rechts geschwollen“. Am 20. Tag beim Schluckschmerz das Gefühl, „als wäre etwas zu groß“. Gleichzeitig war ein Jucken an der rechten „Rachenhinterwand“ zu spüren. (Am 11. Tag auch eine Schwellung der Halslymphknoten, Sy. 116.) – Baden, Pr. 117, D 30.	7	6	11	×			×
108.	Vom 10. bis 14. Tag Pharyngitis, am 11. Tag mit „Kloßgefühl“ im Hals, am 12. Tag mit Schmerzen bis in die Ohren. (Am 10. und 12. Tag druckschmerzhafte Lymphknoten, Sy. 115. Gleichzeitig vom 10. bis 19. Tag Rhinitis, Sy. 97, und vom 12. bis 14. Tag Bronchitis, Sy. 121.) – Baden, Pr. 84, D 30.	5	5	5	×			

	A	L	G	M	O	I	B
109. Vom 8. bis 11. Tag Infekt mit Halsschmerzen, (Ohrenschmerzen, Sy. 90, verlegter Nase und Druck in den Nasennebenhöhlen, Sy. 95). – Bad Brückenau, Pr. 50, D 3.	4	4	4	×			
110. Tonsillektomie im 8. Lebensjahr. Vom 13. bis 15. Tag „wundes Gefühl und Kratzen“ im Hals, morgens nach dem Aufstehen, rechts mehr als links, das im Laufe des Vormittags verging. – Baden Pr. 155, D 3.	3	3	3	×			
111. Am 11. und 21. Tag Halsschmerzen; am 11. Tag nachmittags „Kratzen“ im Hals (und am folgenden Tag Husten, Sy. 122), am 21. Tag „schnürender Halsschmerz“ rechts, mit starken Schluckbeschwerden. – Baden, Pr. 32, D 3.	2	1	11	×			
112. Am 16. und 17. Tag leichte Schluckbeschwerden, am 17. Tag mit Wundheitsgefühl. – Bad Brückenau, Pr. 53, D 3.	2	2	2	×			
113. Am 15. Tag stechende Schmerzen im Hals, besser durch Trinken kalter Flüssigkeit. – Baden, Pr. 171, D 30.	1	1	1				
114. Am 18. Tag abends Kratzen im Hals. – Bad Brückenau, Pr. 66, D 30.	1	1	1				

Lymphadenitis am Hals

	A	L	G	M	O	I	B
115. Am 10. und 12. Tag druckschmerzhafte Lymphknoten (während einer Paryngitis, Sy. 108), am 10. Tag links, am 12. Tag beiderseits vor den Mm. sternocleidomastoidei. – Baden, Pr. 84, D 30.	2	1	3	×	×		×

	A	L	G	M	O	I	B
116. Am 11. Tag Schwellung der Halslymphknoten (bei Schluckschmerzen, Sy. 107). – Baden, Pr. 117, D 30.	1	1	1		×		

Globusgefühl im Hals

Vgl. auch Sy. 107, 108, 111 und 137.

	A	L	G	M	O	I	B
117. Am 8. Tag um 10 Uhr „Globusgefühl im Hals. (Vom nächsten Tag an Pharyngitis, wie schon vor und zu Beginn der Prüfung.) – Baden, Pr. 78, D 30.	1	1	1				
118. Am 13. Tag morgens „Druck auf dem Kehlkopf wie ein Krampf". – Bad Brückenau, Pr. 56, D 3.	1	1	1				

Erschwerte Atmung

	A	L	G	M	O	I	B
119. Am 14. Tag „große Erschöpfung" durch das Atmen, und das „Gefühl, als enthalte die Atemluft Alkohol". – Baden, Pr. 171, D 30.	1	1	1				

Trockener Husten

	A	L	G	M	O	I	B
120. Neigung zu allergischer Rhinitis. Vom 8. bis 13. Tag anfallsweiser „spastischer Husten", besonders nachts (bei gleichzeitiger Rhinitis, Sy. 98). – Bad Brückenau, Pr. 14, D 3.	6	6	6	×	×	×	
121. Am 12. und 14. Tag anfallsweiser trockener Husten (bei bestehender Rhinitis, Sy. 97, und Pharyngitis, Sy. 108). – Baden, Pr. 84, D 30.	2	1	3	×	×		
122. Am 12. Tag um 8 Uhr anfallsweiser Husten ohne Auswurf (nach „Kratzen" im Hals am Nachmittag des Vortages, Sy. 111). – Baden, Pr. 32, D 3.	1	1	1		×		

	A	L	G	M	O	I	B
123. Am 11. Tag um 15 Uhr „Kitzelhusten“ und verlegte Nase bei chronischer Sinusitis. – Bad Brückenau, Pr. 18, D 30.	1	1	1		×		
Husten mit Auswurf							
124. Vom 8. bis 10. und am 17. und 18. Tag Husten mit weiß-gelbem Sputum (während der gleichzeitigen Verschlimmerung einer gewohnten Rhinitis, Sy. 99). – Baden Pr. 116, D 3.	5	3	11	×	×		
125. Am 16. Tag Hustenreiz, „von der rechten Tonsille (Sy. 105) ausgehend (mit salzig schmeckendem Auswurf, Sy. 127). – Baden Pr. 135, D 30.	1	1	1		×		
126. Am 10. Tag nach Chorsingen Hustenreiz mit schleimiger Absonderung aus dem Rachen. – Bad Brückenau, Pr. 15, D 30.	1	1	1		×		
Sputum							
127. Am 16. Tag salzig schmeckendes Sputum (bei Husten, Sy. 125, und Tonsillitis, Sy. 105). – Baden, Pr. 135, D 30.	1	1	1				
Herzklopfen Vgl. auch Sy. 133.							
128. Am 8. und 9. Tag Herzklopfen im Liegen bei normaler Frequenz, am 8. Tag abends vor dem Einschlafen, am 9. Tag im Liegen um 13 Uhr. Das Klopfen war heftig, bis in den Hals zu spüren und in den Ohren zu hören, „als ob ich zu viel Kaffee getrunken hätte, ich trinke keinen“. (Am 9. Tag abends Stechen in der Herzgegend und Beklem-	2	2	2	×		×	

	A	L	G	M	O	I	B
mungsgefühl, Sy. 135.) – Baden, Pr. 117, D 30.							
129. Am 11. Tag Herzklopfen nach dem Essen, wenn im Liegen Seitenlage eingenommen wurde, (um das Völlegefühl und den Magendruck zu erleichtern, Sy. 181). – Baden, Pr. 162, D 30.	1	1	1				

Tachykardie

	A	L	G	M	O	I	B
130. Gelegentlich Extrasystolie. Am 9., 10. und 14. Tag schlug das Herz schneller als sonst. – Bad Brückenau, Pr. 66, D 30.	3	2	6	×	×		
131. Am 8. Tag nachts um 3 Uhr mit beschleunigtem Puls erwacht. – Baden, Pr. 32, D 3.	1	1	1		×		
132. Am 11. Tag um 11 Uhr das Gefühl, als ob das Herz „schneller, aber oberflächlicher" schlagen würde. – Baden, Pr. 2, D 3.	1	1	1				

Stenokardie

	A	L	G	M	O	I	B
133. Am 11. und 12. Tag „beklemmendes Gefühl" in der Herzgegend, am 11. Tag abends im Liegen, mit „auffällig schwerer, langsamer, lauter Herztätigkeit", am 12. Tag nur mehr leichte Beschwerden. – Bad Brückenau, Pr. 51, D 30.	2	2	2	×			
134. Bis zur Beendigung des Rauchens vor 15 Jahren paroxysmale Tachykardie. Am 16. und 17. Tag Herzschmerzen, am 16. Tag gegen 22 Uhr Stiche, am 17. Tag von 14 bis 15 Uhr ziehende Schmerzen, die in den linken Arm ausstrahlten. – Baden, Pr. 63, D 30.	2	2	2	×			

	A	L	G	M	O	I	B
135. Am 9. Tag um 20 Uhr Stechen in der Herzgegend und leichtes Beengungsgefühl (im Anschluß an heftiges Herzklopfen um 13 Uhr, Sy. 128). – Baden, Pr. 117, D 30.	1	1	1				
136. Am 20. Tag morgens Stechen im Bereich der Herzspitze, vor allem beim Bücken. – Bad Brückenau, Pr. 3, D 30.	1	1	1				
137. Am 14. Tag vormittags „leichtes Enge- und Druckgefühl im Rachen, an der Zungenwurzel und hinter dem Sternum“. – Bad Brückenau, Pr. 23, D 3.	1	1	1				

Kollapsneigung

	A	L	G	M	O	I	B
138. Blutdruck gewöhnlich um RR 110/70. Am 8. Tag gegen 13 Uhr Kollapsneigung, ohne erkennbare Ursache, mit „schweißiger“ Haut, Tachykardie und Schüttelfrost, ohne Besserung durch Essen. – Baden, Pr. 57, D 30.	1	1	1				

Heißhunger

	A	L	G	M	O	I	B
139. Am 19. und 20. Tag großer Appetit. „Esse übermäßig, für 4 Personen, ohne satt zu werden.“ – Baden, Pr. 171, D 30.	2	2	2	×	×	×	
140. Am 15. Tag abends fast „gierig nach irgendwelchem Essen“. – Baden, Pr. 63, D 30.	1	1	1			×	

Appetitlosigkeit

	A	L	G	M	O	I	B
141. Am 16. und 17. Tag Inappetenz. – Bad Brückenau, Pr. 56, D 3.	2	2	2	×			

Durst

	A	L	G	M	O	I	B
142. Am 12., 17. und 18. Tag erhöhter Durst. – Bad Brückenau, Pr. 18, D 30.	3	2	7	×			
143. Am 15. und 16. Tag großer Durst auf Kaltes. – Bad Brückenau, Pr. 47, D 3.	2	2	2	×			
144. Am 19. und 20. Tag Verlangen nach kalten Getränken (bei trockener Mund- und Nasenschleimhaut, Sy. 155 und 93). – Baden, Pr. 45, D 30.	2	2	2	×			
145. Im allgemeinen durstlos. Am 12. und 13. Tag Durst, trinkt viel, (am 12. Tag auch trockener Mund, Sy. 156). – Bad Brückenau, Pr. 3, D 30.	2	2	2	×	×		

Verlangen

	A	L	G	M	O	I	B
146. Am 9., 10., 12., 16., 19. und 20. Tag Verlangen nach Alkohol, am 12. und 16. Tag nach Bier. (Am 9. und 20. Tag Schwindel nach Alkoholgenuß am Vorabend, Sy. 65.) – Bad Brückenau, Pr. 56, D 3.	6	2	12	×			
147. Am 21. Tag Verlangen nach Bier. – Baden, Pr. 171, D 30.	1	1	1				
148. Am 9. und 10. Tag ab Mittag stärkeres Verlangen als sonst zu rauchen. Am 9. Tag schon vor dem Essen, am 10. Tag wurde „die ungewöhnliche Menge“ von 5 Zigaretten geraucht. – Baden, Pr. 32, D 3.	2	2	2	×			
149. Im allgemeinen Verlangen nach Süßem. Am 18. Tag Verlangen nach Salzigem und Saurem. – Bad Brückenau, Pr. 56, D 3.	1	1	1				
150. Am 18. Tag Verlangen, ständig „etwas zu knabbern“. – Bad Brückenau, Pr. 56, D 3.	1	1	1				

	A	L	G	M	O	I	B
Abneigungen							
151. Im allgemeinen Verlangen nach Süßem. Am 12. Tag „keine Lust“ auf Süßes. – Bad Brückenau, Pr. 56, D 3.	1	1	1				
152. Am 14. Tag Abneigung gegen Fleisch. – Baden, Pr. 47, D 3.	1	1	1				
153. Am 16. Tag starke Abneigung gegen Gänseleber und rohes Fleisch, wohl im Zusammenhang mit dem Sezierkurs. – Baden, Pr. 32, D 3.	1	1	1				
Lippen							
154. Am 11., 20. und 21. Tag trockene Lippen, am 11. Tag eine „offene Stelle“ in der Mitte der Unterlippe, am 20. Tag einige „brennende Stellen“ an den Lippen (und im Mund, Sy. 162). – Baden, Pr. 117, D 30.	3	2	11	×	×		
Trockener Mund							
155. Am 19. und 20. Tag den ganzen Tag über, und vor allem nachts, Trockenheit des Mundes (und der Nase, Sy. 93). – Baden, Pr. 45, D 30.	2	2	2	×			
156. Am 12. Tag morgens trockener Mund (und viel Durst, Sy. 145). – Bad Brückenau, Pr. 3, D 30.	1	1	1				
Mundgeschmack							
157. Am 9. und 10. Tag bitterer Mundgeschmack. – Baden, Pr. 116, D 3.	2	2	2	×			

	A	L	G	M	O	I	B
158. Am 13. Tag abends bitterer Mundgeschmack im Rachen und im rückwärtigen Abschnitt der Zunge. – Baden, Pr. 126, D 30.	1	1	1				
Zunge							
159. Am 13. und 17. Tag weiß belegte Zunge. – Bad Brückenau, Pr. 53, D 3.	2	1	5	×	×		
160. Am 17. und 18. Tag Bläschen an der Zungenspitze. – Bad Brückenau, Pr. 48, D 30.	2	2	2	×	×		
Mundschleimhaut							
161. Am 18. Tag empfindliche, brennende Stellen am Gaumen. – Bad Brückenau, Pr. 47, D 3.	1	1	1				
162. Am 12. und vom 17. bis 20. Tag Mundschleimhautentzündungen. Am 12. Tag „offene Stellen" am rechten Gaumen, am 17. und 18. Tag am Zahnfleisch, am 20. Tag „brennende Stellen". (Ähnliche Erscheinungen an den Lippen, Sy. 154.) – Baden, Pr. 117, D 30.	5	4	9	×	×		
163. Rezidivierender Herpes labialis der Oberlippe.							
Am 15. und 16. Tag „berührungsempfindliche Bläschen am Gaumen". – Bad Brückenau, Pr. 48, D 30.	2	2	2	×	×		
164. Vom 17. bis 21. Tag an der rechten Seite der Wange eine linsengroße, sehr schmerzhafte Aphthe. – Bad Brückenau, Pr. 20, D 3.	5	5	5	×	×		
165. Vom 12. bis 15. Tag rechts vorne an der Mundschleimhaut eine brennende Aphthe. – Bad Brückenau, Pr. 56, D 3.	4	4	4	×	×		

	A	L	G	M	O	I	B
166. Vom 8. bis 15. Tag in der Mitte des harten Gaumens eine „münzgroße“ schmerzhafte Schwellung. Nach langsamer Zunahme war die Stelle am 11. Tag „dick geschwollen, vorgewölbt und schmerzhaft“, am 15. Tag mit der Zunge noch abgrenzbar, aber kaum noch schmerzhaft. – Baden, Pr. 132, D 30.	8	8	8	×	×		
167. Am 20. Tag links am harten Gaumen eine Schwellung. – Baden, Pr. 162, D 30.	1	1	1		×		

Zahnfleisch

Vgl. auch Sy. 162.

	A	L	G	M	O	I	B
168. Parodontose und gelegentlich Zahnfleischbluten. Vom 17. bis 21. Tag „auffällig viel stärkeres Zahnfleischbluten“. – Bad Brückenau, Pr. 71, D 3.	5	5	5	×	×		

Zähne

	A	L	G	M	O	I	B
169. Am 16. Tag um 8 Uhr Zahnschmerz am rechten unteren Sechser. – Baden, Pr. 2, D 3.	1	1	1				
170. Am 16. Tag von 9 bis 18 Uhr „Mißempfinden in den Zähnen, als wenn es juckt“. – Bad Brückenau, Pr. 48, D 30.	1	1	1				

Singultus

	A	L	G	M	O	I	B
171. Am 12., 14. und 17. Tag Erwachen mit Magenschmerzen und schmerzhaftem Singultus. – Bad Brückenau, Pr. 56, D 3.	3	1	6	×			

Sodbrennen

	A	L	G	M	O	I	B
172. Am 13. Tag abends leichtes Sodbrennen. – Baden, Pr. 8, D 3.	1	1	1				

	A	L	G	M	O	I	B
Übelkeit							
173. Am 10. und 11. Tag Übelkeit gegen Mittag, vor dem Essen, am 11. Tag „rasende“ Übelkeit vor dem Essen und Besserung durch Essen. – Baden, Pr. 171, D 30.	2	2	2	×		×	
174. Am 12. Tag Übelkeit nach dem Mittagessen, mit mehrmaligem Aufstoßen von Bratensoße, 3 Stunden anhaltend. – Bad Brückenau, Pr. 21, D 30.	1	1	1		×	×	
175. Am 21. Tag morgens und während des ganzen Tages Übelkeit und Brechreiz (nach Schwindel während der Nacht, Sy. 66). – Baden, Pr. 47, D 3.	1	1	1			×	
176. Am 14. Tag um $\frac{1}{2}$9 Uhr Übelkeit nach dem Sezierkurs, mit Besserung gegen Mittag. – Baden, Pr. 32, D 3.	1	1	1				
177. Am 17. und 18. Tag morgens „ziemlich übel“, Besserung gegen Mittag. – Baden, Pr. 117, D 30.	2	2	2	×			
178. Am 8. und 21. Tag, und auch noch am folgenden Tag ohne Prüfstoff, leichte Übelkeit. – Bad Brückenau, Pr. 32, D 3.	3	2	15	×			
Erbrechen							
179. Am 10. Tag abends wie gewohnt „gespannter Leib und übelriechende Blähungen“, diesmal aber auch „Übelkeit, leicht schmerzhaftes Druckgefühl im Oberbauch, besser nach Abgang von Blähungen“ und „scharf riechendem“ weichem Stuhl. In der darauffolgenden Nacht um 2 Uhr Erbre-	2	2	2	×	×	×	

	A	L	G	M	O	I	B
chen von „nicht sehr saurem Mageninhalt“ und Schmerzen in der Magengrube, besser durch großflächigen Druck und Überstrekken“. Anschließend wurde während des 11. Tages „alle aufgenommene Nahrung erbrochen, wodurch Erleichterung eintrat“. Die Prüfung wurde für 3 Tage unterbrochen. – Bad Brückenau, Pr. 66, D 30.							
180. Am 18. Tag um 4 Uhr früh Übelkeit (mit heftigen Kopfschmerzen, Sy. 59), um 5 Uhr Erbrechen (mit Durchfall, Sy. 214). – Bad Brückenau, Pr. 50, D 3.	1	1	1		×		
Magendruck							
181. Am 9., 11., 13. und 14. Tag. Vor allem am 13. und 14. Tag nach den Mittag- und Abendmahlzeiten „furchtbares“ Völlegefühl und Magendruck, „als hätte ich den ganzen Magen voll Steinen“. – Baden, Pr. 162, D 30.	4	2	6	×		×	
182. Am 16. und 17. Tag. Am Morgen des 16. Tages „Magendrücken“, wie von Steinen“, nach einem Essen in einem Chinarestaurant am Vorabend, am 17. Tag schon nach dem Essen kleiner Mengen wieder Druck und Völlegefühl. – Baden, Pr. 126, D 30.	2	2	2	×			
183. Am 18. und 19. Tag Druckgefühl in der Magengegend, am 18. Tag von 10 bis 10.30 Uhr, am 19. Tag am Morgen. – Baden, Pr. 8, D 3.	2	2	2	×			
184. Am 12. Tag ab 17 Uhr Druckgefühl in der Magengegend, besser nach dem Essen. – Baden, Pr. 117, D 30.	1	1	1				

	A	L	G	M	O	I	B
Magenschmerz Vgl. auch Sy. 171 und 179							
185. Am 12. und 16. Tag Magenschmerzen nach kalten Getränken. Am 12. Tag mittags, nach einem hastigen Schluck von eiskaltem Coca-Cola, ein heftiger Schmerz, als ob „ein Loch von der Haut in Richtung Magen gebohrt“ würde. Am 16. Tag nochmals ein stechender Magenschmerz nach einem kalten Getränk. – Baden, Pr. 2, D 3.	2	1	5	×		×	
186. Am 17. Tag um 19 Uhr „flüchtige, wie den Magen aufblähende“ Schmerzen. – Bad Brückenau, Pr. 71, D 3.	1	1	1				
187. Zeitweise krampfartige Oberbauchschmerzen.							
Am 9. Tag um 17 Uhr 1/2 Stunde lang drükkende Magenschmerzen. – Bad Brückenau, Pr. 21, D 30.	1	1	1				
Leber und Gallenblase Vgl. auch Sy. 216							
188. Am 17. Tag ab 14 Uhr ein Druck im Oberbauch, „als ob ein Stein unter der Gallenblase läge“, 2 bis 3 Stunden anhaltend. – Baden, Pr. 84, D 30.	1	1	1				
189. Bereits am 2. Tag unter Plazebo bitterer Mundgeschmack, weiters am 7. Tag unter Plazebo eine vom Probanden als interkurrente Störung aufgefaßte und nicht näher beschriebene „Gastroenteritis“.							
Am 18. und 19. Tag Schmerzen im Oberbauch, am 18. Tag drückend, am 19. Tag krampfartig, am 19. Tag um 9.30 in den	2	2	2	×			

	A	L	G	M	O	I	B
rechten Oberbauch ausstrahlend, und nochmals um 17.30 mit Besserung durch Aufstoßen. – Baden, Pr. 78, D 30.							
Unterbauch							
190. Am 9., 11. und 17. Tag ziehende Schmerzen im rechten Unterbauch, jedesmal am späten Nachmittag. – Bad Brückenau, Pr. 60, D 30.	3	1	9	×			
Schmerz in der Leistengegend Vgl. auch Sy. 240							
191. Beginnende Leistenhernien, aber schon „lange“ ohne Schmerzen. Am 12. und 13. Tag Schmerzen in den Leisten, am 12. Tag rechts, am 13. Tag beiderseits. – Bad Brückenau, Pr. 56, D 3.	2	2	2	×			×
Meteorismus							
192. Am 9. Tag um 20 Uhr nach einem Essen mit Liptauer und Gurken ein Völlegefühl, „das ich sonst nicht kenne“, und Besserung nach 1 Glas Rotwein. – Baden, Pr. 32, D 3.	1	1	1				
193. Am 8. Tag nach dem Essen ab 13 Uhr etwa 1 Stunde lang „starke Blähungen“. – Baden, Pr. 98, D 3.	1	1	1				
Flatulenz							
194. Am 3. Tag unter Plazebo Meteorismus und Erleichterung durch geruchlose Flatus. Am 8. Tag vormittags Abgang übelriechender Flatus mit Schwefelwasserstoffgeruch, die Erleichterung brachten. – Baden, Pr. 2, D 3.	1	1	1		×		

	A	L	G	M	O	I	B
195. Am 13. Tag Flatulenz (bei voluminösem übelriechendem Stuhl, Sy. 207). – Baden, Pr. 171, D 30.	1	1	1		×		

Obstipation

	A	L	G	M	O	I	B
196. Am 9. und 21. Tag kein Stuhl. – Baden, Pr. 8, D 3.	2	1	13	×	×		
197. Am 16. Tag kein Stuhl und auch kein Drang, sonst regelmäßig morgens Stuhlgang. – Bad Brückenau, Pr. 47, D 3.	1	1	1		×		
198. Am 15. Tag Stuhl etwas „spastisch". – Bad Brückenau, Pr. 14, D 3.	1	1	1		×		
199. Am 13. Tag morgens harter, „schafkotartiger" Stuhl, „ganz ungewohnt". – Bad Brückenau, Pr. 20, D 3.	1	1	1		×		
200. Gewöhnlich wird zwei- bis dreimal täglich weicher Stuhl entleert.							
Am 19. Tag häufiger Stuhldrang, aber nur „kleine Entleerungen". – Baden, Pr. 117, D 30.	1	1	1		×		

Obstipation nach reichlichen Entleerungen

	A	L	G	M	O	I	B
201. Im allgemeinen „normaler" Stuhlgang.							
Am 20. und 21. Tag Obstipation (nach dreimaliger Entleerung eines geformten Stuhls am 17. Tag. Sy. 206). – Bad Brückenau, Pr. 15, D 30.	2	2	2	×	×		×
202. Neigung zu Durchfällen, auch am 4., 5. und 7. Tag unter Plazebo Durchfälle.							
Am 17. und 19. Tag „sehr trockener" bzw. spärlicher Stuhl (nach reichlichem und voluminösem Stuhl am 12. und 13. Tag, Sy. 207). – Baden, Pr. 171, D 30.	2	1	3	×	×		

Häufige Stühle

	A	L	G	M	O	I	B
203. Neigung zu Obstipation, aber bereits unter Plazebo seit dem 3. Tag ungewohnt leichter Stuhlgang. Am 8., 18. und 19. Tag mehrmals täglich Stuhl, am 8. und 18. Tag dreimal, am 19. Tag zweimal. – Bad Brückenau, Pr. 3, D 30.	3	2	12	×	×		
204. Am 8. und 17. Tag im Laufe des Tages zweimal bzw. dreimal normale Stuhlentleerungen, statt wie gewohnt nur einmal. – Baden, Pr. 63, D 30.	2	1	10	×	×		
205. Am 18. Tag bis Mittag dreimal „ziemlich beschleunigter Stuhl“ (nach Magenbeschwerden durch ein unverträgliches Essen an einem der Vortage, Sy. 182). – Baden, Pr. 126, D 30.	1	1	1		×		
206. Am 17. Tag dreimal geformter Stuhl. – Bad Brückenau, Pr. 15, D 30.	1	1	1		×		

Voluminöser Stuhl

	A	L	G	M	O	I	B
207. Neigung zu Durchfällen, auch am 4., 5. und 7. Tag unter Plazebo Durchfälle. Am 12. Tag „reichlich gut entleerbarer Stuhl“, und am 13. Tag „voluminöse, übelriechende Stühle“ (mit Flatulenz, Sy. 195). – Baden, Pr. 171, D 30.	2	2	2	×	×		
208. Am 10. und 11. Tag „großer knolliger Stuhl“. – Bad Brückenau, Pr. 47, D 3.	2	2	2	×	×		

Imperativer Stuhldrang

	A	L	G	M	O	I	B
209. Gewöhnlich wurde zwei- bis dreimal täglich Stuhl entleert.							

	A	L	G	M	O	I	B
Am 14. und 21. Tag imperativer Stuhldrang. „Der Drang kommt immer sehr plötzlich, und ich muß dann schnell gehen.“ – Baden, Pr. 117, D 30.	2	1	8	×		×	
Tenesmen							
210. Neigung zu Obstipation, aber bereits unter Plazebo seit dem 3. Tag ungewohnt leichter Stuhlgang.							
Am 16. Tag nach dem Stuhlgang das Gefühl, „nicht fertig“ zu sein. – Bad Brückenau, Pr. 3, D 30.	1	1	1				
Durchfälle							
211. Keinerlei Symptome während der 1. und 2. Prüfungswoche.							
Vom 15. bis 17. Tag Durchfälle. Am 15. Tag nachts um 2 Uhr erwacht mit Übelkeit, Schweißausbruch, Durchfall und Hyperventilation. Anschließend Erschöpfung und Zerschlagenheitsgefühl. Der Durchfall war erst am 17. Tag beendet. Die Prüfung wurde abgebrochen. – Bad Brückenau, Pr. 29, D 3.	3	3	3	×	×	×	
212. Vom 9. bis 12. Tag Durchfälle oder breiige Stühle. Am 9. und 10. Tag dünnflüssiger Stuhl, „aasartig riechend, brennend und ätzend“, den After „wundmachend“. Am 11. und 12. Tag noch breiige Stühle. – Baden, Pr. 105, D 30.	4	4	4	×	×		
213. Am 7. Tag begann unter Plazebo eine Obstipation mit zeitweise hartem Stuhl, die auch am 10. Tag und zwischen den Tagen mit Durchfällen am 15. und 18. Tag bestand.							

	A	L	G	M	O	I	B
Am 11., 12., 14. und 19. Tag breiige Entleerungen, am 12. Tag dreimal, am 14. Tag eine „spritzende“ Entleerung. (Vom 18. bis 20. Tag trat eine rezidivierende Analfissur neuerlich auf.) – Bad Brückenau, Pr. 18, D 30.	4	2	9	×	×		
214. Neigung zu Obstipation. Am 6. Tag begannen unter Plazebo breiige Stühle, die auch noch am 8. Tag auftraten.							
Am 12. und 18. Tag Durchfälle. Am 12. Tag um 17.30, nach krampfartigen Unterbauchschmerzen, 2 durchfällige Entleerungen. Am 18. Tag (um 4 Uhr früh mit Kopfschmerz, Sy. 59, und Übelkeit erwacht), anschließend um 5 Uhr (Erbrechen, Sy. 180) und Durchfall. – Bad Brückenau, Pr. 50, D 3.	2	1	7	×	×	×	
215. Schon am 6. Tag unter Plazebo und am 14. Tag eher weicher Stuhl.							
Am 17. Tag um 8 Uhr „leichter Durchfall“. – Baden, Pr. 2, D 3.	1	1	1		×		

Acholischer Stuhl

	A	L	G	M	O	I	B
216. Am 10. Tag „normal weicher“ Stuhl von „hell-gelber“ Farbe (nach Ausbleiben des Stuhls am Vortag, Sy. 196). – Baden, Pr. 8, D 3.	1	1	1		×		

Anus

	A	L	G	M	O	I	B
217. Am 19. und 20. Tag Jucken am After, am 19. Tag abends, am 20. Tag den ganzen Tag über, schlimmer beim Gehen. – Baden, Pr. 117, D 30.	2	2	2	×			

	A	L	G	M	O	I	B
218. Vor Jahren geringgradige Beschwerden durch Hämorrhoiden. Vom 15. bis 18. Tag juckende Hämorrhoiden (mit Blutung am 15. Tag, Sy. 219). – Baden, Pr. 92, D 3.	4	4	4	×			
Hämorrhoidalblutung							
219. Vor Jahren geringgradige Beschwerden durch Hämorrhoiden, und „in seltenen Fällen" auch „ganz wenig Blut". Am 15. Tag morgens nach der Einnahme des Prüfstoffs „ziemlich starke" Hämorrhoidalblutung, etwa „ein Fingerhut voll". – Baden, Pr. 92, D 3.	1	1	1		×		
Miktionsschmerz							
220. Am 11. Tag um 18 Uhr Brennen beim Urinieren. – Baden, Pr. 2, D 3.	1	1	1				
Häufiger Harndrang							
221. Rezidivierender Harnwegsinfekt. Am 4. Tag unter Plazebo bereits mehrmals heftiger Harndrang, „auch wenn die Blase noch nicht voll war", dies aber unter Plazebo nur an jenem Tag. Am 13., 14., 16., 20. und 21. Tag häufiger, plötzlicher, starker Harndrang, mußte am 21. Tag um 6 Uhr früh und am 16. Tag schon um 4.30 Uhr früh zum Urinieren aufstehen; das „passiert mir sonst nie". – Baden, Pr. 117, D 30.	5	2	9	×	×		
222. Am 20. Tag häufigerer Harndrang als gewohnt, aber verhältnismäßig kleine Urinmengen. – Bad Brückenau, Pr. 56, D 3.	1	1	1		×		

Urin

	A	L	G	M	O	I	B
223. Am 20. Tag spärlicher, zitronengelber Urin. – Baden, Pr. 135, D 30.	1	1	1		×		

Verminderte Libido

	A	L	G	M	O	I	B
224. Vom 16. bis 19. Tag „überhaupt keine Lust zu Geschlechtsverkehr“. – Baden, Pr. 116, D 3.	4	4	4	×			

Gesteigerte Libido

	A	L	G	M	O	I	B
225. Am 18. und 19. Tag „stärkeres sexuelles Verlangen“ als sonst, aber „trotz stärkerer sexueller Betätigung als sonst, unerwartet frisch und munter“. – Baden, Pr. 32, D 3.	2	2	2	×			
226. Am 9. und 10. Tag „starkes sexuelles Verlangen und Vermögen“. – Baden, Pr. 117, D 30.	2	2	2	×			
227. Am 19. Tag gesteigerte Libido. – Bad Brückenau, Pr. 66, D 30.	1	1	1				
228. Am 9. und 12. Tag „mehr sexuelle Phantasien“, am 12. Tag nach Masturbation Wohlgefühl. – Bad Brückenau, Pr. 56, D 3.	2	1	4	×			

Erektionen

	A	L	G	M	O	I	B
229. Am 20. Tag häufige Erektionen. – Baden, Pr. 171, S 30.	1	1	1		×		

Mammae

	A	L	G	M	O	I	B
230. Vom 17. bis 20. Tag Spannungsgefühl in den Brüsten und Druckschmerz, wie sonst erst 2 Tage vor der Periode. Der 17. Prüfungstag war der 21. Zyklustag. (Gleichzeitig hinab-	4	4	4	×			

	A	L	G	M	O	I	B
drängende Uterusschmerzen, Sy. 237, und genitaler Ausfluß, Sy. 238.) – Baden, Pr. 117, D 30.							
231. Am 14. Tag das Gefühl „die Brust sei größer“, (nachdem schon im Anschluß an den verspürten Eisprung am 8. Prüfungstag die Brustwarzen berührungsempfindlich und druckempfindlich geworden waren, wie dies „nicht immer“ der Fall war. Beginn der Menses am 21. Prüfungstag.) – Bad Brückenau, Pr. 3, D 30.	1	1	1				
232. Am 10. Tag gegen 16 Uhr „Brustschmerzen“. – Baden, Pr. 165, D 30.	1	1	1				
233. Am 16. Tag dumpf bohrende Schmerzen in den Brustwarzen, erst rechts, dann links, bei einem männlichen Probanden. – Bad Brückenau, Pr. 56, D 3.	1	1	1				×
Starke Menses							
234. Gewöhnlich schwache Blutungen. Vom 8. bis 10. Tag ungewöhnlich starke Blutung zu normaler Zeit (mit Schwindel, Sy. 70). – Baden, Pr. 47, D 3.	3	3	3	×	×	×	
Verspätete Menses							
235. Am 21. Tag, am Ende der Prüfung, waren die Menses bereits 6 Tage überfällig. – Baden, Pr. 162, D 30.	1	1	1		×		

	A	L	G	M	O	I	B
Uterusschmerz							
236. Am 21. Tag begannen die Menses, wie gewohnt am 26. Zyklustag. Außer den üblichen Schmerzen in der Schambeingegend, auch krampfartige Schmerzen im Uterus, die ins Kreuzbein und in die Trochanteren ausstrahlten. – Bad Brückenau, Pr. 3, D 30.	1	1	1				
237. Vom 17. bis 19. Tag Schmerzen im Uterus, wie sonst nur während der Periode. Der 17. Prüfungstag war der 21. Zyklustag. Am 18. und 19. Tag auch nach unten drängende Schmerzen. (Gleichzeitig Spannung und Druckschmerz der Mammae, Sy. 230, und genitaler Ausfluß, Sy. 238.) – Baden, Pr. 117, D 30.	3	3	3	×			
Fluor genitalis							
238. Vom 19. bis 21. Tag anfangs weißer, später gelblicher und übelriechender Fluor, der in der Vulva Jucken und Brennen verursachte, (nachdem schon 2 Tage vorher, am 21. Zyklustag, ein Spannen der Brüste, Sy. 230, und Schmerzen im Unterleib, Sy. 237, eingesetzt hatten). – Baden, Pr. 117, D 30.	3	3	3	×	×		
Äußeres weibliches Genitale							
239. Vom 12. bis 14. Tag der nochmaligen Einnahme des Prüfstoffs, 3 Monate nach der Hauptprüfung, stechende Schmerzen in der rechten Schamlippe, am 13. Tag „unangenehm stark“, ohne äußerer Erscheinungen, ohne Rötung oder Schwellung. Diese Sensation wurde „vorher niemals bemerkt“. – Baden, Pr. 135, D 30.	3	3	3	×			

	A	L	G	M	O	I	B
Hodenschmerz							
240. Am 11., 12. und vom 17. bis 19. Tag „anhaltendes Ziehen“ im linken Hoden; am 12. Tag das „Gefühl, als hätte man einen Leistenbruch“; am 17. Tag, besonders nach langem Stehen, heftiges Ziehen im linken Hoden, mit Ausstrahlung in die Leiste, und am 18. Tag auch „eine Art Kribbeln im linken Hoden“, aber „keine Verschlimmerung beim Heben und Tragen“. – Bad Brückenau, Pr. 20, D 3.	5	3	9	×			
Nacken							
241. Vom 10. bis 14. Tag schmerzhafte Steifigkeit im linken Hals- und Nackenbereich. – Baden, Pr. 47, D 3.	5	5	5	×	×		
242. Am 16. Tag Zerschlagenheitsgefühl im Bereich des Nackens und der Schultern, in den Rücken und die Arme ausstrahlend (mit Kopfschmerz, Sy. 53, und Augenschmerz, Sy. 78). – Bad Brückenau, Pr. 47, D 3.	1	1	1			×	
Thorax							
243. Am 12., 19. und 20. Tag Interkostalneuralgie. Am 12. Tag um 16 Uhr sekundenlanger starker „ringförmiger Schmerz längs der unteren Thoraxapertur“. Am 19. und 20. Tag je drei- bis viermal minutenlanger leichter Druck im 3. Interkostalraum, rechts parasternal. – Baden, Pr. 45, D 30.	3	2	9	×			
244. Vom 15. bis 18. Tag eine druckschmerzhafte Stelle am rechten Rippenbogen. Beginn der Schmerzen am 15. Tag um 16 Uhr, Zu-	4	4	4	×			

	A	L	G	M	O	I	B
nahme des Durchmessers der schmerzhaften Stelle von 1 cm bis zu 8 cm. – Bad Brükkenau, Pr. 62, D 3.							
245. Am 17. Tag Stechen an der rechten Seite des Thorax, den ganzen Tag über. Von 20 bis 24 Uhr dann ein „ringförmiger“ Schmerz im unteren Thoraxbereich, vom Xiphoid ausgehend. – Baden, Pr. 2, D 3.	1	1	1				×
246. Am 16. Tag von 10 Uhr bis gegen Mittag stechende Schmerzen im Brustkorb, von der Wirbelsäule ausgehend und auf der linken Seite nach vorn ziehend, schlimmer bei Bewegung. – Baden, Pr. 117, D 30.	1	1	1				
Rücken							
247. Am 8. und 9. Tag „schmerzhafte Schulterverspannung“, am 8. Tag rechts, am 9. Tag links, am 8. Tag vom Erwachen an den ganzen Tag über, am 9. Tag nur nachmittags. (Vom 16. bis 20. Tag Schmerzen an der Lendenwirbelsäule, rechts paravertebral, Sy. 248.) – Bad Brückenau, Pr. 32, D 3.	2	2	2	×			×
248. Gelegentlich auftretendes Lumbalsyndrom.							
Vom 16. bis 20. Tag rechts paravertebral Schmerzen an der unteren Lendenwirbelsäule, in die rechte Flanke ziehend, am 16. Tag von einer Intensität, wie seit 15 Jahren nicht mehr, und zu Schonhaltung zwingend. Der bewegungsabhängige Schmerz klang nur allmählich bis zum 20. Tag ab. – Bad Brückenau, Pr. 32, D 3.	5	5	5	×		×	

	A	L	G	M	O	I	B
249. Skoliose. Am 21. Tag nach dem Aufstehen ziehende Schmerzen rechts paravertrebral, Massieren besserte. – Bad Brückenau, Pr. 18, D 30.	1	1	1				
250. Am 15. Tag „Beschwerden“ in der Wirbelsäule. – Baden, Pr. 126, D 30.	1	1	1				
Obere Extremitäten							
251. Am 13. Tag ab 12 Uhr Ziehen in der rechten Schulter, das erst um 20 Uhr nachließ. – Baden, Pr. 2, D 3.	1	1	1				
252. Am 9. und 11. Tag Schmerzen im linken Ellenbogen, am 9. Tag stechend um 16 und 21 Uhr, am 11. Tag ziehend von 20 bis 23 Uhr. – Bad Brückenau, Pr. 18, D 30.	2	1	3	×			
253. Am 8. Tag, nach der 2. und 3. Einnahme des Prüfstoffs, im linken Handgelenk eine Empfindung „wie überanstrengt, wie verstaucht“. – Baden, Pr. 92, D 3.	1	1	1				
254. Am 20. und 21. Tag Schmerzen im linken Arm. Am 20. Tag „Bewegungsschmerz“ in den Gelenken des 4. und 5. Fingers links, am 21. Tag ziehende Schmerzen im linken Oberarm. – Baden, Pr. 78, D 30.	2	2	2	×			
255. Seit 4 Jahren rezidivierende Schmerzen im linken Daumengrundgelenk. Am 16. Tag Schmerzen im linken Daumengrundgelenk, fast den ganzen Tag über und „ausgeprägter als sonst“. – Baden, Pr. 63, D 30.	1	1	1				

	A	L	G	M	O	I	B
Untere Extremitäten							
256. Am 12. und 13. Tag ziehende Schmerzen, vom Glutaeus zum dorsalen Oberschenkel rechts. – Bad Brückenau, Pr. 15, D 30.	2	2	2	×			
257. Am 10. und 11. Tag Schmerzen in den Knien, am 10. Tag rechts, am 11. Tag zuerst im rechten Knie, später im linken Knie, mit Besserung durch Ruhe. – Baden, Pr. 171, D 30.	2	2	2	×			×
258. Vom 11. bis 13. Tag Schmerzen in der Ferse und in der Achillessehne. Am 13. Tag, und in geringerem Maße auch schon an den vorangegangenen Tagen, ein ziehender Schmerz in der rechten Ferse und in der Achillessehne, die „wie zu kurz“ empfunden wurde. – Baden, Pr. 92, D 3.	3	3	3	×			
259. Vom 17. bis 19. Tag bei Belastung mehrmals täglich stundenlange Schmerzen im vorderen Anteil des linken Sprunggelenkes. – Baden, Pr. 45, D 30.	3	3	3	×			
260. Vom 17. bis 19. und am 21. Tag stechende Schmerzen in der linken Großzehe, wie von Nadelstichen, zwischen 15.30 und 16 Uhr, am 21. Tag zwischen 16.30 und 16.45 Uhr. Derartige Schmerzen traten „zum ersten Mal“ auf. – Baden, Pr. 57, D 30.	4	3	5	×			
Wadenkrämpfe							
261. Am 19. Tag um 21 Uhr plötzliche Wadenkrämpfe rechts. – Bad Brückenau, Pr. 56, D 3.	1	1	1				

	A	L	G	M	O	I	B
262. Am 11. Tag beim Erwachen ein Wadenkrampf links. Massage besserte. – Bad Brückenau, Pr. 23, D 3.	1	1	1				

Parästhesien an den Extremitäten

	A	L	G	M	O	I	B
263. Vom 8. bis 10. Tag ein Schwächegefühl im rechten Arm, mit dem Gefühl der Schwellung und „Pelzigkeit", und mit eingeschränkter Beweglichkeit der Finger. – Bad Brückenau, Pr. 21, D 30.	3	3	3	×		×	
264. Am 12., 16. und 18. Tag Taubheitsgefühl am linken Handrücken zu verschiedenen Tageszeiten. – Baden, Pr. 135, D 30.	3	1	7	×			
265. Am 9. Tag leichtes Kribbeln an den Fußsohlen im Sitzen (mit starkem Wärmegefühl in den Fußsohlen, Sy. 298). – Bad Brückenau, Pr. 56, D 3.	1	1	1				

Schweregefühl in den Extremitäten

	A	L	G	M	O	I	B
266. Am 9. und 12. Tag mit „schweren Gliedern" erwacht. – Bad Brückenau, Pr. 32, D 3.	2	1	4	×			

Quaddeln, Bläschen und Pusteln an der Haut
Vgl. auch Sy. 103 und 104.

	A	L	G	M	O	I	B
267. Vom 10. bis 20. Tag Quaddeln, Bläschen oder Pusteln an verschiedenen Körperstellen. Am 10. Tag eine stecknadelkopfgroße „Quaddel" an der rechten Unterlippe, und am 14. Tag 3 derartige Effloreszenzen nochmals an der rechten Unterlippe. Vom 10. bis 20. Tag Bläschen am linken Daumen, die	11	11	11	×	×	×	

Nr.	Text	A	L	G	M	O	I	B
	zunächst mit klarer Flüssigkeit gefüllt waren und am 12. Tag platzten; anschließend bildeten sich Krusten, die sich am 16. Tag bläulich verfärbten. Am 12. Tag eine jukkende Quaddel an der linken Wade. Am 15. Tag stark juckende Quaddeln am linken Unterarm und am Oberbauch. Am 19. Tag Pusteln am linken Unterlid. – Bad Brückenau, Pr. 18, D 30.							
268.	Vom 17. bis 21. Tag eine Rötung und Schwellung am rechten Mundwinkel. Am 18. Tag bildete sich an dieser Stelle eine stecknadelkopfgroße Pustel, die sich trotz Aufdrückens und Entleerung des Eiters bis zum 21. Tag täglich „wieder prall mit Eiter" füllte. Gleichzeitig bildete sich am 20. und 21. Tag „an der linken Halsseite oberhalb des Kehlkopfs eine linsengroße leicht gerötete druckschmerzhafte Stelle". – Bad Brückenau, Pr. 23, D 3.	5	5	5	×	×		
269.	Vom 12. bis 15. Tag traten zunächst gerötete, vom 14. Tag an weiße Effloreszenzen von 2 bis 4 mm Durchmesser an den radialen Seiten beider Zeigefinger auf. – Bad Brückenau, Pr. 62, D 3.	4	4	4	×	×		

Papeln an der Haut

Nr.	Text	A	L	G	M	O	I	B
270.	Vom 11. bis 20. Tag im Gesicht und an den Händen vereinzelte stecknadelkopf- bis linsengroße helle, nach dem Aufkratzen trokkene Effloreszenzen. Im Laufe der Tage bildeten sich die ersten Effloreszenzen zurück, während neue auftraten. – Baden, Pr. 119, D 3.	10	10	10	×	×		

	A	L	G	M	O	I	B
271. Am 9. und 10. Tag im Bereich des linken Kieferwinkels und beim Haaransatz am Nacken mehrere Knötchen von 1 mm Durchmesser. – Baden, Pr. 2, D 3.	2	2	2	×	×		
272. Am 15. und 21. Tag Juckreiz. Am 15. Tag um 13 Uhr Juckreiz, Rötung und Auftreten von Papeln über dem Sternum, am 21. Tag nur Juckreiz, aber am ganzen Körper. – Bad Brückenau, Pr. 21, D 30.	2	1	7	×	×		
273. Am 19. Tag prämenstruell einige „Pickel" im Gesicht. – Baden, Pr. 162, D 30.	1	1	1		×		
Flecken an der Haut Vgl. auch Sy. 268.							
274. Am 17. und 18. Tag Jucken und Rötung zwischen den Schulterblättern. – Baden, Pr. 135, D 30.	2	2	2	×	×		
275. Am 10. Tag am Schienbein eine brennende Rötung von 1 cm Durchmesser, nach Ansicht des Probanden vielleicht beim Transport von Möbeln traumatisch entstanden. – Baden, Pr. 2, D 3.	1	1	1		×		
Schuppung der Haut							
276. Am 11. Tag eine „feine Hautschuppung an der Streckseite des linken Unterarmes". – Bad Brückenau, Pr. 23, D 3.	1	1	1		×		
Parästhesien Vgl. auch Sy. 72, 263, 264 und 265.							
277. Am 12. und 17. Tag. Am 12. Tag beim Mittagsschlaf im Bett das Gefühl, als ob „ein kleines Tier, eine Ameise, Spinne oder	2	1	6	×			×

	A	L	G	M	O	I	B
Mücke über die Haut liefe“, am 17. Tag dasselbe Gefühl morgens beim Erwachen an der Glans penis. – Bad Brückenau, Pr. 56, D 3.							
Berührungsempfindlichkeit Vgl. auch Sy. 288.							
278. In der 1. Woche unter Plazebo verstärkte Farb- und Geruchsempfindungen. Am 10. Tag sehr berührungsempfindlich (und geräuschempfindlich, Sy. 87). – Bad Brückenau, Pr. 56, D 3.	1	1	1				
Körpergeruch							
279. Am 9. Tag „stärkerer Körpergeruch als sonst, besonders unter den Achseln“, ohne vermehrte Schweißabsonderung. – Bad Brückenau, Pr. 23, D 3.	1	1	1		×		
Haare							
280. Der Proband leidet an Haarausfall. Am 16. Tag wurden die Haare „seidig und hell“. – Baden, Pr 171, D 30.	1	1	1		×		
281. Am 17. Tag: „Die Haare erscheinen matt und trocken im Vergleich zu sonst.“ – Baden, Pr. 117, D 30.	1	1	1		×		
Fingernägel							
282. Am 15. Tag traten an den distalen Enden aller Fingernägel halbkreisförmig 1 bis 2 mm breite helle Zonen auf, die von der einen bis zur anderen Seite der Nägel reichten. – Baden, Pr. 2, D 3.	1	1	1		×		×

Kälte und Kältegefühl

	A	L	G	M	O	I	B
283. Gewöhnlich Bedürfnis nach Kühle. Am 8. und vom 12. bis 17. Tag Kältegefühl am Abend, zunächst ab 18 Uhr, am 15. und 16. Tag erst ab 21 Uhr. Am 8. und 15. Tag auch kalte Hände und Füße. Am 15. Tag „sehr gefroren". Am 17. Tag fiel auf, daß trotz warmen Wetters keine Neigung zu schwitzen bestand. – Baden, Pr. 117, D 30.	7	6	10	×	×		
284. Gewöhnlich Verlangen nach Kühle. Am 9. Tag um 19 Uhr Frösteln sowie kalte Hände und Füße. – Bad Brückenau, Pr. 47, D 3.	1	1	1		×		
285. Am 9. Tag kalte Hände. – Baden, Pr. 45, D 30.	1	1	1		×		
286. Am 11. und 20. Tag: „friere viel" – Bad Brückenau, Pr. 3, D 3o.	2	1	10	×			
287. Am 13. Tag kälteempfindlich bei Schnupfen und Kopfschmerz; nach Meinung des Probanden bestand vielleicht eine „geringfügige Virusinfektion". – Bad Brückenau, Pr. 48, D 30.	1	1	1				
288. Gewöhnlich Verlangen nach Kühle. Am 16. Tag war das Bespritzen mit ein paar Wassertropfen „sehr unangenehm, fast schmerzhaft". Nach einem warmen Bad konnte sich der Proband nicht entschließen, sich wie sonst kalt zu duschen. – Bad Brückenau, Pr. 47, D 3.	1	1	1				
289. Gewöhnlich Verlangen nach Kühle. Am 12. Tag Verlangen nach Wärme. – Bad Brückenau, Pr. 66, D 30.	1	1	1				

	A	L	G	M	O	I	B
290. Am 8. Tag nachmittags „Schüttelfrost“, ohne Besserung durch warme Kleidung und Niederlegen (bei gleichzeitiger Kollapsneigung, Sy. 138). – Baden, Pr. 57, D 30.	1	1	1				
291. Gewöhnlich Verlangen nach Kühle. Am 9. Tag „Frostigkeitsgefühl am ganzen Körper“, besser nach einer heißen Dusche (vielleicht im Zusammenhang mit dem am folgenden Tag beginnenden Infekt der oberen Luftwege, Sy. 97). – Baden, Pr. 84, D 30.	1	1	1				
292. Gewöhnlich Verlangen nach Wärme, aber feuchte Haut, und nach Auffassung der Probandin möglicherweise klimakterische Schweiße am 5., 16. und 20. Tag der Prüfung. Am 9. und 11. Tag Kältegefühl, am 9. Tag um 14 Uhr nach der Sauna, am 11. Tag vormittags. – Baden, Pr. 165, D 30.	2	1	3	×			

Hitzetoleranz

	A	L	G	M	O	I	B
293. Gewöhnlich Verlangen nach Kühle und vermehrte Hitzeempfindlichkeit am 1. und 3. Tag der Prüfung unter Plazebo. Am 18. Tag war Hitze „leicht zu tolerieren“; „sitze 8 bis 9 Stunden in der prallen Sonne“, was „sonst unmöglich“ war. – Baden, Pr. 171, D 30.	1	1	1			×	

Wärmegefühl

	A	L	G	M	O	I	B
294. Eher blasses Aussehen. Vom 8. bis 12. und am 15. und 16. Tag ein „Gefühl guter peripherer Durchblutung“, „wärmer als sonst“, auch „angedeutete Wärmewallungen“, die „nicht unangenehm“ waren. Baden, Pr. 63, D 30.	7	5	9	×			

	A	L	G	M	O	I	B
295. Gewöhnlich Verlangen nach Wärme. Am 15. Tag abends nach der Einnahme des Prüfstoffs eine „kurze Hitzewallung“, wie es die 46jährige Probandin „früher nie gehabt“ hatte. – Baden, Pr. 153, D 30.	1	1	1				
296. Am 11. Tag ein „Gefühl innerer Hitze“ – Baden, Pr. 78, D 30.	1	1	1				
297. Am 13. Tag um 15 Uhr, 10 Minuten lang ein heißes Gefühl im linken Oberschenkel. – Baden, Pr. 45, D 30.	1	1	1				
298. Am 9. und 15. Tag Wärmegefühle. Am 9. Tag ein starkes Wärmegefühl in den Fußsohlen im Sitzen (mit leichtem Kribbeln, Sy. 265); am 15. Tag ein Wärmegefühl, das vom Bauch über den ganzen Körper ausstrahlte. – Bad Brückenau, Pr. 56, D 3.	2	1	7	×			

Schweiße

	A	L	G	M	O	I	B
299. Gewöhnlich Verlangen nach Wärme. Am 15. Tag um 11 Uhr „starker Schweißausbruch am ganzen Körper“, 20 Minuten anhaltend, „ohne ersichtlichen Grund“. – Bad Brückenau, Pr. 20, D 3.	1	1	1		×	×	
300. Gewöhnlich Verlangen nach Kühle. Vom 17. bis 21. Tag „Wärmeintoleranz“, am 19. Tage auch Schweiße, auch im Bett. – Bad Brückenau, Pr. 3, D 30.	5	5	5	×	×		
301. Am 20. Tag „starkes Schwitzen bei Nacht“. – Baden, Pr. 155, D 3.	1	1	1		×		
302. Gewöhnlich Verlangen nach Wärme. Am 12. Tag Nachtschweiß. – Bad Brückenau, Pr. 56, D 3.	1	1	1		×		

	A	L	G	M	O	I	B
Infekt							
303. Interkurrenter Infekt vom 6. bis 10. Tag, am 6. Tag unter Plazebo leichtes Fieber, anschließend Halsentzündung, Stirndruck, Schwindel und Gliederschmerzen. Am 10. Tag endete der Infekt, der „länger angehalten hat als üblich“. – Baden, Pr. 8, D 3.	1	1	1		×		
Summen der Gewichtungen für den statistischen Verum-Plazebo-Vergleich	650	560	912	149	102	32	16
Laborwerte							
Leber							
304. Anstieg des Serumbilirubins von 1.0 mg% vor der Prüfung, auf 1.2 mg% nach der Prüfung. – Baden, Pr. 47, D 3.				×	×		
305. Anstieg von GPT und Gamma GT. GPT vor der Prüfung 11 mU, nach Prüfung 34 mU. Gamma GT vor der Prüfung 8 mU, nach der Prüfung 32 mU. – Baden, Pr. 116, D 3.				×	×		
Niere							
306. Häufig auftretendes Druckgefühl in der Nierengegend, meist links. Abfall des Harnstoffs im Serum von 40.1 mg% vor der Prüfung, auf 28.1 mg% nach der Prüfung. – Baden, Pr. 135, D 30.				×	×		
307. Abfall des Harnstoffs im Serum von 40 mg% vor der Prüfung, auf 23.9 mg% nach der Prüfung. – Baden, Pr. 63, D 30.				×	×		

	A	L	G	M	O	I	B
Besserungen Vgl. Zusammenfassung S. 242 Müdigkeit							
308. Müdigkeit, RR 145/95. Vom 9. bis 21. Tag auffallend frisch und leistungsfähig; zunächst nachmittags, so daß ab dem 10. Tag nach Tisch auf den Kaffee verzichtet werden konnte; ab dem 12. Tag wurde auch morgens der Kaffee auf die Hälfte vermindert. Am 19. Tag vermerkte der Proband, er fühle sich „wie nach einem Urlaub ausgeruht und leistungsfähig". – Baden, Pr. 119, D 3.	13	13	13	×			
309. Nach dem Mittagessen „immer starke" Müdigkeit. Am 14., 15 und vom 17. bis 19. Tag war kein Mittagsschlaf nötig; der Proband war „auch ohne Schläfchen recht frisch" und bezeichnete dies am 19. Tag als „sehr auffällig". – Baden, Pr. 98, D 3.	5	3	6	×			
Kopfschmerz							
310. Am 14. Tag eine Stunde lang Kopfschmerz. Am 15. Tag morgens Kopfschmerz, der sich nach der Einnahme des Prüfstoffs besserte. – Baden, Pr. 45, D 30.	1	1	1				
Stomatitis							
311. „Häufig Stomatitis aphthosa". Am 9. Tag traten neuerlich 2 Aphthen auf. Am 12. Tag klang die Stomatitis aphthosa „überraschend rasch" ab. Sie dauerte „sonst gut eine Woche. Am 13. Tag waren die Aphthen „vollkommen abgeheilt". – Baden, Pr. 98, D 3.					×		

	A	L	G	M	O	I	B
Nykturie							
312. Mußte jede Nacht aufstehen, um zu urinieren. Am 10. und 11. Tag nachts kein Harndrang. – Bad Brückenau, Pr. 51, D 30.	2	2	2	×	×		
Incontinentia urinae							
313. Incontinentia urinae seit einer Myomoperation vor 15 Jahren. Seit dem 9. Tag deutliche Besserung der Harninkontinenz (ohne Angabe über die Dauer der Besserung). – Bad Brückenau, Pr. 15, D 30.				×	×		
Insektophilie							
314. 6 Wochen nach Beendigung der Prüfung erschien es der Probandin „auffällig“: „Trotz Reiterurlaub mit viel Bremsen und Schnaken, bei extremer Hitze und entsprechendem Schwitzen, kein einziger Mückenstich. Sonst voller Stiche von jedem Frühsommer an“. – Baden, Pr 119, D 3.				×	×		
Temperaturregulation							
315. Die 56jährige Probandin neigte zu anfallsartigem, brennendem Hitzegefühl, mit Rötung des Gesichts, das am 10. Tag etwas stärker auftrat als gewöhnlich. Vom 13. bis 16. und am 20. und 21. Tag deutlich geringere brennende Hitze und Gesichtsröte. – Baden, Pr. 119, D 3.	6	4	9	×	×		
316. Am 8. Tag nachmittags „bessere Kältetoleranz“ als gewöhnlich. – Bad Brückenau, Pr. 3, D 30.	1	1	1				

6. Die Erkennung des Prüfstoffs

Neben der qualitativen und quantitativen Bearbeitung des Prüfungsergebnisses war auch der Versuch zu unternehmen, den Prüfstoff aus der Symptomatik der Prüfung „blind" zu erkennen. Wenn dies gelingt, ist auf diesem Wege ein weiterer Nachweis erbracht, daß die unter Verum beobachteten Symptome nicht durchwegs Plazeboeffekte darstellen.

Die zunächst vorgenommene Repertorisation geeigneter Symptome führte zu einem allzu vieldeutigen Ergebnis. Es wurde daher versucht, von den am Ende der Symptomenliste angegebenen Laborbefunden auszugehen. Das Ansteigen der GPT und der Gamma GT (Sy. 305, D 3) spricht für eine Wirkung des Prüfstoffs auf die Leber. Die Senkung der Harnstoffwerte wurde, obwohl die Ausgangswerte noch im Bereich der Norm lagen, doch als Ergebnis einer Tendenz zur Verbesserung des Stoffwechsels oder der Ausscheidungsfunktion der Niere gewertet, zumal das Symptom von 2 Probanden beobachtet wurde (Sy. 306, D 30; Sy. 307, D 30). Ob es sich bei der Senkung der Harnstoffwerte um eine Primärwirkung von Berberis handelt, oder ob, da das Symptom beide Male unter D 30 auftrat, nicht eher homöopathisch ausgelöste gegensinnige Wirkungen bei relativ hohen Ausgangswerten vorliegen, sei hier nicht weiter erörtert.

Eine Organotropie zur Leber *und* zur Niere läßt in erster Linie an Berberis denken. Dieser zwar sehr unsichere Hinweis gab doch die Anregung, die Symptomatik der Prüfung mit dem bisher bereits bekannten Arzneimittelbild von Berberis zu vergleichen. Dazu ist heute vor allem die reichhaltige Symptomensammlung geeignet, die *v. Keller* 1982 veröffentlichte.

Folgende Symptome wurden zu diesen Vergleichen herangezogen: Das Gefühl, beim Einschlafen in einem viel größeren Raum zu liegen (Sy. 16, D 30), das Gefühl beim Erwachen, mit dem Ehemann eine Auseinandersetzung gehabt zu haben (Sy. 16, D 30), das Gefühl bei Schwindel, als ob der Kopf zu groß wäre (Sy. 65, D 3), das Gefühl einer Schwellung an den Augen (Sy. 85, D 3), ein objektives Oberlidödem (Sy. 86, D 30), eine Sehstörung, wie von einem wandernden Schleier (Sy. 73, D 30), die zweimal beobachtete Besserung eines Halsschmerzes durch Trinken (Sy. 107, D 30; Sy. 113, D 30) und das Verkürzungsgefühl an einer Achillessehne (Sy. 258, D 3). Die Vergleiche sind im 10. Abschnitt im Rahmen der Beurteilung der gesamten Symptomatik im einzelnen ausgeführt.

Die gute Übereinstimmung dieser für ausreichend erachteten Anzahl seltener und genau beschriebener Symptome der vorliegenden Prüfung mit bereits bekannten Symptomen von Berberis veranlaßte den Verfasser, Berberis als Prüfstoff anzunehmen.

7. Die Protokolle der Plazebo-Probanden in Zusammenfassungen

Die Numerierung der Symptome erfolgt nur für die Symptome, die in der 2. oder 3. Woche begannen. Nur diese wurden in die Symptomenliste des 8. Abschnitts aufgenommen und für den Verum-Plazebo-Vergleich herangezogen.

Die Protokolle der Probanden aus dem Kurs in Bad Brückenau

Bad Brückenau, Pr. 4, Plazebo

Weiblich, 34 J., 165 cm, 55 kg. – 1950 Otitis media. 1955 Sinusitis purulenta und Tonsillektomie; seither absteigende Katarrhe der Luftwege. 1963 Stomatitis aphthosa. 1972 Pyelonephritis. – Eher blaß; ernster Charakter; pedantisch; Neigung zu Schwellungen der Lymphknoten am Hals; guter Appetit; Verlangen nach Saurem; chronisch rezidivierende Gastritis mit Regurgitation von Speisen nach dem Essen; Perniziosa infolge der Gastritis; kurze, schwache Menses; bei feuchter Witterung oder Überanstrengung Schmerzen in Handgelenken, Knien oder Hüften; trockene Haut; Verlangen nach Wärme.

Unter Plazebo in der 1. Woche: Am 1. Tag „nervös und zittrig". Am 1. Tag weiters von 17 bis 18 Uhr erhöhte Geräuschempfindlichkeit, mit Halluzinationen von schöner Musik. Am 1. Tag auch ohne erkennbaren Anlaß die sonst nur nach Anstrengung auftretenden Hüftschmerzen rechts. Am 2. Tag dreimal Stuhl, jedesmal ein pflaumengroßer harter Knollen. Am 2. Tag auch kurze stechende Schmerzen in den Venen der rechten Kniekehle beim Gehen. Am selben Tag um 16 Uhr im Zug beim Lesen in Schlaf gefallen, wie „noch nie" vorher. Am 2. und 5. Tag Juckreiz am Hinterkopf in der Höhe des Haaransatzes, „als ob Fliegen dort säßen". Am 3. Tag setzten um 18 Uhr Übelkeit und stechende Schmerzen im linken Hypochondrium ein. Am 4. Tag vom Morgen bis Mittag Schwellungen im Gesicht, um Mund und Augen, und am Hals, vielleicht im Zusammenhang mit der bevorstehenden Regel. Am 7. Tag reizbar und depressiv und stechende Schmerzen im rechten Unterbauch, die sich bei Ruhe und auf Druck besserten. Am 7. Tag begannen auch die Menses.

In der 2. und 3. Woche: Am 9. Tag den ganzen Tag über müde und energielos (Sy. 21). Am 10. und 11. Tag, ähnlich wie schon am 1. Tag, nervös, hastig und ruhelos. Am 11. Tag um 16 Uhr und um 20 Uhr Jucken an einem Leberfleck am rechten Unterarm, am 16. und 17. Tag um 17 Uhr bzw. um 19 Uhr Jucken am ganzen Körper, mit punktförmigen, nadelstichartigen Schmerzen“ (Sy. 140). Am 12. Tag den ganzen Tag über Schmerzen am linken Zungenbeinköpfchen, bei Druck und bei Strecken des Halses (Sy. 60). Am 12. und 13. Tag wieder stechende Schmerzen in der Magengegend, mit Übelkeit wie schon am 3. Tag, am 12. Tag um 23 Uhr, am 13. Tag um 22.30 Uhr. Am 15. Tag ein druckschmerzhafter Furunkel im linken Gehörgang (Sy. 138). Am 17. Tag Traum von aussichtsloser Situation und Verfolgung (Sy. 30). Am 19. Tag im Sitzen „vom Plexus solaris ausgehendes Gefühl, als ob ich ohnmächtig würde“ (Sy. 83), und am 21. Tag um 22.30 Uhr das „Gefühl eines Knotens im Bauch in der Nabelgegend“, etwa 1 Stunde lang nach dem Essen (Sy. 88).

Bad Brückenau, Pr. 7, Plazebo

Männlich, 45 J. – Tonsillektomie im 14. Lebensjahr. 1962 Calciumoxalat-Stein links. Bis vor 3 Jahren rezidivierende Sinusitis frontalis. – RR 115/80; Neigung zu Tachykardie und Extrasystolie; Raucherbronchititis; guter Appetit; Verlangen nach Saurem; Hämorrhoiden und Analekzem; Coxa valga und Skoliose; rezidivierende Gelenkbeschwerden; Zervikalsyndrom; trockene Haut; seborrhoisches Ekzem am Kopf; Verlangen nach Wärme.

Unter Plazebo in der 1. Woche: Vom Beginn bis zum Ende der Prüfung an etwa 2 von 3 Tagen ruhiger und ausgeglichener als sonst und trotz Streß und Rauchen keine Extrasystolie. Am 3. und vom 7. bis 9. Tag an auch frischer als gewohnt. Am 3., 4. und 9. Tag außerdem „abgeschwächtes Verlangen nach dem sonst regelmäßigen abendlichen Weingenuß“. Am 3. Tag Traum vom Sterben einer unbekannten Person, ohne Angst. Am 5. Tag Verschlimmerung des Ekzems am Kopf. Am 7., 8., 10., 12. und 15. Tag die gewohnten Hüftschmerzen, am 8. Tag „heftige“ Schmerzen.

In der 2. und 3. Woche: Am 11. und 12. Tag müder als sonst (Sy. 20). Am 15. und 16. Tag „neuralgische“ Schmerzen in den Fußgelenken, besonders links, trotz geringer Belastung (Sy. 132).

Bad Brückenau, Pr. 10, Plazebo

Weiblich, 39 J., 170 cm, 68 kg. – 1966 Tonsillektomie. 1972 Operation der Hämorrhoiden. 1979 Operation der „Wanderniere“ rechts. – Eher blaß; heiter aber verschlossen; gelegentlich Angstträume; mensesabhängige Migräne; Cephalea infolge „Steilstellung“ der Halswirbelsäule;

kleine Struma; RR 105/75; Verlangen nach Süßem; Gastritis; gelegentlich Meteorismus; Obstipation; starke Menses.

Unter Plazebo in der 1. Woche: Am 2. Tag unruhiger Schlaf. Vom 4. bis 23. Tag, d. h. noch 2 Tage nach der Beendigung der Prüfung trockener Mund und das Bedürfnis, gleich morgens etwas zu trinken. Am 6. Tag die gewohnte Migräne mit Übelkeit.

In der 2. und 3. Woche: Am 9. Tag traurig (Sy. 13).

Bad Brückenau, Pr. 16, Plazebo

Weiblich, 38 J., 160 cm, 66 kg. – Im 3. Lebensjahr Lungentuberkulose. Als Kind häufig Angina. – Eher blaß; heiter und gesellig; seit 2 1/2 Jahren rezidivierende Sinusitis maxillaris sinistra; Neigung zu Katarrhen der Luftwege; guter Appetit; Obstipation; trockene Haut; rauhe Hände nach Verwendung von Putzmitteln; Verlangen nach Wärme.

Unter Plazebo in der 1. Woche: Vom 2. bis 4. Tag zwischen 11 und 13 Uhr auffallend müde. Am 4. Tag mußte sich die Probandin um 12.30 sogar für eine Stunde hinlegen. „Das habe ich noch nie getan". Diesem Tag war allerdings eine gestörte Nacht mit wirren Träumen und öfterem Erwachen vorangegangen.

In der 2. und 3. Woche: Am 9. und 10. Tag vor dem Essen minutenlange „schneidende Magenschmerzen", die der Probandin „völlig unbekannt" waren (Sy. 84). Der vor der Prüfung etwas erhöhte Wert der Gamma GT von 24 mU betrug nach der Prüfung 12 mU. (Sy. 152). Der Harnstoff im Serum sank von 32 mg% vor der Prüfung auf 16 mg% nach der Prüfung (Sy. 153).

Bad Brückenau, Pr. 22, Plazebo

Männlich, 28 J., 190 cm, 76 kg. – Vor 2 Jahren Sinusitis. – Eher blaß; pedantisch; trockene Nase; RR 120/80; guter Appetit; Verlangen nach Saurem; Hämorrhoiden; gelegentliche „Beschwerden" in der Lendenwirbelsäule; Verlangen nach Kühle. Der Proband nahm einmal wöchentlich Phosphorus D 30, ohne Angabe einer Indikation.

Unter Plazebo in der 1. Woche: Am 1. Tag, und nochmals am 11. Tag, vormittags Schwäche in den Beinen. Am 2., 6. und 8. Tag, bei gewöhnlich trockener Nase, nun vormittags vermehrte Nasensekretion, am 2. Tag auch mit retroasalem Sekretfluß. Am 4. Tag außer der trockenen Nase auch Trockenheit im Hals.

In der 2. und 3. Woche: Während der ganzen 2. Woche kam der Proband morgens „kaum aus dem Bett“, obwohl er sonst Frühaufsteher war. Am 11. und 16. Tag hielt die Müdigkeit den ganzen Tag über an (Sy. 16). Am 11., 12. und 16. Tag auch depressive Stimmung (Sy. 9). Am 11. und 12. Tag kam es außerdem zu einer Anschwellung der kleinen Fingergelenke der linken Hand, mit schmerzhafter Bewegungseinschränkung (Sy. 129). Am 15. und vom 17. bis 19. Tag stechende und ziehende Schmerzen in der rechten Tonsille, am 15. Tag mit gleichzeitiger Schwellung der rechten Tonsille (Sy. 54). Am 16., 17. und 19. Tag Schmerzen im linken Ileosakralgelenk, mit Ausstrahlungen in das linke Bein. Am 16. Tag waren die Schmerzen so intensiv, daß eine analgetische Injektion erforderlich wurde (Sy. 126). Am 17. Tag während der Nacht Juckreiz und Kribbeln am ganzen Körper (Sy. 141). Am 21. Tag um 10 Uhr ein völlig ungewohnter und unerklärlicher Durchfall (Sy. 101).

Bad Brückenau, Pr. 46, Plazebo

Männlich, 23 J., 178 cm, 75 kg. – Bis vor 1/2 Jahr Neigung zu Fließschnupfen. Ebenfalls bis vor 1/2 Jahr „häufiges beklemmendes Gefühl im Magen“. – Eher blaß; ernst und verschlossen; „sehr starke Karies“; Zahnfleischentzündungen; „vertrete mir leicht die Füße“; seit 1 Jahr Psoriasis; Verlangen nach Kühle.

Unter Plazebo in der 1. Woche: Am 2. Tag von 14 bis 16 Uhr dumpfes Gefühl im Magen, „wie taub“. Am 6. Tag Traum von einem Beinbruch beim Fußballspiel.

In der 2. und 3. Woche: Am 9. Tag „sehr abgespannt“ (Sy. 22). Am 12. Tag häufiger Harndrang und 10 bis 12 Miktionen (Sy. 108). Am 13. Tag nahm der Proband Pyrogenium D 12 und Arnica D 6 zur Vorbereitung einer Zahnextraktion am folgenden Tag. Am Morgen des 17. Tages „plötzlich steifer Hals“ mit starken Schmerzen; der Kopf kann nur nach rechts bewegt werden (Sy. 125).

Bad Brückenau, Pr. 49, Plazebo

Weiblich, 22 J., 187 cm, 67 kg. – 1971 Tonsillektomie „wegen ständiger Entzündungen“. Vor einigen Monaten ein Hämorrhoidalknoten, der rasch wieder spontan zurückging. Leichter Morbus Scheuermann während der Pubertät. – Eher blaß; gelegentlich leichte Kopfschmerzen bei chronischer Rhinitis und Sinusitis; RR 130/80, manchmal mit Schwindel; zeitweise Zahnfleischbluten; Verlangen nach Süßem; Magenbeschwerden bei Erregung; Neigung zu Obstipation; „Blasenreizung“ bei Kälte und Feuchtigkeit; lange starke Menses.

Unter Plazebo in der 1. Woche: Am 2. Tag termingemäßer Beginn der Menses. Am 4. und 5. Tag die gewohnten Zahnfleischblutungen.

In der 2. und 3. Woche: Am 11. Tag um 11 Uhr und um 13 Uhr minutenlanger klopfender Kopfschmerz über der linken Schläfe (Sy. 34). Am selben Tag ohne erkennbare Ursache wieder eine „Blasenreizung“ mit Brennen und Harndrang, besonders nach dem Urinieren (Sy. 105). Am 12. Tag empfindliche Schmerzen im ganzen rechten Bein (Sy. 133), welche die Probandin „vorher nie gehabt“ hatte. Am 13. Tag Ziehen im rechten Unterbauch, am 14. Tag im gesamten Bauch (Sy. 89). Am 16. und 17. Tag von mittags bis abends „Druck im Magen“ (Sy. 81). Am 17. und 18. Tag dumpfe Rückenschmerzen (Sy. 127). Am 19. Tag Einschlafstörung (Sy. 26). Am 20. Tag den ganzen Tag über Gesichtsröte (Sy. 41) bei normalem Blutdruck und sonst eher blassem Gesicht. Am Morgen des 20. Tages Durchfall (Sy. 100) und abends Blähungen (Sy. 92). Am Morgen des 21. Tages nochmals Durchfall.

Bad Brückenau, Pr. 52, Plazebo

Männlich, 29 J., 189 cm, 81 kg. – 1965 bis 1975 chronische Rhinitis und Sinusitis. 1967 Morbus Schlatter. 1972 und 1974 Prostatitis. 1975 Tonsillektomie. – Ernst und verschlossen; Rhinitis allergica, in den letzten Jahren aber nur mehr seltene Attacken; RR 120/80; guter Appetit; Hämorrhoiden; rezidivierender Herpes genitalis.

Unter Plazebo in der 1. Woche: Am 1. Tag und nochmals am 9. und 15. Tag Halsschmerzen, mit dem Gefühl der Trockenheit. Am 4. Tag von 19 bis 20 Uhr links paravertebral reißende Schmerzen bei Bewegung. Am 5. Tag morgens nach dem Erwachen müde und zerschlagen. Tagsüber 2 jukkende Papeln auf einem Fußrücken, ohne Angabe der Seite. Vom 5. bis 9. Tag die gewohnte Rhinitis allergica, am 7. und 11. Tag Konjunktivitis. Am 6. Tag Brennen beim Urinieren, und trotz reichlicher Flüssigkeitszufuhr ein intensiv riechender, öliger Urin. Am 6. Tag außerdem Schweißausbruch an Stirn und Kopf.

In der 2. und 3. Woche: Am 10. und 14. Tag nochmals Brennen beim Urinieren. Am 15. Tag von 22 Uhr an „starke anhaltende Kontrakturschmerzen im linken Kniegelenk“, mit dem Gefühl, „als ob es geschwollen wäre“; die Schmerzen „wanderten“ vom Gelenk in die Muskulatur, und hielten bis zum Abend des nächsten Tages an (Sy. 130). Am 16. Tag wieder Schweißausbruch am Kopf, diesmal aber kalter Schweiß. Am 17. und 18. Tag erneut Müdigkeit, wie schon am 5. Tag, an diesen Tagen aber mittags und nachmittags. Am 21. Tag um 13 Uhr ein „Kontrakturschmerz" im linken Ellenbogen, wie am 16. Tag im linken Kniegelenk, ebenfalls vom Gelenk in die Muskulatur „wandernd" (Sy. 130).

Bad Brückenau, Pr. 55, Plazebo

Männlich, 25 J., 182 cm, 67 kg. – Öfters leichter Schnupfen; RR 130/80; Schmerzen im Bereich der Lendenwirbelsäule; „häufig leichter bis starker Tremor und Vibrationsgefühl"; feuchte Haut; Verlangen nach Wärme.

Unter Plazebo in der 1. Woche: Am 2. Tag von 14 bis 17 Uhr starker Schnupfen, und anschließend bis zum 4. Tag leichte Halsschmerzen, am 4. Tag auch Schmerzen „in der oberen Gaumengegend, mit dem Gefühl, als hätte ich etwas zu Heißes gegessen". Vom 2. bis 7. Tag eine trockene „abschürfungsähnliche Erscheinung" an der Haut, rechts neben der Lendenwirbelsäule, ohne erkennbare Ursache. Am 3. Tag auch Kribbeln in der rechten Hand, „als ob Ameisen darüberliefen".

In der 2. und 3. Woche: Am 17. Tag, nach Weingenuß in gewohnter Menge am Vorabend, den ganzen Tag über Kopfschmerzen (Sy. 37). Vom 17. bis 21. Tag wieder eine „abschürfungsähnliche" Hauterscheinung; an diesen Tagen aber an der linken Schulter.

Bad Brückenau, Pr. 58, Plazebo

Männlich, 26 J., 183 cm, 65 kg. – Akne bis zum 19. Lebensjahr. Vor 7 Jahren Hepatitis. – Eher verschlossener Charakter; RR 120/80; Verlangen nach Saurem; kein Durst; Neigung zu Durchfällen; Kyphoskoliose; Verlangen nach Wärme.

Unter Plazebo in der 1. Woche: Am 1. und 3. Tag „frühmorgens vor dem Erwachen unruhiger Schlaf". Am 4. Tag, nach dem Trinken von eisgekühltem Coca-Cola, 5 Minuten lang Schluckauf. Der Proband nahm Nux vomica D 30, worauf der Schluckauf sofort aufhörte. Am Morgen des 7. Tages Völlegefühl im Magen und, statt wie gewohnt am Morgen, erst um 13 Uhr Stuhl in Form einer brennenden, breiigen, übelriechenden Entleerung, vielleicht zurückzuführen auf den Genuß von gerösteten

Erdnüssen und Milch am Vorabend. Im Laufe des Nachmittags noch mehrere Durchfälle. Nach den Durchfällen Brennen und Wundheitsgefühl im Rektum. Am 17. Tag nach Sauerkraut nochmals Völlegefühl im Magen.

In der 2. und 3. Woche: Keine weiteren Symptome.

Bad Brückenau, Pr. 67, Plazebo

Weiblich, 43 J., 164 cm, 50 kg. – Als Kind Ekzem an den Händen. Bis vor 4 Jahren mehrmals eine hämorrhagische Zystitis, auch mit Beteiligung der Nieren. Vor einigen Jahren Sinusitis. – Eher ernst und verschlossen; schlechter Schlaf; blaß; sehr selten Kopfschmerzen, gelegentlich zu Beginn der Menses; Nase trocken, zeitweise verlegt; Tonsillen zur Zeit leicht entzündet; Zunge meist belegt; guter Appetit; Verlangen nach Süßem; lange schwache Menses; häufig Lumbalgien.

Unter Plazebo in der 1. Woche: Seit Tagen trockener Mund und am 1. Tag auch „viel Durst". Am 1. Tag weiters „viel ungeformter weicher Stuhl". Am 2. Tag „mehrere Fehlleistungen beim Autofahren". Am 3., 5., 6. und 18. Tag obstipiert. Am 4. Tag Neigung zu weinen und vielleicht zyklusbedingte gesteigerte Libido. Am 5., 6. und 7. Tag „Völlegefühl und aufgetriebener Leib", und am 5. und 6. Tag auch die schon erwähnte Obstipation. Am 6. Tag „lange nicht eingeschlafen", und auch am 8. Tag „schlechter Schlaf".

In der 2. und 3. Woche: Am 8., 13. und 15. Tag verstärkte Müdigkeit (Sy. 19). Am 8. Tag gleichzeitig nervös und reizbar (Sy. 5) und verminderte Libido (Sy. 112). In der folgenden Nacht leichte Schmerzen im linken Schultergelenk, und am 9. Tag mittags Schmerzen im Nacken, vielleicht ausgelöst durch Autofahren bei offenem Fenster (Sy. 124). Am 10. Tag vormittags drückender Schmerz hinter und über dem rechten Auge (Sy. 33). Am 14., 19. und 20. Tag gehobene, optimistische Stimmung (Sy. 1). Am 15., 16. und 18. Tag Abneigung gegen geistige Arbeit (Sy. 10), und am 16. Tag auch Konzentrationsschwäche (Sy. 15). Am 16. Tag begannen die Menses stärker als gewohnt (Sy. 118), und im Gegensatz zu sonst mit Ziehen im Unterleib (Sy. 121). Am Morgen des 17. Tages „übelnehmerisch" und leicht beleidigt (Sy. 6). Am 18. Tag nochmals Neigung zu weinen, wie schon in der 1. Woche. Am 19. Tag zeitweise verlegte Ohren, „die Stimme klingt im eigenen Kopf" (Sy. 48). Am 19. Tag waren die Menses beendet, sie begannen aber am 21. Tag wieder (Sy. 120).

Bad Brückenau, Pr. 70, Plazebo

Männlich, 31. J., 187 cm, 87 kg. – Tonsillektomie im 4. Lebensjahr. „Nervosität“ seit der Kindheit. Während der letzten 6 Wochen „Halsentzündung“ und Stomatitis mit „Bläschen an der Zunge“. Mit dem Beginn der Prüfung wurde zugewartet, bis diese Beschwerden vollkommen abgeklungen waren. – Heiter und gesellig; seit dem 11. Lebensjahr Brillenträger; gelegentlich Nasenbluten; geringgradige Struma; RR 120/80; seit dem 7. Lebensjahr Asthma bronchiale, im letzten Jahr aber nur 2 leichte Anfälle; gelegentlich wechseln die Asthmaanfälle mit Urtikaria; Durst; seit 5 Jahren Oligospermie; Varikozele; Varizen an den Unterschenkeln; Verlangen nach Kühle.

Unter Plazebo in der 1. Woche: Vom 3. bis 5. Tag vor allem nachmittags stechende Schmerzen in der linken 2. Zehe.

In der 2. und 3. Woche: Am 18. Tag Druckgefühl und leichter Schmerz im Magen (Sy. 82). Am 21. Tag Brennen am After mit Verschlimmerung nach Baden (Sy. 102) und nach dem Stuhlgang das „Gefühl“, nicht ganz fertig zu sein“. (Sy. 98).

Bad Brückenau, Pr. 73, Plazebo

Weiblich, 29. J. – Vor 12 Jahren eitrige Sinusitis frontalis und Operation. – Heiter und gesellig; trotz Operation weiterhin Neigung zu Sinusitis frontalis; Tonsillen entfernt; Neigung zu Obstipation; Hämorrhoiden; kurze Menses; Verlangen nach Wärme.

Unter Plazebo in der 1. Woche: Am 2. und 3. Tag vermehrte Müdigkeit. Am 3. Tag außerdem morgens eine „Schwellung der Lider“, schlecht gelaunt und unkonzentriert. Am 3. Tag auch Schwäche und Schmerzen in den Beinen.

In der 2. und 3. Woche: Vom 17. bis 21. Tag neuerlich müde und unkonzentriert und außerdem krampfartige Schmerzen in den Beinen, ähnlich wie schon in der 1. Woche. An diesen Tagen aber auch aggressiv, „wie ich es sonst von früher nicht kenne“ (Sy. 3), andererseits Verlangen allein zu sein und zu weinen (Sy. 7), Empfindlichkeit gegen Geräusche (Sy. 47) und „sexuelle Abneigung“ (Sy. 111). Diese Erscheinungen waren begleitet von dem „Gefühl, eine Erkältung zu bekommen“. Am 18. und 19. Tag auch brennende Augen (Sy. 44). Am 19. Tag „schlechter Schlaf“ (Sy. 28) und „schlechte Träume“ (Sy. 31) sowie „Anschwellung der Nasenschleimhäute“ (Sy. 50) und Halsschmerzen (Sy. 59). Am 20. und 21. Tag ein Ekzem an der Stirn (Sy. 137). Am 20. Tag traten die Menses 10 Tage zu früh auf und waren noch schwächer und kürzer als sonst (Sy. 115).

Die Protokolle der Probanden aus dem Kurs in Baden bei Wien

Baden, Pr. 1, Plazebo

Weiblich, 30 J., 165 cm, 70 kg. – Ernst aber gesellig; eher blaß; guter Schlaf und schöne Träume; öfters „dumpfer Kopfschmerz", gebessert durch Schlaf, vor allem mittags; im Juni jedes Jahres Heuschnupfen mit Konjunktivitis; Parodontose; RR 115/70; Neigung zu orthostatischem Kollaps beim Stehen, drei- bis fünfmal im Jahr; guter Appetit; Verlangen nach Süßem; Blasenkatarrh bei Unterkühlung; Schmerzen in den Fingergelenken bei Kälte, meist auf eine Hand beschränkt; Varizen an Ober- und Unterschenkeln; trockene Haut; bei starker Übermüdung leichtes Ekzem an Ellenbeugen und Unterbauch, selten im Gesicht; Verlangen nach Wärme.

Unter Plazebo in der 1. Woche: Am 1. Tag bei Gewitterstimmung die gewohnten Stirnkopfschmerzen mit Flimmern vor den Augen. Am Morgen des 2. Tages blutige Ränder an den Lippen, „offenbar durch nächtliches Zahnfleischbluten"; das war trotz der Parodontose „niemals früher der Fall". Am 3. Tag „schwere Alpträume", und auch am 6. Tag ein „merkwürdig intensiver Traum". Am 4. Tag um Mitternacht schlaflos, dabei Völlegefühl und Abgang von übelriechenden Flatus. Um 11.20 Uhr dieses Tages 1/2 Stunde lang ein bohrender Kopfschmerz rechts. Nach dem Abendessen wieder „kneifende Blähungen", und um 22.30 ein dumpfes Schmerzgefühl „in der Gallengegend, als wäre etwas eingeklemmt". Das Völlegefühl wiederholte sich noch mehrmals bis zum 16. Tag; teils morgens, teils nach den Mahlzeiten. Am 5. Tag nachmittags vorübergehende Schmerzen, von der rechten Inguinalgegend zum Knie ziehend, am 12. Tag nochmals, jedoch nur in der Inguinalgegend. Am 7. Tag, aber auch am 11., 13. und vom 16. bis 18. Tag „bleierne" Müdigkeit und Zerschlagenheitsgefühl, am 13. und 18. Tag schon vormittags, an den anderen Tagen erst nach dem Mittagessen, mit Erfrischung nach kurzem Schlaf. Am 7. Tag war vor allem der rechte Oberarm bei leichter Tätigkeit „seltsam schnell ermüdet". In ähnlicher Weise waren am 21. Tag um 16 Uhr beide Oberschenkel „so kraftlos" als würden sie „gelähmt". Am 7. und 19. Tag auch Heißhunger. Ebenfalls am 7. Tag, und weiterhin am 11. und 15. Tag, auffällig weiche Stühle.

In der 2. und 3. Woche: Am 8. Tag setzten die Menses zum erwarteten Termin ein, waren aber schwächer und weniger schmerzhaft als sonst, und am 10. Tag 1 bis 2 Tage früher beendet als gewöhnlich (Sy. 119). Am 10. Tag um 11 Uhr „kurzes Nervenzucken vom linken Mundwinkel hinunter zum Hals“ (Sy. 42). Am 12. Tag „übler“ Mundgeschmack nach dem Mittagsschlaf (Sy. 73) und Pollakisurie. Häufiger Harndrang auch am 16. und 20. Tag, am 20. Tag etwa 14 Miktionen (Sy. 107). Am 14. Tag um 20 Uhr plötzliche Übelkeit mit Brechreiz, 3/4 Stunden lang (Sy. 79). Am 16. Tag waren die Haare besonders „fettig und schlaff“ (Sy. 142). Am 18. Tag stechende Herzschmerzen zu Mittag, nach Niederlegen gebessert (Sy. 64). Ebenfalls am 18. Tag Unterleibsschmerzen mit vaginalem Ausfluß (Sy. 122). Am 19. Tagum 16 Uhr unregelmäßiger Puls, „zittriges Gefühl“ und Übelkeit (Sy. 66). Am 20. und 21. Tag „depressive, bedrückte Stimmung“ vom Vormittag bis gegen Abend (Sy. 12). Am 20. Tag um 18 Uhr auch „Kälteschütteln“, 1/2 Stunde lang (Sy. 144).

Baden, Pr. 16, Plazebo

Männlich, 40 J., 183 cm, 76 kg. – 1961 Pneumonie. 1968 Tonsillektomie. Im Sommer 1980 Verletzungen des linken Kniegelenks. Im Winter 1980 bis 1981 „nervöse“ Magen-Darm-Beschwerden. – Eher blaß; guter Schlaf; gelegentlich wetterbedingte Kopfschmerzen im Nackenbereich; bei Erkältung Neigung zu Ohrenschmerzen; zeitweise Schwindel bei RR 105/65; guter Appetit; Verlangen nach Süßem; trockene Haut; Jucken der Kopfhaut.

Unter Plazebo in der 1. Woche: Am 1. Tag um 13 Uhr „Frösteln“, ebenso am Abend des 15. Tages. Am 1. und 2. und einigen weiteren Tagen stärkerer Schwindel als gewohnt. Vom 1. bis 6. Tag an mehreren Tagen häufiges Niesen, und vom 1. bis 15. Tag an mehreren Tagen Ohrenschmerzen rechts, am 10. Tag in geringerem Maße auch links. Bereits am 2. Tag begannen außerdem verschiedene intestinale Störungen, die meist an verschiedenen Tagen und teilweise noch am letzten Tag der Prüfung auftraten: Am 2. Tag schon morgens um 4.45 Uhr mit Schwindel und Übelkeit erwacht, um 6 Uhr geringer wäßriger Durchfall, und Besserung des Schwindels und der Übelkeit nach dem Frühstück um 8.30 Uhr, am 7. und vom 17. bis 19. Tag breiiger, gelblicher Stuhl, am 5., 14., 16. und 21. Tag Magendruck, meist nach zu reichlichen Mahlzeiten, und am 7., 16. und 17. Tag auch Blähungen. Vielleicht im Zusammenhang mit den Verdauungsbeschwerden am 2., 8. und 15. Tag „erschöpft“, stärker als sonst.

Am 2. Tag auch „etwas weiche Knie“, und in ähnlicher Weise am 20. Tag morgens beim Gehen ein Gefühl der Schwäche in den Knien. Vom 6. bis 9. Tag weniger Juckreiz an der Kopfhaut.

In der 2. und 3. Woche: Am 9. Tag etwas Hüsteln mit Auswurf (Sy. 63). Am 10. Tag morgens beim Aufstehen ganz leichte Übelkeit (Sy. 78), und abends beim Einschlafen Stechen im gesunden rechten Knie (Sy. 134). Am 15. Tag mittags „Kratzen im Hals“ (Sy. 58), und abends das bereits erwähnte Frösteln und die ebenfalls bereits erwähnten Ohrenschmerzen. Am folgenden Tag „Grippegefühl“ (Sy. 149). Am 21. Tag nachts um 2.45 Uhr Nasenbluten, „das noch nie aufgetreten war“ (Sy. 52). Die Laborwerte zeigten möglicherweise einen Anstieg der GPT (Sy. 151). Nach der Prüfung: GOT 11 mU, GPT 17 mU, Gamma GT 8 mU. Zum Vergleich stehen nur Werte vom Oktober 1980 zur Verfügung, die somit 1 1/2 Jahre zurückliegen: GOT 9 mU, GPT 6 mU, Gamma GT 5 mU. Der erhöhte Wert der GPT könnte mit den intestinalen Symptomen während der Prüfung im Zusammenhang stehen.

Baden Pr. 31, Plazebo

Weiblich, 36 J., 170 cm, 62 kg. – Ernster Charakter; guter Schlaf; Myopie und Astigmatismus; trägt Kontaktlinsen; RR 116/76; trockene Haut; Ekzem an den Händen u. a. nach Waschmitteln und Tomaten.

Unter Plazebo in der 1. Woche: Vom 1. bis 3. Tag, nach den Einnahmen der Tropfen, bis zu 1/2 Stunde lang „pelziges“, „taubes“ Gefühl im Mund. Am 1. und 2. Tag mittags leichter „Druck auf der Brust“ beim tiefen Atmen. Am 1. Tag auch später eingeschlafen als sonst. Am 3. und 4. Tag „unruhiger“ Schlaf und unangenehme Träume. Vom 2. bis 4. und am 9. und 13. Tag Stirnkopfschmerzen, am 2. Tag links, an den anderen Tagen rechts oder vorwiegend rechts. Am 4. Tag abends nicht so müde wie sonst. Am 7. Tag ab 8 Uhr 1/2 Stunde lang „Fließschnupfen“, besonders links.

In der 2. und 3. Woche: Vom 8. bis 11. Tag leichtes Brennen in den Augen (Kontaktlinsen), am 10. Tag links besonders störend (Sy. 45). Am 9. Tag Eintritt der Menses 4 Tage früher als erwartet (Sy. 117). Am 12. und 13. Tag schmerzhafte Schwellung der linken Tonsille, und Schmerzen an der linken Seite des äußeren Halses, besonders während der Nacht und beim Drehen des Kopfes (Sy. 55). Vom 16. bis 18. Tag Einschlafstörungen (Sy. 24) durch Hitzegefühl in den Beinen, die zum Einschlafen bis zum 19. Tag aufgedeckt werden mußten. Am 18. und 19. Tag mußten auch die

Arme aufgedeckt werden (Sy. 145). Gewöhnlich deckt sich die Probandin gerne zu, zeitweise „bis zu den Ohren". Am 16. Tag hinderten gleichzeitig auch „sehr unruhige Beine" am Einschlafen (Sy. 136). Am 17. Tag trotz schlechten Schlafes morgens „munter" (Sy. 2). Am 19. Tag um 3 Uhr nachts verzögerte Harnentleerung; die Blase konnte erst nach „langer Dauer" entleert werden (Sy. 110).

Baden Pr. 40, Plazebo

Männlich, 33 J., 172 cm, 72 kg. – Ernst und verschlossen; pedantisch; eher blaß; kurzsichtig, trägt Kontaktlinsen; Neigung zu Karies; guter Appetit; Verlangen nach Süßem; Unverträglichkeit von Milch; Afterjukken; trockene Haut; Schuppen an der Kopfhaut; Akne am Rücken; Verlangen nach Wärme.

Unter Plazebo in der 1. Woche: Am 1. Tag nach der Einnahme der Tropfen 4 Stunden lang „gesteigerte Aktivität". An diesem Tag jedoch verminderte Libido, wie nochmals am 20. Tag. Vom 1. bis 3. Tag nachmittags dumpfes Druckgefühl am unteren Drittel des Sternums. Vom 2. bis 6. Tag nachmittags oder abends trockener Husten. Am 2. Tag, und weiterhin vom 15. bis 18. und am 20. Tag, blieb der sonst regelmäßig am Morgen entleerte Stuhl aus und wurde erst mittags oder nachmittags entleert. Am 3. Tag kein Stuhl. Am 7. Tag folgten auf den erwähnten Husten nun Schluckbeschwerden und Heiserkeit, so daß die Prüfung für 6 Tage unterbrochen wurde. Während dieser Zeit entwickelte sich eine Angina mit Fieber bis zu 38.5° und ein „masernähnlicher Ausschlag".

Anschließend wurde die Prüfung fortgesetzt. Der 1. Tag der neuerlichen Einnahme der Tropfen wird als 8. Tag weitergezählt. Am 14. Tag Verlangen nach Most und Speck (Sy. 72). Vom 15. bis 19. Tag nachts mehrmaliges Erwachen mit Harndrang (Sy. 106), am 17. und 18. Tag Brennen beim Urinieren (Sy. 104). Am 15., 16., 18. und 19. Tag beim nächtlichen Erwachen gleichzeitig auch Hungergefühl (Sy. 70). Am 15. und 16. Tag deshalb besonders unruhiger Schlaf (Sy. 27), am 15. und 16. Tag gereizt (Sy. 4), am 16. Tag abends Kopfschmerz (Sy. 36), und am 17. Tag müde (Sy. 23). Vom 15. bis 19. Tag und am 21. Tag Völlegefühl (Sy. 91), anfangs mit den bereits erwähnten verspäteten Stuhlentleerungen, und am 21. Tag mit übelriechenden Flatus (Sy. 93). Nach dem erwähnten nächtlichen Brennen beim Urinieren, am 20. Tag abends ziehende Schmerzen im linken Hoden (Sy. 123).

Baden Pr. 70, Plazebo

Weiblich, 33 J., 175 cm, 79 kg. – Bei allen Kinderkrankheiten „Begleithepatitis“. Als Kind auch rezidivierende Bronchitiden und Anginen. Tonsillektomie 1968; seither rezidivierende Stomatitis herpetica. 1972 bis 1979 tetanische Anfälle nach körperlicher Anstrengung. – Eher verschlossener Charakter; fast täglich Kopfschmerzen im Nacken ab 17 oder 18 Uhr, gebessert durch Kühle und weites Zurückbeugen des Kopfes, verschlimmert durch Wärme und Beugen des Kopfes nach vorne; jährlich einmal Otitis mit eitriger Sekretion; Hypotonie mit RR 85/55; Verlangen nach Süßem; „Senkniere“ mit zeitweiser Oligurie bei langem Stehen; Menses stark und lange; Dysmenorrhö; ziehende Gelenkschmerzen und -schwellungen nach Eiern oder eihaltigen Speisen; trockene Haut; Akne; Urtikaria; Verlangen nach Wärme. Die Probandin stand während der Prüfung unter Streß, da sie neben ihrer Praxis eine 92jährige bettlägerige Tante zu versorgen hatte, oft auch nachts, und außerdem ihre Mutter, die nach einer Wirbelfraktur dauernd bettlägerig war.

Unter Plazebo in der 1. Woche: Vom 1. bis 13. Tag Schluckbeschwerden links, mit Verlangen nach eiskalten Speisen und Getränken und dem Gefühl, als ob der Hals zu eng wäre. Am 10. und 11. Tag sichtbare Schwellung der Lymphknoten am Kieferwinkel. Am 10. und 11. Tag heftige Exazerbation der bestehenden Akne, mit Pusteln auf Rötungen von 2 bis 4 mm Durchmesser an Nase, Stirn und perioral, die erst am 10. Tag abzuklingen begann.

In der 2. und 3. Woche: Am 8. Tag, 1/2 Stunde nach der 1. Einnahme der Tropfen aus dem Fläschchen II, und 1 Stunde nach der 2. Einnahme, und nochmals am 9. Tag, Kopfschmerz in den Schläfen, „als ob der Kopf platzen wollte“, mit Übelkeit und Schwindel (Sy. 35). Eine Blutdruckmessung am Nachmittag des 8. Tages zeigte einen völlig ungewohnten Anstieg des Blutdrucks auf RR 150/90. „Das habe ich noch nie im Leben gehabt, komme sonst mit Kaffee und Medikamenten mühsam auf RR 105/70.“ Am 9. und 10. Tag morgens RR 85/60 bzw. RR 90/60, und nach der Einnahme der Tropfen RR 140/95 bzw. RR 125/85. Noch am 14. Tag mittags nach der Einnahme der Tropfen RR 130/80, und abends zunächst RR 85/60, nach der Einnahme der Tropfen jedoch wieder RR 120/80 (Sy. 67). Daraufhin am 15. Tag bei „schwülem“ Wetter um 14 Uhr während des Einkaufens, und nochmals um 16.30 Uhr, drohender Kollaps mit „weißem“ Gesicht, und „schweißnaß bei eiskalten Händen und Füßen“ (Sy. 68). An diesem 15. Tag abends auch „sehr deprimiert“, „zum Heulen, obwohl es keinen Grund gab". Die niedergeschlagene Stimmung hielt bis zum 18. Tag an (Sy. 8). Am 13. Tag begannen die gewohnten abendlichen Kopfschmerzen im Nacken statt um 17 Uhr erst um 19.30, und blieben am 14. Tag ganz aus. Auch vom 16. bis 20. Tag keine abendlichen Kopfschmerzen. „Es war so toll ohne" (Sy. 155). Am 21. Tag abends wieder Kopfschmerzen, wie gewohnt. Am 15. Tag ab 11 Uhr keine Miktion, bis am folgenden Morgen um 4 Uhr „einige wenige brennende Tropfen" abgingen (Sy. 103). Am 16. Tag in den Augen das Gefühl, „wie entzündet", und das Gefühl „sie tränen gleich" (Sy. 46). Am 15. und 16. Tag weiterhin eine schmerzhafte Zahnfleischentzündung in der Mitte des Oberkiefers, mit Rötung und Schwellung (Sy. 75). „Habe ich noch nie gehabt." Am 16. Tag kein Stuhl (Sy. 94). Am 19. und 20. Tag Gelenkschmerzen in Hand- und Fußgelenken, rechts stärker (Sy. 131). Am 20. Tag trockene, „etwas borkige" Nase (Sy. 49).

Baden, Pr. 76, Plazebo

Männlich, 42 J., 190 cm, 95 kg. – Eher ernst; pedantisch; chronische Konjunktivitis; tonsillektomiert; labiler Hypertonus, zur Zeit RR 150/90; Blinddarm entfernt; guter Appetit; kein Durst; Zustand nach Hepatitis mit Wechsel von Obstipation und Durchfällen; Nierenzyste; Degeneration der Wirbelsäule; Varikose der Beine; trockene Haut; geringgradige Psoriasis.

Unter Plazebo in der 1. Woche: Am 1. Tag nach der 1. Einnahme der Tropfen einige Stunden lang ein „pelziges" Gefühl an der Zunge.

In der 2. und 3. Woche: Am 10. Tag ein Gefühl „ungenügender Entleerung (Sy. 97). Am 11. und 12. Tag das „Gefühl, sich beim Wasserlassen etwas anstrengen zu müssen", und vom 14. bis 20. Tag mehrmals leichtes Druckgefühl in der Blasengegend beim Urinieren, am 19. und 20. Tag auch „Brennen im Blasenbereich" (Sy. 109). Am 15. Tag Einschlafschwierigkeiten (Sy. 25). Vom 16. bis 19. Tag müde (Sy. 17). Am 17. Tag zeitweise leichte Oberbauchbeschwerden (Sy. 87) und kein Stuhl (Sy. 95). Am 17. Tag auch Schweiße, besonders am Hoden, und Hitzegefühl, vor allem beim Einschlafen (Sy. 148). Am 18. Tag nachts leichte Kopfschmerzen (Sy. 39).

Baden, Pr. 124, Plazebo

Männlich, 41 J., 176 cm, 68 kg. – Eher ernster und verschlossener Charakter; etwa einmal monatlich leichte Ohrenschmerzen; öfters kurzes

Druckgefühl in der Herzgegend, „als ob es aussetzte"; RR 130/80; guter Appetit; Verlangen nach Süßem; seit 4 Wochen Ischialgie rechts mit Taubheitsgefühl in der Wade; leichte Varikose; trockene Haut; hartnäckige Akne; interdigitale Mykose an den Füßen; Wunden eitern leicht.

Unter Plazebo in der 1. Woche: Am 1., 10., 15. und 19. Tag Müdigkeit, am 1. Tag 1 Stunde nach der morgendlichen und 1/4 Stunde nach der mittägigen Einnahme der Tropfen, am 10. Tag nach nächtlicher Pollution, und am 19. Tag vielleicht infolge des Nachtdienstes. Am 1. und nochmals am 16. Tag auch „träges Denken", am 16. Tag „als ob der Denkvorgang unterbrochen würde", mußte das Jahr beim Schreiben des Datums bewußt in Erinnerung bringen. Am 4. Tag „reizbarer als sonst", und nachmittags „etwas gedrückte Stimmung". Am 1., 9. und 15. Tag Meteorismus. Am 1. Tag mittags und abends, bald nach der Einnahme der Tropfen, „Knurren" im Magen, als wollten „Magenwinde nach oben"; am 9. Tag auch Druck im rechten Oberbauch; am 15. Tag besserte sich das Blähungsgefühl nach Abgang von Flatus. Am 5. Tag geringer weißer Zungenbelag. Am 2., 3. und 5. Tag Gefühl der Trockenheit im Hals; am 3. Tag auch eine brennende Empfindung. Gleichzeitig trockener Reizhusten, bis zum 7. Tag anhaltend, am 3. Tag bis zu „bellendem Kitzelhusten" gesteigert. Am 2. Tag „etwas kälteempfindlicher als sonst". Vom 3. bis 5. Tag täglich das gewohnte Druckgefühl am Herz. Am 3. Tag auch Druckschmerzhaftigkeit der Hoden, rechts mehr als links, aber kein Spontanschmerz.

In der 2. und 3. Woche: Am 8. Tag nachmittags dumpfes Drücken im Kopf, vielleicht als Folge des heißen Wetters (Sy. 32). Am 9. Tag der bereits erwähnte Meteorismus, mit Druck im rechten Oberbauch (Sy. 85). Am 9. Tag auch gesteigertes sexuelles Verlangen (Sy. 113) während der Karenz zur Empfängnisverhütung, und in der Nacht zum 10. Tag sexuelle Trauminhalte (Sy. 29) und die schon erwähnte Pollution (Sy. 114) mit nachfolgender Müdigkeit. Am 10. und 11. Tag „leichtes allgemeines Gefühl, wie Muskelkater" (Sy. 128). Am 16. Tag Nachtschweiß (Sy. 147) und nochmals das oben genannte träge Denken. Die Ischialgie, die schon vor der Prüfung begonnen hatte, war am 16. Tag „erstmals deutlich besser", trat aber an den folgenden Tagen wieder auf. Vom 16. bis 18. Tag „kolikartiges Bauchschneiden", besonders am 16. Tag nach dem Abendessen, besser in gekrümmter, schlimmer in gestreckter Haltung (Sy. 86). Am 17. Tag auch „öfter Stuhlgang als normal" und etwas weicherer Stuhl (Sy. 99).

Baden, Pr. 157, Plazebo

Weiblich, 27 J., 170 cm, 65 kg. – Zwischen dem 14. und dem 24. Lebensjahr starke Akne. 1976 beim Schifahren 3 Wirbel beschädigt, seither öfters Kreuzschmerz. 1976 auch Blinddarmdurchbruch und Douglasabszeß. – Heiter und gesellig; eher blaß; guter Schlaf; seit Beginn der Berufstätigkeit (vor 2 Monaten) gelegentlich starke Kopfschmerzen; Hypotonie, früher öfters auch Schwindel; guter Appetit; Verlangen nach Saurem; durstlos, kurze schwache Menses; erhebliche Varikose; feuchte Haut; Verlangen nach Wärme.

Unter Plazebo in der 1. Woche: Vom 1. bis 21. Tag besonders „viel Hunger". Trotz der bald auftretenden Durchfälle und des Katarrhs „während der 3 Wochen der Prüfung 3 kg zugenommen". Nach einer weiteren Woche waren „die zugenommenen 3 kg weg, ohne Diät". Am 2. Tag „viel reizbarer". Am 4. Tag begannen die Menses „3 Tage zu früh". Im Gegensatz zu sonst war die Blutung „sehr stark" und von einer „besonders starken Dysmenorrhö" begleitet, wie „vorher nie". Am 4., 6., 8., 9., 11., 14., 18. und 19. Tag „viel" Blähungen, und während dieser Zeit ebenso oft auch „durchfallartiger" Stuhl. Am 6. Tag wieder „sehr reizbar". Am 7. Tag „großer Leistungsdrang".

In der 2. und 3. Woche: Am 8. und 9. Tag setzte eine „Halsentzündung" ein (Sy. 56), die am 8. Tag von Heiserkeit (Sy. 61) begleitet war. Die Probandin vermerkte aber, „ich glaube, unabhängig vom Prüfstoff", und behandelte nur lokal mit Emser-Lutschtabletten. Vom 9. bis 11. Tag trat Husten auf (Sy. 62), und vom 11. bis 21. Tag Fließschnupfen; ab dem 12. Tag mehr rechts, und ab dem 18. Tag „nur" rechts (Sy. 51). Am 18. und 19. Tag war die Rhinitis am heftigsten und das Sekret hämorrhagisch (Sy. 53). Es wurden Euphorbia-Nasentropfen verwendet. Bis zum 19. Tag traten an mehreren Tagen die schon erwähnten Blähungen und Durchfälle neuerlich auf. Am 20. und 21. Tag klang der Schnupfen unter Sonnenbestrahlung ab, und am 21. Tag wurde „allgemeines Wohlbefinden" notiert.

Baden, Pr. 172, Plazebo

Weiblich, 27 J.– Mit 5 Jahren offene Oberschenkelfraktur und Osteomyelitis, seither Beugekontraktur am Hüftgelenk und Fehlhaltung der Wirbelsäule, mit Knacken in den Wirbelgelenken und Ischialgien. Vor Jahren nach Motorradfahren Pyelonephritis. – Eher blaß; guter Schlaf, aber Angstträume; häufig starke pulsierende Kopfschmerzen, vom Nacken ausgehend; Neigung zu Karies; öfters leichte Anginen; angedeutete

Struma; paroxysmale Tachykardie; bei Aufregung schmerzhaftes Erbrechen; guter Appetit; Verlangen nach Süßem; Durst; Blase kälteempfindlich; kurze und schwache Menses unter Einnahme eines Ovulationshemmers; feuchte Haut; leichte Seborrhö mit Akne; Haare brüchig und gespalten; Verlangen nach mäßiger Wärme.

Unter Plazebo in der 1. Woche: Am 2. Tag verminderter Orgasmus. Nach Ärger der gewohnte Magendruck mit Übelkeit. Zunahme der bestehenden Akne. Beginn der Menses. Am 5. Tag, nach unangenehmer Nachricht, ab 13 Uhr bis abends der gewohnte heftige, pulsierende Kopfschmerz. Am 6. Tag verstärkte sich abends, nach stundenlanger gebeugter Haltung am 1. Tag eines Malkurses, der gewohnte Rückenschmerz. Am folgenden Tag, am 2. Tag des Malkurses, besonders froh und ausgeglichen; der Rückenschmerz war geringer.

In der 2. und 3. Woche: Am 9. Tag der übliche Rückenschmerz. Am 10. Tag, nach Massage am Vortag, „mal ein Tag ohne Rückenschmerz". Vom 9. bis 12. Tag nach Genuß geringer Mengen Bier „sehr müde, was sonst nicht der Fall ist" (Sy. 18). Am 13. Tag nach reichlicher Bewegung abends trotz „Muskelkater" ein „sehr angenehmes Gefühl". Nach überstandener Pyelonephritis und bei kälteempfindlicher Blase, am 17. Tag nach 22stündiger Autofahrt und Kälteeinwirkung häufiger Harndrang und Brennen beim Urinieren. Am 21. Tag nach 8 Stunden intensiver Sonnenbestrahlung Kopfschmerz (Sy. 38).

Baden, Pr. 187, Plazebo

Weiblich, 39 J., 156 cm, 50 kg. – Seit dem 3. Lebensjahr Schielen am rechten Auge; operative Korrekturen des Schielens im 15. und 34. Lebensjahr. Tonsillektomie nach septischer Angina. Mehrmalige Otitis media. Hepatitis. Cholezystektomie. Bänderriß am Sprunggelenk rechts außen. Seit 8 Jahren Zervikalsyndrom und Kreuzschmerzen. – Heiter und gesellig; eher gerötetes Gesicht; chronische Konjunktivitis nach den Augenoperationen; rezidivierende Stomatitis aphthosa; RR 120/80; guter Appetit; Verlangen nach Saurem; Durst; Neigung zu Meteorismus; zeitweise obstipiert; Hämorrhoiden; seit Jahren leichte Varizen; lange starke Menses; trockene Haut; zweimalige Urtikaria nach einem Waschmittel; Verlangen nach mäßiger Wärme.

Unter Plazebo in der 1. Woche: Am 1. Tag nach verkürzter Nachtruhe 1/2 Stunde lang pulsierende Schläfenkopfschmerzen, am Nachmittag das gewohnte Stechen in der Halswirbelsäule, und abends, wie des öfteren, sehr hungrig. Am 2. Tag nachts um 4.30 Uhr und nochmals um 5.30 Uhr mit Harndrang erwacht; gewöhnlich erscheint der Harndrang nachts nur einmal zwischen 3 und 5 Uhr. Tagsüber, nach zweimaliger Stuhlentleerung um 10 und 12 Uhr, ab 16 Uhr wie öfter übelriechende Flatus. Am 3., 4., 6., 7. und nochmals am 10. Tag vormittags oder den ganzen Tag über sehr müde und inaktiv. Am 3., 8. und 9. Tag Jucken und Brennen in der Vulva; am 3. Tag auch „feuchtes Gefühl und das Gefühl, als ob die Scheide weit offen ist"; am 8. Tag begann ein fade riechender, schleimiger Fluor, mit demselben Jucken und Brennen wie am 3. Tag. Am 4., 6. und 7. Tag je ein „lebhafter", ein „erotisch gefärbter" und ein wie gewohnt „ängstlicher" Traum. Am 5. Tag psychisch „ausgeglichen"; das ist „sehr selten" der Fall. Am 5. Tag von 13 bis 17 Uhr und nochmals am 7. Tag um 11 Uhr starke Schmerzen am Zahnhals des rechten oberen Zweiers, „das erste Mal seit der Überkrönung vor 2 Jahren". Am 6., 7. und nochmals am 10. Tag sexuelle „Abneigung".

In der 2. und 3. Woche: Am 8. Tag morgens und mittags, nach der Einnahme der Tropfen, ein unangenehmer Geschmack im Mund (Sy. 74). Beim Aufstehen um 6.30 Uhr heftiger Drehschwindel, „als ob man in die andere Richtung gezogen würde" (Sy. 40). Am Morgen des 8. Tages außerdem, bei bestehenden leichten Varizen, ziehende Schmerzen in der Tiefe der Waden, die sich nach der Morgengymnastik bessern (Sy. 69). Am 9. Tag periodisch auftretende ziehende Schmerzen in der Herzgegend (Sy. 65), und ziehende Schmerzen im Unterbauch bei Bewegung, rechts mehr als links, „als ob eine gefüllte Blase geschaukelt würde" (Sy. 90). „Habe an den vergangenen Tagen aber zu viel gegessen und getrunken." Am 10. Tag ein schmerzhaftes entzündetes Knötchen in der linken Augenbraue (Sy. 139). Am 10., 11. und 16. Tag, ähnlich wie bereits am 1. Tag, pulsierende Kopfschmerzen in der Stirn und in der Schläfengegend, „hinausdrückend, als ob der Schädel platzen wollte", am 10. Tag abends nach 2 Gläschen Wein, am 16. Tag nach Tennisspielen in der Sonne. Am 11. Tag auch die gewohnten Schmerzen im Nacken, in der rechten Schulter und im rechten Oberarm, mit Besserung durch leichte Bewegung. Am 14. und wieder vom 16. bis 18. Tag unkonzentriert, am 17. und 18. Tag auch melancholisch und gleichgültig (Sy. 14). Am 16. Tag morgens um 5 Uhr Schweißausbruch, mit „dickem, klebrigem" Schweiß ohne Geruch (Sy. 146). Anschließend um 7 Uhr Stuhl; er „schlüpft zurück"; um 10 Uhr nochmals Stuhl und Wundheitsgefühl am Anus (Sy. 96). Außerdem wurden am 16. Tag trockene, brüchige Haare und starke Schuppenbildung protokolliert (Sy. 143). Am 18. Tag Zahnfleischentzündung im rechten Unterkiefer, im Bereich des 3. bis 5. Zahnes (Sy. 76). Am 19. und 20. Tag ein taubes Gefühl in der rechten Wange, in der Nähe des Kieferwinkels, ein „vorher noch nie aufgetretenes Gefühl“, am 19. Tag um 19 Uhr, am 20. Tag um 10 Uhr, aber nur für 2 Minuten (Sy. 43). Am 19. und 21. Tag abends Verlangen nach Eiskaffee (Sy. 71). Am 21. Tag begannen die Menses 5 Tage zu früh; das Blut war „sehr schwarz, wie altes Blut, kaffeesatzartig“ (Sy. 116).

Baden, Pr. 190, Plazebo

Männlich, 57 J., 179 cm, 77 kg. – 1979 Cholezystektomie. – Heiter; eher blaß; meist leichter Druck und dumpfes Gefühl an der Schädeldecke; Müdigkeit nach dem Mittagessen; zeitweise schleimig-eitriges Sekret aus der Nase, zeitweise verlegte Nase; Neigung zu Sinusitis; zeitweise schleimig-eitriges Sekret aus den Bronchien, jedoch nur bei Tag; Tachykardie; Extrasystolie; RR 160/100; guter Appetit; Verlangen nach Süßem; kein Durst; Neigung zu Durchfällen; Schmerz in der Muskulatur der rechten Schulter beim Heben des Armes; trockene Haut; seborrhoisches Ekzem am Hinterkopf, am Skrotum und am Penis; Verlangen nach Wärme.

Unter Plazebo in der 1. Woche: Vom Beginn bis zum Ende der Prüfung fast täglich die gewohnten Kopfschmerzen, während der ersten Tage jedoch intensiver als gewöhnlich, am 1. und 2. Tag mit starkem Druck über dem rechten Auge, am 2. Tag auch pulsierend, am 3. Tag „zersprengend“. Während der ganzen Prüfung weiterhin die gewohnten Sekretabsonderungen aus Nase und Bronchien sowie die gewohnte Tachykardie, zeitweise mit „starkem“ Herzklopfen, oder die gewohnte Extrasystolie. Fast dauernd auch das gewohnte Jucken am Hinterkopf. Am 2. und 4. Tag wurden dumpfe „Galleschmerzen“ im Anschluß an die seinerzeitige Cholezystektomie angegeben. Außerdem am 1., 2., 5., 6., vom 10. bis 15. sowie am 19. und 20. Tag „schlechte Laune“ oder „grantig“. Dabei vom 2. bis 5., vom 7. bis 9., am 13. und vom 15. bis 20. Tag müde. Am 1. Tag jedoch „keine Müdigkeit nach dem Mittagessen“ wie sonst gewöhnlich. Am 3., 11. und 16. Tag nachts mehrmals erwacht. Am 6., 12. und 13. Tag Angstträume, am 6. Tag von „Brandkatastrophe“, am 12. und 13. Tag Verfolgungsträume. Ebenfalls von Beginn der Prüfung an, am 1., 3., vom 7. bis 9. und vom 14. bis 20. Tag Schwindel bei raschen Bewegungen, vielleicht durch den habituellen Kopfschmerz mitbedingt, am 6. Tag auch

Drehschwindel im Sitzen. Vom 1. bis 4. Tag wurde angegeben: „Kann nur rechts liegen“. Ferner vom 2. bis 5. Tag Blähungen, mit Abgang erleichternder Flatus, am 5. Tag mit kolikartigen Schmerzen und übelriechenden Flatus. Gleichzeitig am 2. und 3. Tag, aber auch nochmals vom 17. bis 21. Tag Nykturie und bei Tag Pollakisurie, am 2. Tag mit auffällig dunklem Urin, und am 3. Tag mit Brennen in der Harnröhre, um 1 Uhr nachts und um 5 Uhr. Vom 4. bis 6. Tag Verlangen nach Saurem und Abneigung gegen Süßes, bei sonst vorhandenem Verlangen nach Süßem.

In der 2. und 3. Woche: Am 11. und 16. Tag leichter Druck im Magen, am 11. Tag mit Übelkeit (Sy. 80). Vom 12. bis 14. Tag täglich von 15 oder 16 Uhr bis 21 Uhr Sodbrennen (Sy. 77), und am 12. Tag außerdem „Kratzen im Hals“ (Sy. 57). Am 16. und 17. Tag war der Proband, neben der bereits erwähnten schlechten Laune und Müdigkeit auch „stark gedämpft“, als ob er „starke Beruhigungsmittel genommen“ hätte (Sy. 11). Gleichzeitig am 16. und 17. Tag stechende Schmerzen im rechten Sprunggelenk bei Bewegung, am 17. Tag auch dumpfe Schmerzen in der Unterschenkelmuskulatur (Sy. 135). Bei den Laborwerten zeigte sich ein Anstieg des Serumbilirubins von 1.0 mg% vor der Prüfung, auf 1.3 mg% nach der Prüfung (Sy. 150), und ein Abfall des Harnstoffs im Serum von 26.3 mg% vor der Prüfung, auf 16 mg% nach der Prüfung (Sy. 154).

8. Die Symptome unter Plazebo

Symptomgruppe Nummer des Symptoms Etwaige Angaben aus der Anamnese Symptomtext Begleitsymptome in Klammern Probandengruppe Nummer des Probanden	Dauer			weitere Gewichtungen			
	Anzahl der Tage	längste Tagefolge	Gesamtdauer	an mehreren Tagen	objektives Symptom	intensives Symptom	bes. Auffälligkeit
	A	L	G	M	O	I	B
Euphorie							
1. Am 14., 19. und 20. Tag gehobene oder optimistische Stimmung. – Bad Brückenau, Pr. 67, Plazebo.	3	2	7	×			
2. Am 17. Tag trotz schlechten Schlafes morgens „munter". – Baden, Pr. 31, Plazebo.	1	1	1				
Aggressivität							
3. Vom 17. bis 21. Tag aggressiv, „wie ich es sonst von früher nicht kenne". – Bad Brückenau, Pr. 73, Plazebo.	5	5	5	×			
Reizbarkeit							
4. Am 15. und 16. Tag „gereizt" (und am 15. Tag auch müde. Der Nachtschlaf war an diesen, aber auch an den folgenden Tagen durch Harndrang gestört, Sy. 106). – Baden, Pr. 40, Plazebo.	2	2	2	×			

	A	L	G	M	O	I	B
5. Am 8. Tag nervös und reizbar (und sehr müde, Sy. 19). – Bad Brückenau, Pr. 67, Plazebo.	1	1	1				
6. Am 17. Tag morgens „übelnehmerisch“ und leicht beleidigt. – Bad Brückenau, Pr. 67, Plazebo.	1	1	1				
Depressive Stimmung							
7. Vom 17. bis 21. Tag Verlangen allein zu sein und zu weinen. – Bad Brückenau, Pr. 73, Plazebo.	5	5	5	×			
8. Vom 15. bis 18. Tag „deprimiert“ und „mutlos“. „Alles erscheint sinnlos.“ Muß am 15. Tag „heulen, obwohl es keinen Grund gab“. Auch den ganzen 16. Tag „weinerliche Stimmung“. – Baden, Pr. 70. Plazebo.	4	4	4	×		×	
9. Am 11., 12. und 16. Tag „depressiv“, am 12. Tag vor allem um 17 Uhr. – Bad Brückenau, Pr. 22, Plazebo.	3	2	6	×			
10. Am 15., 16. und 18. Tag Abneigung gegen geistige Arbeit, und am 18. Tag auch Selbstmitleid mit Neigung zu weinen. – Bad Brückenau, Pr. 67, Plazebo.	3	2	4	×			
11. Am 16. und 17. Tag „stark gedämpft, als ob ich starke Beruhigungsmittel genommen hätte“. (Gleichzeitig Müdigkeit, die schon bei Beginn der Prüfung einsetzte.) – Baden, Pr. 190, Plazebo.	2	2	2	×			
12. Am 20. und 21. Tag „depressive, bedrückte Stimmung“, vom Vormittag bis gegen Abend. – Baden, Pr. 1, Plazebo.	2	2	2	×			

	A	L	G	M	O	I	B
13. Am 9. Tag „traurig“. – Bad Brückenau, Pr. 10, Plazebo.	1	1	1				
Verminderte Konzentrationsfähigkeit							
14. Am 14. und vom 16. bis 18. Tag unkonzentriert, am 17. und 18. Tag auch „melancholisch“ und gleichgültig. – Baden, Pr. 187, Plazebo.	4	3	5	×			
15. Am 16. Tag „Konzentrationsschwäche“ bei geistiger Arbeit. – Bad Brückenau, Pr. 67, Plazebo.	1	1	1				
Müdigkeit							
16. Während der ganzen zweiten Woche kam der Proband „kaum aus dem Bett“, obwohl er sonst Frühaufsteher war. Am 11. und 16. Tag Müdigkeit auch während des Tages, am 12. Tag erst ab 17 Uhr. – Bad Brückenau, Pr. 22, Plazebo.	8	7	9	×		×	
17. Am 16. und 17. Tag etwas „weniger geschlafen“. Vom 16. bis 19. Tag müde, am 16. Tag morgens müde, am 18. Tag (nach nächtlichen Kopfschmerzen, Sy. 39) „große Müdigkeit“. – Baden, Pr. 76, Plazebo.	4	4	4	×			
18. Vom 9. bis 12. Tag nach Genuß geringer Mengen Bier sehr müde, „sonst nicht“. – Baden, Pr. 172, Plazebo.	4	4	4	×			
19. Am 8., 13. und 16. Tag vermehrte Müdigkeit, (am 8. Tag auch Reizbarkeit, Sy. 5). – Bad Brückenau, Pr. 67, Plazebo.	3	1	9	×			
20. Am 11. und 12. Tag müder als sonst. – Bad Brückenau, Pr. 7, Plazebo.	2	2	2	×			

	A	L	G	M	O	I	B
21. Am 9. Tag den ganzen Tag über müde und „energielos". – Bad Brückenau, Pr. 4, Plazebo.	1	1	1				
22. Am 9. Tag „sehr abgespannt". – Bad Brückenau, Pr. 46, Plazebo.	1	1	1				
23. Am 17. Tag müde. (Der Nachtschlaf war an diesem, aber auch an den folgenden Tagen gestört, Sy. 27.) – Baden, Pr. 40, Plazebo.	1	1	1				
Einschlafstörungen							
24. Vom 16. bis 18. Tag Einschlafstörung (bei sehr unruhigen Beinen am 16. Tag, Sy. 136, und Hitzegefühl in den Beinen vom 16. bis 19. Tag, Sy. 145). Am 18. Tag noch um 24 Uhr „Geist hell wach, Körper müde". – Baden, Pr. 31, Plazebo.	3	3	3	×			
25. Am 15. Tag „Einschlafschwierigkeiten". – Baden, Pr. 76, Plazebo.	1	1	1				
26. Am 19. Tag „Einschlafschwierigkeiten", anschließend tiefer Schlaf. – Bad Brückenau, Pr. 49, Plazebo.	1	1	1				
Schlafstörungen anderer Art							
27. Am 15. und 16. Tag unruhiger Schlaf (durch öfteres Erwachen mit Harndrang, Sy. 106, und Hungergefühl, Sy. 70). – Baden, Pr. 40, Plazebo.	2	2	2	×			
28. Am 19. Tag „schlechter Schlaf" (mit „schlechten Träumen", Sy. 31). – Bad Brückenau, Pr. 73, Plazebo.	1	1	1				

	A	L	G	M	O	I	B
Sexuelle Träume							
29. Am 10. Tag sexuelle Trauminhalte (und Pollution, Sy. 114). – Baden, Pr. 124, Plazebo.	1	1	1				
Alpträume							
30. Am 17. Tag ein Traum von „aussichtsloser Situation“ und Verfolgung. – Bad Brückenau, Pr. 4, Plazebo.	1	1	1				
Träume anderer Art							
31. Am 19. Tag „schlechte Träume“ (und „schlechter Schlaf“, Sy. 28.) – Bad Brükkenau, Pr. 73, Plazebo.	1	1	1				
Dumpfer Kopfschmerz							
32. Am 8. Tag nachmittags „dumpfes Drükken“ im Kopf, vielleicht infolge des heißen Wetters. – Baden, Pr. 124, Plazebo.	1	1	1				
Drückender Kopfschmerz							
33. Am 10. Tag vormittags drückender Schmerz hinter und über dem rechten Auge. – Bad Brückenau, Pr. 67, Plazebo.	1	1	1				
Pulsierender Kopfschmerz							
34. Am 11. Tag „klopfende“ Kopfschmerzen über der linken Schläfe, um 11 und 13 Uhr für je einige Minuten. – Bad Brückenau, Pr. 49, Plazebo.	1	1	1				

	A	L	G	M	O	I	B
Zersprengender Kopfschmerz							
35. Habituelle abendliche Kopfschmerzen im Nacken, manchmal mit Druck in den Schläfen, und Hypotonie von RR 85/55. Am 8. und 9. Tag Kopfschmerzen. Am 8. Tag 1/2 Stunde nach der 1. Einnahme der Tropfen um 9 Uhr, und 1 Stunde nach der 2. Einnahme um 13 Uhr, Kopfschmerzen in den Schläfen, „als ob der Kopf platzen wollte“ mit Übelkeit und Schwindel. Vormittags hielt dieser Zustand 2 Stunden an, „kann kaum arbeiten“. (Am Nachmittag Blutdruckmessung: völlig ungewohnter Anstieg auf RR 150/90, Sy. 67). Am 9. Tag dieselben Beschwerden in geringerem Ausmaß. – Baden, Pr. 70, Plazebo.	2	2	2	×		×	
Kopfschmerz anderer Art							
36. Am 16. Tag um 18 Uhr Kopfschmerz. – Baden Pr. 40, Plazebo.	1	1	1				
37. Am 17. Tag tagsüber Kopfschmerz, nach Weingenuß in gewohnter Menge am Vorabend. – Bad Brückenau, Pr. 55, Plazebo.	1	1	1				
38. Neigung zu Kopfschmerz. Am 21. Tag Kopfschmerz nach 8 Stunden intensiver Sonnenbestrahlung. – Baden, Pr. 172, Plazebo.	1	1	1				
Leichter Kopfschmerz							
39. Am 18. Tag: „In der Nacht leichte Kopfschmerzen.“ – Baden, Pr. 76, Plazebo.	1	1	1				

	A	L	G	M	O	I	B
Schwindel							
40. Am 8. Tag beim Aufstehen um 6.30 Uhr heftiger Drehschwindel, „als ob man in die andere Richtung gezogen würde“. – Baden, Pr. 187, Plazebo.	1	1	1			×	
Gesichtsröte							
41. Gewöhnlich eher blasses Gesicht. Am 20. Tag den ganzen Tag über „Gesichtsröte“ bei normalem Blutdruck. – Bad Brückenau, Pr. 49, Plazebo.	1	1	1		×		
Tic im Gesicht							
42. Am 10. Tag um 11 Uhr „kurzes Nervenzukken, vom linken Mundwinkel hinunter zum Hals“. – Baden, Pr. 1, Plazebo.	1	1	1				
Parästhesien im Gesicht							
43. Am 19. und 20. Tag ein taubes Gefühl in der rechten Wange nach dem Kieferwinkel zu, ein „vorher noch nie aufgetretenes Gefühl“; am 19. Tag um 19 Uhr, am 20. Tag um 10 Uhr, aber jeweils nur für etwa 2 Minuten. – Baden, Pr. 187, Plazebo.	2	2	2	×			
Konjunktivitis							
44. Am 18. und 19. Tag brennende Augen. – Bad Brückenau, Pr. 73, Plazebo.	2	2	2	×			
45. Trug seit 1/2 Jahr Kontaktlinsen. Vom 8. bis 11. Tag leichtes Brennen beider Augen, am 10. Tag links besonders störend. – Baden, Pr. 31, Plazebo.	4	4	4	×			

	A	L	G	M	O	I	B
46. Am 16. Tag an den Augen das Gefühl „wie entzündet“, und das Gefühl, „sie tränen gleich“. – Baden, Pr. 70, Plazebo.	1	1	1				
Geräuschempfindlichkeit							
47. Vom 17. bis 21. Tag empfindlich gegen Geräusche. – Bad Brückenau, Pr. 73, Plazebo.	5	5	5	×			
Verlegte Ohren							
48. Am 19. Tag „Ohren zu, Stimme klingt im eigenen Kopf“. – Bad Brückenau, Pr. 67, Plazebo.	1	1	1				
Trockenheit der Nase							
49. Am 20. Tag war die Nase trocken und „etwas borkig“. – Baden, Pr. 70, Plazebo.	1	1	1				
Verlegte Nase							
50. Am 19. Tag Anschwellen der Nasenschleimhäute (und Halsschmerzen, Sy. 59). – Bad Brückenau, Pr. 73, Plazebo.	1	1	1				
Rhinitis							
51. Vom 11. bis 21. Tag Fließschnupfen, ab dem 12. Tag mehr rechts, ab dem 18. Tag „nur“ rechts, am 18. und 19. Tag am heftigsten (und mit hämorrhagischem Sekret, Sy. 53). (Schon ab dem 8. Tag Halsschmerz, Sy. 56, Heiserkeit und Husten, Sy. 62.) – Baden, Pr. 157, Plazebo.	11	11	11	×	×	×	

	A	L	G	M	O	I	B
Nasenbluten							
52. Am 21. Tag nachts um 2.45 Uhr Nasenbluten, das „noch nie aufgetreten“ war. – Baden, Pr. 16, Plazebo.	1	1	1		×		
53. Am 18. und 19. Tag hämorrhagisches Nasensekret (bei einer seit dem 11. Tag bestehenden Rhinitis, Sy. 51). – Baden, Pr. 157, Plazebo.	2	2	2	×	×		
Tonsillitis							
54. Am 15. und vom 17. bis 19. Tag stechende und ziehende Schmerzen in der rechten Tonsille, am 15. Tag auch eine Schwellung der Tonsille. – Bad Brückenau, Pr. 22, Plazebo.	4	3	5	×	×		
55. Am 12. und 13. Tag schmerzhafte Schwellung der linken Tonsille, mit Schmerz an der linken Halsseite, besonders während der Nacht vom 12. zum 13. Tag beim Drehen des Kopfes. – Baden, Pr. 31, Plazebo.	2	2	2	×	×		
Pharyngitis							
56. Am 8. und 9. Tag „Halsentzündung“ (und Heiserkeit, sowie nachfolgend Husten, Sy. 62, und Fließschnupfen, Sy. 51.) – Baden, Pr. 157, Plazebo.	2	2	2	×			
57. Am 12. Tag um 10 Uhr „Kratzen im Hals“. – Baden, Pr. 190, Plazebo.	1	1	1				
58. Am 15. Tag mittags leichtes „Kratzen im Hals“ (bei gleichzeitigen, schon mehrfach aufgetretenen Ohrenschmerzen und „Grippegefühl“ am folgenden Tag). – Baden, Pr. 16, Plazebo.	1	1	1				

	A	L	G	M	O	I	B
59. Am 19. Tag „Halsschmerzen“ (mit Anschwellung der Nasenschleimhaut, Sy. 50). – Bad Brückenau, Pr. 73, Plazebo.	1	1	1				
60. Am 12. Tag stechende Schmerzen im Hals, und bei Druck Schmerz am linken Zungenbeinköpfchen. – Bad Brückenau, Pr. 4, Plazebo.	1	1	1				
Heiserkeit							
61. Am 8. Tag Heiserkeit (und Halsschmerz, Sy. 56, sowie nachfolgend Husten, Sy. 62, und Fließschnupfen, Sy. 51). – Baden, Pr. 157, Plazebo.	1	1	1		×		
Trockener Husten							
62. Vom 9. bis 11. Tag Husten (nach vorangegangener Pharyngitis, Sy. 56, und Heiserkeit, Sy. 61, und anschließendem Fließschnupfen, Sy. 51). – Baden, Pr. 157, Plazebo.	3	3	3	×	×		
Husten mit Auswurf							
63. Am 9. Tag morgens „Hüsteln mit etwas Auswurf“. – Baden, Pr. 16, Plazebo.	1	1	1		×		
Stenokardie							
64. Am 18. Tag stechende Herzschmerzen zu Mittag, und Besserung nach dem Niederlegen. – Baden, Pr. 1, Plazebo.	1	1	1				
65. Am 9. Tag nachmittags periodisch auftretende, ziehende Schmerzen in der Herzgegend. – Baden, Pr. 187, Plazebo.	1	1	1				

	A	L	G	M	O	I	B
Arrhythmie							
66. Am 19. Tag um 16 Uhr unregelmäßiger Puls, „zittriges Gefühl“ und Übelkeit. – Baden, Pr. 1, Plazebo.	1	1	1		×		
Blutdrucksteigerung							
67. Blutdruck gewöhnlich RR 85/55.							
Vom 8. bis 14. Tag Blutdruckanstieg mit Übelkeit (und anfangs auch mit Kopfschmerzen, Sy. 35). Am 8. Tag, 1/2 Stunde nach der 1. Einnahme der Tropfen aus dem Fläschchen II um 9 Uhr, und 1 Stunde nach der 2. Einnahme um 13 Uhr (heftige Kopfschmerzen in den Schläfen) und Übelkeit. Der Blutdruck wurde erst um 14 Uhr gemessen: RR 150/90. „Das habe ich noch nie im Leben gehabt, komme sonst mit Kaffee und Medikamenten mühsam auf RR 105/70.“ In den nächsten Tagen nahmen die Blutdrucksteigerungen und die stets gleichzeitig vorhandene Übelkeit nach und nach ab (Kopfschmerz bestand nur noch am 9. Tag). Am 9. Tag morgens nüchtern RR 85/50, eine Stunde nach der Einnahme RR 140/95. Am 10. Tag morgens nüchtern RR 90/60, eine Stunde nach der Einnahme RR 125/80. Mittags, eine Stunde nach der Einnahme RR 140/95. Abends, eine Stunde nach der Einnahme RR 120/80. Dann erst wieder am 14. Tag gemessen: Mittags, eine Stunde nach der Einnahme RR 130/80. Abends RR 85/60, zwei Stunden nach der Einnahmen RR 120/80. Baden, Pr. 70, Plazebo.	7	7	7	×	×	×	

	A	L	G	M	O	I	B
Kollapsneigung Vgl. auch Sy. 83							
68. Blutdruck gewöhnlich um RR 85/55. Blutdruckanstieg vom 8. bis 14. Tag (Sy. 67). Am 15. Tag um 14 Uhr beim Einkaufen und bei „schwüler“ Temperatur, und nochmals um 16.30 Uhr, Neigung zu Kollaps, „weißes Gesicht“, „schweißnaß bei eiskalten Händen und Füßen“. – Baden, Pr. 70, Plazebo.	1	1	1		×	×	
Venen							
69. Geringgradige Varizen. Am 8. Tag morgens ziehende Schmerzen in der Tiefe der Waden, besser nach der Morgengymnastik. – Baden, Pr. 187, Plazebo.	1	1	1				
Hunger							
70. Am 15., 16., 18. und 19. Tag nachts mehrmaliges Erwachen mit Hungergefühl (und Harndrang, Sy. 106, der auch an den Zwischentagen auftrat). – Baden, Pr. 40, Plazebo.	4	2	5	×			
Verlangen							
71. Am 19. und 21. Tag abends Verlangen nach Eiskaffee. – Baden, Pr. 187, Plazebo.	2	1	3	×			
72. Am 14. Tag Verlangen nach Most und Speck. – Baden, Pr. 40, Plazebo.	1	1	1				
Mundgeschmack							
73. Am 12. Tag „übler“ Geschmack im Mund nach dem Mittagsschlaf. – Baden, Pr. 1, Plazebo.	1	1	1				

	A	L	G	M	O	I	B
74. Am 8. Tag, morgens und mittags, nach der Einnahme der Tropfen, unangenehmer Geschmack im Mund. – Baden, Pr. 187, Plazebo.	1	1	1				
Zahnfleisch							
75. Am 15. und 16. Tag Zahnfleischentzündung an den oberen Frontzähnen, mit Rötung, Schwellung und „generalisierten Schmerzen". „Habe ich noch nie gehabt". – Baden, Pr. 70, Plazebo.	2	2	2	×	×		
76. Am 18. Tag Zahnfleischentzündung, rechts unten im Bereich des 3. bis 5. Zahnes. – Baden, Pr. 187, Plazebo.	1	1	1		×		
Sodbrennen							
77. Vom 12. bis 14. Tag Sodbrennen, an jedem dieser Tage von 15 oder 16 Uhr bis 21 Uhr. – Baden, Pr. 190, Plazebo.	3	3	3	×			×
Übelkeit							
78. Am 10. Tag gegen Morgen beim Aufstehen, vor dem Gang zur Toilette, ganz leichte Übelkeit. – Baden, Pr. 16, Plazebo.	1	1	1				
79. Am 14. Tag um 20 Uhr plötzliche Übelkeit mit Brechreiz, 3/4 Stunden lang. – Baden, Pr. 1, Plazebo.	1	1	1				
Magendruck							
80. Am 11. und 16. Tag leichter Druck im Magen, am 11. Tag mit Übelkeit. – Baden, Pr. 190, Plazebo.	2	1	6	×			

	A	L	G	M	O	I	B
81. In der Vorwoche Ziehen im Unterbauch. Am 16. und 17. Tag „Druck im Magen“ und Abneigung gegen warme Speisen, am 16. Tag von Mittags bis abends. – Bad Brückenau, Pr. 49, Plazebo.	2	2	2	×			
82. Am 18. Tag abends Druckgefühl und leichter Schmerz im Magen. – Bad Brückenau, Pr. 70, Plazebo.	1	1	1				
83. Am 19. Tag Druck im Oberbauch, und „vom Plexus solaris ausgehendes Gefühl drohender Ohnmacht“. – Bad Brückenau, Pr. 4, Plazebo.	1	1	1				

Magenschmerz

Vgl. auch Sy. 82

	A	L	G	M	O	I	B
84. Am 9. und 10. Tag schneidende Magenschmerzen vor dem Essen, minutenlang, völlig ungewohnt. – Bad Brückenau, Pr. 16, Plazebo.	2	2	2	×			

Leber und Gallenblase

	A	L	G	M	O	I	B
85. Am 9. Tag Druckgefühl im rechten Oberbauch (und nach dem Abendessen Blähungsgefühl, wie schon am 1. Prüfungstag). – Baden, Pr. 124, Plazebo.	1	1	1				

Leibschmerz

	A	L	G	M	O	I	B
86. Vom 16. bis 18. Tag „kolikartiges Bauchschneiden, besonders am 16. Tag nach dem Abendessen, besser in gekrümmter, schlimmer in gestreckter Haltung (am 17. Tag auch mehrmals weicher Stuhl, Sy. 99). – Baden, Pr. 124, Plazebo	3	3	3	×			

	A	L	G	M	O	I	B
87. Am 17. Tag „zeitweise leichte Oberbauchbeschwerden, möglicherweise bedingt durch zu enge Hose“. (An diesem Tag kein Stuhl, Sy. 95.) – Baden, Pr. 76, Plazebo.	1	1	1				
88. Am 21. Tag um 22.30 Uhr das „Gefühl eines Knotens in der Nabelgegend“. – Bad Brückenau, Pr. 4, Plazebo.	1	1	1				
89. Am 13. und 14. Tag den ganzen Tag über ein „Ziehen“ im Unterbauch, am 13. Tag nur im rechten Unterbauch, am 14. Tag im „gesamten“ Unterbauch. – Bad Brückenau, Pr. 49, Plazebo.	2	2	2	×			
90. Am 9. Tag ziehende Schmerzen im Unterbauch bei Bewegung, rechts mehr als links, „als ob eine gefüllte Blase geschaukelt würde“. „Habe die vergangenen Tage aber zu viel gegessen und getrunken.“ – Baden, Pr. 187, Plazebo.	1	1	1				

Meteorismus

	A	L	G	M	O	I	B
91. Vom 15. bis 19. und am 21. Tag Völlegefühl (anfangs mit verspäteter Stuhlentleerung, am 21. Tag mit übelriechenden Flatus, Sy. 93). – Baden, Pr. 40, Plazebo.	6	5	7	×			
92. Am 20. Tag „abends Blähungen“. (Am Morgen ein Durchfall, wie auch am folgenden Tag, Sy. 100.) – Bad Brückenau, Pr. 49, Plazebo.	1	1	1				

Flatulenz

	A	L	G	M	O	I	B
93. Am 21. Tag übelriechende Flatus. – Baden, Pr. 40, Plazebo.	1	1	1		×		

	A	L	G	M	O	I	B
Obstipation							
94. Am 16. Tag kein Stuhl. – Baden, Pr. 70, Plazebo.	1	1	1		×		
95. Schon am 10. Tag ein Gefühl ungenügender Entleerung. Vom 17. bis 20. Tag Neigung zu Obstipation. Am 17. Tag kein Stuhl, vom 18. bis 20. Tag „sehr fester Stuhl". – Baden, Pr. 76, Plazebo.	4	4	4	×	×		
96. Am 16. Tag schon morgens um 7 Uhr Stuhl. Er „schlüpft zurück". Um 10 Uhr nochmals Stuhl, mit Wundheitsgefühl. – Baden, Pr. 187, Plazebo.	1	1	1		×		×
97. Am 10. Tag Gefühl „ungenügender Entleerung". – Baden, Pr. 76, Plazebo.	1	1	1				
Tenesmen							
98. Am 21. Tag nach dem Stuhlgang das „Gefühl, als ob der Darm nicht ganz entleert ist". (Am selben Tag auch Brennen am After, Sy. 102.) – Bad Brückenau, Pr. 70, Plazebo.	1	1	1				
Häufiger Stuhl							
99. Am 17. Tag Stuhlgang „öfter als normal"; der Stuhl auch „etwas weicher" (bei kolikartigen Bauchschmerzen, vom 16. bis 18. Tag, Sy. 86). – Baden, Sy. 124, Plazebo.	1	1	1		×		
Durchfälle							
100. Am 20. und 21. Tag morgens Durchfall (am 20. Tag abends auch Blähungen, Sy. 92). – Bad Brückenau, Pr. 49, Plazebo.	2	2	2	×	×		

	A	L	G	M	O	I	B
101. Am 21. Tag um 10 Uhr ein plötzlicher Durchfall, ohne erkennbare Ursache, und völlig ungewohnt. – Bad Brückenau, Pr. 22, Plazebo.	1	1	1		×		

Anus

	A	L	G	M	O	I	B
102. Am 21. Tag Brennen am After, Baden verschlimmert. (Am selben Tag nach dem Stuhl das Gefühl, „als ob der Darm nicht ganz entleert wäre“, Sy. 98.) – Bad Brückenau, Pr. 70, Plazebo.	1	1	1				

Miktionsschmerz

Vgl. auch Sy. 109.

	A	L	G	M	O	I	B
103. Am 15. Tag seit 11 Uhr vormittag keine Miktion, bis am folgenden Morgen um 5 Uhr früh „einige wenige brennende Tropfen“ abgingen. – Baden, Pr. 70, Plazebo.	2	2	2	×			
104. Am 17. und 18. Tag Brennen beim Urinieren. – Baden, Pr. 40, Plazebo.	2	2	2	×			
105. Bei Kälte oder Feuchtigkeit öfters „Blasenreizungen“.							
Am 11. Tag „Blasenreizung mit Brennen und Harndrang, besonders nach dem Wasserlassen“, ohne erkennbare Ursache, vormittags beginnend, im Laufe des Tages zunehmend, abends Besserung „nach verstärkter Diurese“. – Bad Brückenau, Pr. 49, Plazebo.	1	1	1				

Häufiger Harndrang

	A	L	G	M	O	I	B
106. Vom 15. bis 19. Tag nachts mehrmaliges Erwachen mit Harndrang (am 15., 16., 18. und 19. Tag gleichzeitig nachts Hungergefühl,	5	5	5	×	×		

	A	L	G	M	O	I	B
Sy. 70, am 17. und 18. Tag auch Brennen beim Urinieren, Sy. 104). – Baden, Pr. 40, Plazebo.							
107. Am 12., 16. und 20. Tag häufiger Harndrang, am 20. Tag etwa 14mal. – Baden, Pr. 1, Plazebo.	3	1	9	×	×		
108. Am 12. Tag häufiger Harndrang, etwa 10 bis 12mal. – Bad Brückenau, Pr. 46, Plazebo.	1	1	1		×		
Verzögerte Miktion							
109. Am 11., 12., vom 14. bis 16. und am 19. und 20. Tag Miktionsstörungen. Am 11. und 12. Tag das Gefühl, „sich beim Wasserlassen etwas anstrengen zu müssen“, ab dem 14. Tag „leichtes Druckgefühl in der Blasengegend beim Wasserlassen“, und am 19. und 20. Tag auch „Brennen im Blasenbereich“. – Baden, Pr. 76, Plazebo.	7	3	10	×			
110. Am 19. Tag um 3 Uhr nachts verzögerte Miktion. „Lange Dauer“, bis die Blase entleert werden konnte. – Baden, Pr. 31, Plazebo.	1	1	1		×		
Verminderte Libido							
111. Vom 17. bis 21. Tag sexuelle „Abneigung“. – Bad Brückenau, Pr. 73, Plazebo.	5	5	5	×			
112. Am 8. Tag verminderte Libido. – Bad Brückenau, Pr. 67, Plazebo.	1	1	1				
Gesteigerte Libido							
113. Am 9. Tag gesteigertes sexuelles Verlangen, „vielleicht mitbedingt durch Karenz zur Empfängnisverhütung“ (und Pollution in	1	1	1				

	A	L	G	M	O	I	B
der Nacht zum 10. Tag, Sy. 114). – Baden, Pr. 124, Plazebo.							
Pollution							
114. Am 10. Tag nachts Pollution (und sexuelle Trauminhalte, Sy. 29). – Baden, Pr. 124, Plazebo.	1	1	1		×		
Verfrühte Menses							
115. Die Menses traten am 20. Prüfungstag, 10 Tage früher als erwartet auf, und waren noch kürzer und schwächer als sonst. – Bad Brückenau, Pr. 73, Plazebo.	1	1	1		×		
116. Am 21. Tag traten die Menses 5 Tage früher als erwartet ein. Das Blut war „sehr schwarz, wie altes Blut, kaffeesatzartig“. – Baden, Pr. 187, Plazebo.	1	1	1		×		
117. Am 9. Tag traten die Menses 4 Tage früher als erwartet ein. – Baden, Pr. 31, Plazebo.	1	1	1		×		
Starke Menses							
118. Am 16. Prüfungstag begannen die Menses, sie waren stärker als sonst (am 16. Tag mit Ziehen im Unterleib, Sy. 121). – Bad Brückenau, Pr. 67, Plazebo.	1	1	1		×		
Verkürzte Menses Vgl. auch Sy. 115.							
119. Vom 8.–10. Tag Menses zum erwarteten Termin, aber weniger schmerzhaft, schwächer und 1 bis 2 Tage kürzer als gewohnt. – Baden, Pr. 1, Plazebo.	1	1	1		×		

	A	L	G	M	O	I	B
Unterbrochene Menses							
120. Am 19. Tag waren die Menses beendet, begannen aber am 21. Tag nach einem Koitus wieder. – Bad Brückenau, Pr. 67, Plazebo.	1	1	1		×		
Dysmenorrhö							
121. Am 16. Tag begannen die Menses (stärker als sonst, Sy. 118), und mit Ziehen im Unterleib; gewöhnlich verlaufen die Menses ohne Beschwerden. – Bad Brückenau, Pr. 67, Plazebo.	1	1	1				
Fluor genitalis							
122. Am 18. Tag farbloser, vaginaler Fluor mit „Unterleibsschmerzen" links und Besserung durch Wärme. – Baden, Pr. 1, Plazebo.	1	1	1		×		
Hodenschmerz							
123. Am 20. Tag abends ziehende Schmerzen im linken Hoden (nach tagelangem, nächtlichen Harndrang und Brennen beim Urinieren am 17. und 18. Tag, Sy. 104 und 106). – Baden, Pr. 40, Plazebo.	1	1	1				
Nacken							
124. Am 8. Tag nachts leichte Schmerzen im linken Schultergelenk und am 9. Tag mittags Schmerzen im Nacken, vielleicht ausgelöst durch Autofahren bei offenem Fenster. – Bad Brückenau, Pr. 67, Plazebo.	2	2	2	×			
125. Am 17. Tag um 8 Uhr früh plötzlich „steifer Hals", die Bewegung ist nur nach rechts möglich. – Bad Brückenau, Pr. 46, Plazebo.	1	1	1			×	

	A	L	G	M	O	I	B
Rücken							
126. Gelegentlich Lumbalsyndrom.							
Am 16., 17. und 19. Tag intensive Schmerzen im linken Ileosakralgelenk, ins linke Bein ausstrahlend, so heftig, daß eine analgetische Injektion nötig war. – Bad Brückenau, Pr. 22, Plazebo.	3	2	4	×		×	
127. Am 17. und 18. Tag „dumpfe" Rückenschmerzen oberhalb des Kreuzbeins, besonders am 17. Tag, schlechter im Stehen. „Könnte auch vom langen Sitzen kommen." – Bad Brückenau, Pr. 49, Plazebo.	2	2	2	×			
Extremitäten							
128. Gewohnte periodische Schmerzhaftigkeit der Wirbelsäule; auch vom 5. bis 7. und vom 10. bis 13. Tag bestanden diese Schmerzen. Außerdem seit 4 Wochen eine Ischialgie rechts, mit Taubheitsgefühl in der Wade.							
Am 10. und 11. Tag „leichtes allgemeines Gefühl wie Muskelkater". – Baden, Pr. 124, Plazebo.	2	2	2	×			
129. Am 11. und 12. Tag Anschwellung der kleinen Fingergelenke der linken Hand mit schmerzhafter Bewegungseinschränkung. – Bad Brückenau, Pr. 22, Plazebo.	2	2	2	×	×		
130. Am 15., 16. und 21. Tag „Kontrakturschmerzen". Am Abend des 15. Tages und während des ganzen 16. Tages ein Kontrakturschmerz im linken Kniegelenk, mit dem Gefühl der Schwellung, vom Gelenk in die Muskulatur ausstrahlend. Am 21. Tag um 13 Uhr ein Kontrakturschmerz im linken Ellenbogen, wieder vom Gelenk in die	3	2	7	×		×	

	A	L	G	M	O	I	B
Muskulatur ausstrahlend. – Bad Brückenau, Pr. 52, Plazebo.							
131. Am 19. und 20. Tag Gelenkschmerzen in Hand- und Fußgelenken, rechts stärker; sie begannen am Nachmittag des 19. Tages, nahmen bis abends zu, waren am Morgen des 20. Tages vom 5.30 bis 6 Uhr am heftigsten, und klangen bis zum Abend des 20. Tages ab. – Baden, Pr. 70, Plazebo.	2	2	2	×			
132. Rezidivierende Beschwerden durch kongenitale Coxa valga und Skoliose.							
Am 15. und 16. Tag „neuralgische Schmerzen“ in beiden Hüft- und Fußgelenken, besonders links, trotz wenig Belastung und stabiler Wetterlage. – Bad Brückenau, Pr. 7, Plazebo.	2	2	2	×			
133. Am 12. Tag „empfindliche Schmerzen im ganzen rechten Bein, die sich im Laufe des Tages von der Wade her entwickelten, Besserung abends, vorher nie gehabt“. – Bad Brückenau, Pr. 49, Plazebo.	1	1	1				
134. Nach einer Verletzung vor 2 Jahren Schmerzen im linken Knie.							
Am 10. Tag abends beim Einschlafen leichte Schmerzen im rechten, gesunden Knie. – Baden, Pr. 16, Plazebo.	1	1	1				
135. Am 16. und 17. Tag stechende Schmerzen im rechten Sprunggelenk bei Bewegung, am 17. Tag auch dumpfe Schmerzen in der Unterschenkelmuskulatur. – Baden, Pr. 190, Plazebo.	2	2	2	×			

	A	L	G	M	O	I	B
Unruhige Beine							
136. Am 16. Tag „sehr unruhige Beine“ abends beim Einschlafen (mit Hitzegefühl in den Beinen, so daß sie aufgedeckt werden mußten, Sy. 145). – Baden, Pr. 31, Plazebo.	1	1	1		×		
Ekzem							
137. Am 20. und 21. Tag ein Ekzem an der Stirn. – Bad Brückenau, Pr. 73, Plazebo.	2	2	2	×	×		
Abszeß							
138. Am 15. Tag druckschmerzhafte „Furunkel“ im linken Gehörgang und am linken Mundwinkel. – Bad Brückenau, Pr. 4, Plazebo.	1	1	1		×		
Papeln							
139. Am 10. Tag ein schmerzhaftes entzündetes Knötchen in der linken Augenbraue. – Baden, Pr. 187, Plazebo.	1	1	1		×		
Hautjucken							
140. Am 11., 16. und 17. Tag Hautjucken. Am 11. Tag um 16 Uhr und um 20 Uhr Jucken an einem Leberfleck am rechten Oberarm; Am 16. und 17. Tag Jucken am ganzen Körper nach 17 bzw. nach 18 Uhr, am 16. Tag „mit punktförmigen nadelstichartigen Schmerzen“. – Bad Brückenau, Pr. 4, Plazebo.	3	2	7	×			
141. Am 17. Tag nachts Juckreiz und Kribbeln am ganzen Körper. – Bad Brückenau, Pr. 22, Plazebo.	1	1	1				

	A	L	G	M	O	I	B
Haare							
142. Am 16. Tag „Haare fettig und schlaff“ – Baden, Pr. 1, Plazebo.	1	1	1		×		
143. Am 16. Tag trockene und brüchige Haare und starke Schuppenbildung. – Baden, Pr. 187, Plazebo.	1	1	1		×		
Kältegefühl							
144. Am 20. Tag um 18 Uhr „Kälteschütteln“ das sich nach 1/2 Stunde besserte. – Baden, Pr. 1, Plazebo.	1	1	1				
Wärmegefühl							
145. Im Bett gewöhnlich ganz zugedeckt, zeitweise „bis zu den Ohren“. Vom 16. bis 19. Tag Hitzegefühl abends im Bett, besonders in den Beinen, die zum Einschlafen aufgedeckt wurden. (Am 17. Tag auch „sehr unruhige Beine“, Sy. 136.) Am 19. und 20. Tag mußten auch die Arme abgedeckt werden (dadurch Einschlafstörungen vom 16. bis 18. Tag, Sy. 24). – Baden, Pr. 31, Plazebo.	4	4	4	×			
Schweiße							
146. Am 16. Tag um 5 Uhr morgens „dicker, klebriger“ Schweiß ohne Geruch. – Baden, Pr. 187, Plazebo.	1	1	1		×		
147. Am 16. Tag Nachtschweiß. – Baden, Pr. 124, Plazebo.	1	1	1		×		
148. Am 17. Tag Schweiße, besonders am Hoden, und Hitzegefühl, vor allem auch beim Einschlafen. – Baden, Pr. 76, Plazebo.	1	1	1		×		

	A	L	G	M	O	I	B
Infekt							
149. Am 16. Tag morgens „Grippegefühl“ mit Abgeschlagenheit. (Am Vortag „Kratzen im Hals“, Sy. 58.) Vormittags große Müdigkeit, Gliederschmerzen und Benommenheit. Am nächsten Tag wieder „Wohlbefinden“ (aber erneut 3 Tage lang breiiger Stuhl, wie schon am 2. und 7. Tag). – Baden, Pr. 16, Plazebo.	1	1	1				
Summen der Gewichtungen für den statistischen Verum-Plazebo-Vergleich	282	260	324	59	43	10	2
Laborwerte							
Leber							
150. Anstieg des Serumbilirubins von 1.0 mg% vor der Prüfung, auf 1.3 mg% nach der Prüfung. – Baden, Pr. 190, Plazebo.				×	×		
151. Anstieg der GPT von 6 mU vor der Prüfung, auf 17 mU nach der Prüfung. – Baden, Pr. 16, Plazebo.				×	×		
152. Abfall der Gamma GT von 24 mU vor der Prüfung, auf 12 mU nach der Prüfung. – Bad Brückenau, Pr. 16, Plazebo.				×	×		
Niere							
153. Abfall des Harnstoffs im Serum von 32 mg% vor der Prüfung, auf 16 mg% nach der Prüfung. – Bad Brückenau, Pr. 16, Plazebo.				×	×		

	A	L	G	M	O	I	B
154. Abfall des Harnstoffs im Serum von 26.3 mg% vor der Prüfung, auf 16 mg% nach der Prüfung. – Baden, Pr. 190, Plazebo.				×	×		
Besserungen							
Kopfschmerz							
155. Habitueller, so gut wie täglicher „klopfender“ Kopfschmerz im Nacken, manchmal mit Druck in beiden Schläfen. Er begann etwa zwischen 17 und 18 Uhr und ließ nach 20 Uhr nach.							
Am 14. und vom 16. bis 20. Tag blieb der gewohnte abendliche Kopfschmerz aus. Schon am 13. Tag begannen die Kopfschmerzen erst um 19.30 Uhr, und blieben dann ganz aus. Am 21. Tag erstmals wieder gegen Abend Kopfschmerz. „Es war so toll ohne“. (Allerdings wurde schon am 2. Tag, damals aber nur für diesen einen Tag vermerkt: Heute keine Kopfschmerzen gehabt.) – Baden, Pr. 70, Plazebo.	6	5	7	×			

9. Die Häufigkeit und Dauer der Symptome unter Berberis und Plazebo

Die folgende Tabelle zeigt, in welcher Häufigkeit, Dauer und Intensität die einzelnen Symptome und Symtomgruppen unter Berberis und unter Plazebo auftraten. Beim Vergleich der Zahlen ist jedoch zu beachten, daß die Anzahl der Berberisprobanden etwa doppelt so groß ist als die der Plazeboprobanden (s. S. 174–179).

Um die Häufigkeit der Symptome unter der Tief- und der Hochpotenz vergleichen zu können, wurden die Berberisprobanden in der 2. und 3. Spalte der Tabelle in Tief- und Hochpotenzprobanden unterteilt. Dabei zeigt sich, daß insgesamt unter D 3 und D30 etwa dieselbe Anzahl von Symptomen beobachtet wurde.

Die Spalten A, L und G ermöglichen es, die Dauer der einzelnen Symptome unter Berberis und unter Plazebo zu vergleichen. In der Spalte M ist dem Fehlen einer Eintragung zu entnehmen, daß das betreffende Symptom von einem Probanden nie öfter als nur an einem Tag protokolliert wurde. Dies trifft u. a. für Angstträume, für dumpfe Kopfschmerzen, für die Schwellung der Augenlider oder die Hämorrhoidalblutung zu.

Weiters zeigt die Tabelle, welche Symptome nur unter Berberis oder nur unter Plazebo beobachtet wurden. Mehrere Symptome traten unter Plazebo relativ häufiger auf. Unter anderem waren Müdigkeit, depressive Stimmungen, uncharakteristische Kopfschmerzen, Magendruck, Obstipation und in einer Berberisprüfung überraschenderweise auch Harndrang und Miktionsschmerzen unter Plazebo häufiger; depressive Stimmungen dauerten überdies bei Plazeboprobanden auch länger.

Der bloße Vergleich von Zahlen vermittelt aber gelegentlich ein falsches Bild. So erwies sich die Müdigkeit trotz des starken relativen Überwiegens der Plazebofälle aufgrund eindrucksvoller therapeutischer Besserungen von Müdigkeit, die im Rahmen der Prüfung unter Berberis auftraten, auf diese Weise als indirekt geradezu gesichertes Prüfungssymptom. Auch bei den depressiven Stimmungen führt die qualitative Analyse zu dem Schluß, daß trotz des zahlenmäßigen Überwiegens der Plazebobeobachtungen bei einzelnen Verumprobanden wahrscheinlich echte Wirkungen von Berberis vorliegen. Auch bezüglich der Tonsillitis zeigen die Zahlen ein erhebliches relatives Überwiegen unter Plazebo, während der qualitative Vergleich eine Beobachtung unter Berberis deutlich hervorhebt und als höchst wahrscheinlich echte Prüfstoffwirkung erkennen läßt.

Statistische Vergleiche sind im vorliegenden Zusammenhang für das einzelne Symptom grundsätzlich kaum durchführbar. Nicht nur infolge der kleinen Zahl der Beobachtungen, sondern vor allem infolge der unterschiedlichen Ausgangssituation und Reaktionsbereitschaft der einzelnen Probanden sind die methodischen Voraussetzungen für statistische Untersuchungen bei einzelnen Symptomen meist nicht gegeben.

Tab. 3
(Seite 174–179)

Parameter*	45 Probanden unter Berberis D 3 oder D 3o										24 Probanden unter Plazebo							
	Probanden			Dauer			weitere Gewichtung					Dauer			weitere Gewichtung			
	P	T	H	A	L	G	M	O	I	B	P	A	L	G	M	O	I	B
Euphorie	5	1	4	13	7	25	4				2	4	3	8	1			
Ruhelosigkeit	3	1	2	8	7	16	2											
Aggressivität	1	1		1	1	1			1		1	5	5	5	1			
Reizbarkeit	4	2	2	9	8	12	2				3	4	4	4	1			
Angst	2	1	1	2	2	2												
Illusionen	2	1	1	4	2	10	1											
Depressive Verstimmung	6	3	3	12	11	14	3		2		7	20	18	24	6		1	
Konzentration vermindert	2		2	3	3	3	1				2	5	4	6	1			
Konzentration vermehrt	1		1	3	3	3	1			1								
Vergeßlichkeit	1		1	2	2	2	1											
Fehlleistungen	2		2	2	2	2		2										
Müdigkeit	6	3	3	16	13	25	4	1	1		8	24	21	31	5		1	
Schlaf tief	3		3	15	8	19	2		1									
Einschlafstörung											3	5	5	5	1			
Erwachen um 2, 3 oder 4 Uhr	5	4	1	13	7	18	3	5										
Schlafstörungen anderer Art	2	1	1	3	2	6	1	1			2	3	3	3	1			
Angst- oder Alpträume	2	1	1	2	2	2					1	1	1	1				
Sexuelle Träume											1	1	1	1				
Träume anderer Art	3	1	2	6	3	15	1				1	1	1	1				
Kopfschmerz dumpf	3	3		3	3	3				1	1	1	1	1				

* P = Anzahl der Probanden, die das Symptom protokollierten. T = Tiefpotenzprobanden. H = Hochpotenzprobanden. A = Anzahl der Tage, an denen das Symptom auftrat. L = Summe der längsten Tagefolgen, an denen das Symptom auftrat. G = Summe der Gesamtzeiten in Tagen, während welcher das Symptom auftrat, einschließlich dazwischenliegender symptomfreier Tage. M = Anzahl der Probanden, die das Symptom an mehr als nur an einem Tage beobachteten. O, I, B = Anzahl der objektiven, intensiven und besonders auffälligen Symptome.

Parameter	P	T	H	A	L	G	M	O	I	B	P	A	L	G	M	O	I	B
Kopfschmerz drückend	4	1	3	9	5	19	2				1	1	1	1				
Kopfschmerz pulsierend	1		1	2	2	2	1	1			1	1	1	1				
Kopfschmerz zersprengend											1	2	2	2	1		1	
Kopfschmerz anderer Art	2	1	1	2	2	2			2		3	3	3	3				
Kopfschmerz leicht	3	3		6	6	6	2				1	1	1	1				
Migräne	1		1	1	1	1												
Schwindel	6	4	2	8	7	18	1			1	1	1	1	1			1	
Gesicht gerötet											1	1	1	1		1		
Gesicht, Tic											1	1	1	1				
Trigeminus-symptome	2		2	2	2	2					1	2	2	2	1			
Sehstörungen	3	1	2	14	14	14	3		1	1								
Lichtempfind-lichkeit	1	1		1	1	1												
Augenschmerz	2	1	1	2	2	2												
Konjunktivitis	5	4	1	8	8	8	2	3			3	7	7	7	2			
Lider, Sensationen	2	2		3	3	3	1											
Lider, Schwellung	1		1	1	1	1		1										
Geräuschemp-findlichkeit	1	1		1	1	1					1	5	5	5	1			
Ohren verlegt	2	1	1	7	7	7	1			1	1	1	1	1				
Ohrenschmerz	2	2		5	5	5	1											
Geruchsemp-findlichkeit	1		1	4	4	4	1											
Nase trocken	1		1	2	2	2	1				1	1	1	1				
Nase verlegt	3	3		5	5	5	1	1			1	1	1	1				
Rhinitis	4	2	2	22	20	28	3	4	2		1	11	11	11	1	1	1	
Niesen	1		1	2	2	2	1	1	1									
Nasenbluten	1	1		1	1	1		1			2	3	3	3	1	2		
Nase, Haut	2	1	1	6	6	6	2	2										
Tonsillitis	2	1	1	4	3	7	1	1	1	1	2	6	5	7	2	2		

Parameter	P	T	H	A	L	G	M	O	I	B	P	A	L	G	M	O	I	B
Pharyngitis	8	4	4	25	23	38	6			1	5	6	6	6	1			
Lymphknoten	2		2	3	2	4	1	2		1								
Globusgefühl	2	1	1	2	2	2												
Heiserkeit											1	1	1	1		1		
Atmung erschwert	1		1	1	1	1												
Husten trocken	4	2	2	10	9	11	2	4	1		1	3	3	3	1	1		
Husten mit Auswurf	3	1	2	7	5	13	1	3			1	1	1	1		1		
Sputum	1		1	1	1	1												
Arrhythmie											1	1	1	1		1		
Herzklopfen	2		2	3	3	3	1		1									
Tachykardie	3	2	1	5	4	8	1	2										
Stenokardie	5	1	4	7	7	7	2				2	2	2	2				
Blutdruckanstieg											1	7	7	7	1	1	1	
Ohnmachtsgefühl	1		1	1	1	1					1	1	1	1		1	1	
Venenschmerz											1	1	1	1				
Hunger	2		2	3	3	3	1	1	2		1	4	2	5	1			
Appetitlosigkeit	1	1		2	2	2	1											
Durst	4	1	3	9	8	13	4	1										
Verlangen	5	4	1	11	7	17	2				2	3	2	4	1			
Abneigungen	3	3		3	3	3												
Lippen	1		1	3	2	11	1	1										
Mund trocken	2		2	3	3	3	1											
Zunge	2	1	1	4	3	7	2	2										
Geschmack	2	1	1	3	3	3	1				2	2	2	2				
Mundschleimhautentzündung	7	3	4	26	25	30	5	6										
Zahnfleischentzündung	1	1		5	5	5	1	1			2	3	3	3	1	2		
Zahnschmerz	2	1	1	2	2	2												
Singultus	1	1		3	1	6	1											
Sodbrennen	1	1		1	1	1					1	3	3	3	1			1
Übelkeit	6	3	3	10	9	22	3	1	3		2	2	2	2				
Erbrechen	2	1	1	3	3	3	1	2	1									

Parameter	P	T	H	A	L	G	M	O	I	B	P	A	L	G	M	O	I	B
Magendruck	4	1	3	9	7	11	3		1		4	6	5	10	2			
Magenschmerz	3	2	1	4	3	7	1		1		1	2	2	2	1			
Leber, Gallenblase	2		2	3	3	3	1				1	1	1	1				
Leibschmerz	1		1	3	1	9	1				5	8	8	8	2			
Leistenschmerz	1	1		2	2	2	1			1								
Meteorismus	2	2		2	2	2					2	7	6	8	1			
Flatulenz	2	1	1	2	2	2		2			1	1	1	1		1		
Obstipation	5	4	1	6	5	17	1	5			4	7	7	7	1	3		1
Obstipation nach reichlicher Entleerung	2		2	4	3	5	2	2		1								
Häufiger Stuhl	4		4	7	5	24	2	4			1	1	1	1		1		
Voluminöser Stuhl	2	1	1	4	4	4	2	2										
Imperativer Drang	1		1	2	1	8	1		1									
Tenesmen	1		1	1	1	1					1	1	1	1				
Durchfall	5	3	2	14	11	24	4	5	2		2	3	3	3	1	2		
Heller Stuhl	1	1		1	1	1		1										
Anus	2	1	1	6	6	6	2				1	1	1	1				
Hämorrhoidalblutung	1	1		1	1	1		1										
Miktionsschmerz	1	1		1	1	1					3	5	5	5	2			
Häufiger Harndrang	2	1	1	6	3	10	1	2			3	9	7	15	2	3		
Miktionsstörung											2	8	4	11	1	1		
Urin	1		1	1	1	1		1										
Libido vermindert	1	1		4	4	4	1				2	6	6	6	1			
Libido gesteigert	4	2	2	7	6	9	3				1	1	1	1				
Erektionen	1		1	1	1	1		1										
Pollutionen											1	1	1	1		1		

Parameter	P	T	H	A	L	G	M	O	I	B	P	A	L	G	M	O	I	B
Mammae	4	1	3	7	7	7	1			1								
Menses zu früh											3	3	3	3		3		
Menses zu stark	1	1		3	3	3	1	1	1		1	1	1	1		1		
Menses zu spät	1		1	1	1	1		1										
Menses verkürzt											1	1	1	1		1		
Menses unterbrochen											1	1	1	1		1		
Uterusschmerz	2		2	4	4	4	1				1	1	1	1				
Fluor	1		1	3	3	3	1	1			1	1	1	1		1		
Äußeres weibliches Genitale	1		1	3	3	3	1											
Hodenschmerz	1	1		5	3	9	1				1	1	1	1				
Nackenschmerz	2	2		6	6	6	1	1	1		2	3	3	3	1		1	
Thoraxschmerz	4	2	2	9	8	15	2			1								
Rückenschmerz	4	2	2	9	9	9	2		1	1	2	5	4	6	2		1	
Extremitätenschmerz	10	3	7	21	19	23	7			1	8	15	14	19	6	1	1	
Wadenkrämpfe	2	2		2	2	2												
Extremitäten, Parästhesien	3	1	2	7	5	11	2		1									
Beine unruhig											1	1	1	1		1		
Extremitäten, Schwere	1	1		2	1	4	1											
Ekzem											1	2	2	2	1	1		
Abszeß											1	1	1	1		1		
Quaddeln, Bläschen, Pusteln	3	2	1	20	20	20	3	3	1									
Papeln	4	2	2	15	14	20	3	4			1	1	1	1		1		
Rötungen	2	1	1	3	3	3	1	2										
Schuppung	1	1		1	1	1		1										
Jucken ohne Effloreszenzen											2	4	3	8	1			
Parästhesien	1	1		2	1	6	1			1								

Parameter	P	T	H	A	L	G	M	O	I	B	P	A	L	G	M	O	I	B
Berührungsempfindlichkeit	1	1		1	1	1												
Körpergeruch	1	1		1	1	1		1										
Haare	2		2	2	2	2		2			2	2	2	2		2		
Fingernägel	1	1		1	1	1		1		1								
Kälte oder Kältegefühl	10	2	8	18	15	30	3	3			1	1	1	1				
Hitzetoleranz	1		1	1	1	1			1									
Wärmegefühl	5	1	4	12	9	19	2				1	4	4	4	1			
Schwitzen	4	3	1	8	8	8	1	4	1		3	3	3	3		3		
Infekt	1	1		1	1	1		1			1	1	1	1				
	303[1]	142[2]	161[3]	650	560	912	149	102	32	16	149[4]	282	260	324	59	43	10	2

[1] Anzahl der Beobachtungen unter Berberis
[2] Beobachtungen unter D 3
[3] Beobachtungen unter D 30
[4] Anzahl der Beobachtungen unter Plazebo

10. Die qualitative Beurteilung der unter Berberis D 3 und D 30 protokollierten Symptome

Da für ein einzelnes Symptom oder eine Symptomengruppe ein statistischer Verum-Plazebo-Vergleich vor allem infolge der unterschiedlichen Ausgangssituation und Reaktionsbereitschaft der Probanden methodisch nicht möglich ist, kann man hier nur qualitative Vergleiche durchführen. Eine echte Prüfstoffwirkung läßt sich unter diesen Umständen für ein einzelnes Symptom oder eine Symptomengruppe im Rahmen einer Prüfung nicht mit Sicherheit, sondern in der Regel nur mit einer mehr oder weniger hohen Wahrscheinlichkeit nachweisen. Dies ist besonders dann der Fall, wenn die 3. oder 30. Potenz des Prüfstoffs und nicht die Ausgangssubstanz selbst geprüft wurde.

Die hier durchgeführten Vergleiche stützen sich nicht nur auf die unter Berberis und unter Plazebo protokollierten Beobachtungen der vorliegenden Prüfung, auch die Ergebnisse der umfangreichen Prüfung von *C. G. Hesse* aus dem Jahre 1834[1], die Symptomensammlung, die *v. Keller* veröffentlichte, und in welcher die Ergebnisse von *Hesse* enthalten sind[2], einige pharmakologische und toxikologische Hinweise bei *O. Geßner*[3] sowie einzelne Angaben in bekannten Repertorien wurden verwertet.

Nach den Symptomen sind die Nummern angegeben, unter welchen sie in den systematischen Symptomenlisten der Verum- und Plazeboprobanden zu finden sind. Dort ist der jeweilige Proband, und bei Verumprobanden die eingenommene Potenz vermerkt.

Im 11. Abschnitt sind die Ergebnisse der Vergleiche zusammengefaßt, und die bereits bekannten sowie die neuen Symptome der vorliegenden Prüfung getrennt wiedergegeben.

Euphorie

Gehobene Stimmung und erhöhte Leistungsfähigkeit traten unter Berberis bei 6 Probanden auf (Sy. 1–5, 308). Unter Plazebo protokollierten während der 2. und 3. Woche 2 Probanden eine gehobene Stimmung (Sy.

[1] *C. G. Hesse:* Die Berberitzenwurzel, homöopathisch am Gesunden geprüft. Journal für homöopathische Arzneimittellehre, Bd. 1, S. 1–116. Leipzig 1834.

[2] *G. v. Keller:* Berberis. Symptomensammlung homöopathischer Arzneimittel, Heft 10. Karl F. Haug Verlag, Heidelberg 1982.

[3] *O. Geßner:* Die Gift- und Arzneipflanzen von Mitteleuropa. 2. Aufl. Carl Winter, Heidelberg 1953.

1, 2). Im Hinblick auf die geringere Zahl der Plazeboprobanden liegt somit fast die selbe Häufigkeit vor.

Von Keller erwähnt im Gegensatz zu mehreren Fällen von Gleichgültigkeit und Abneigung gegen jegliche Tätigkeit (S. 1) nur einmal nebenbei die Angabe: „Ich fühle mich kräftiger und energischer nach der Prüfung" (S. 1). Dieser Leistungsfähigkeit nach der Prüfung entsprechen die Aussagen einer 24jährigen Probandin der vorliegenden Prüfung, die sich gegen Ende der Prüfung „zufrieden und glücklicher" fühlte, und am letzten Tag protokollierte, ihr Befinden sei „Spitze" (Sy. 1, D 30). In ähnlichem Sinne notierte eine 57jährige Probandin am letzten Tag: „Bedauere, daß die Prüfung zu Ende geht, da ich mich zunehmend leistungsfähiger und optimistischer fühle" (Sy. 2, D 30). Weiters beschrieb ein 56jähriger Proband, wie er im Verlauf der Prüfung schrittweise auf den gewohnten Kaffee verzichten konnte, und sich nach der Prüfung „wie nach einem Urlaub ausgeruht und leistungsfähig" fühlte (Sy. 308, D 3). Da nur in dem zuletzt genannten Fall die Ausgangssituation im Protokoll ersichtlich ist, wurde nur dieses Symptom in der Symptomenliste unter die Besserungen gereiht. Es dürfte jedoch jede dieser Befindensveränderungen als eine Besserung bei einer bereits vor der Prüfung vorhanden gewesenen Müdigkeit und Leistungsschwäche aufzufassen sein. Bei der Beurteilung dieser Besserungen sind auch andere Erfahrungen zu berücksichtigen. Eine gehobene Stimmung ist nicht nur aus anderen Prüfungen als direkte Wirkung von Berberis kaum bekannt, sie stellt auch in der homöopathischen Praxis kein Indikationssymptom für Berberis dar. Eine gehobene Stimmung, die sich nach einer vorhergegangenen Müdigkeit gegen Ende unter Berberis einer Prüfung einstellte, ist daher mit größter Wahrscheinlichkeit als homöopathisch bewirkte Besserung anzusehen.

Soweit es sich bei gehobener Stimmung unter Berberis nicht um homöopathisch bewirkte Besserungen handelt, sind Plazeboeffekte anzunehmen, zumal gehobene Stimmung und Leistungssteigerung auch in der 1. Prüfungswoche unter Plazebo wiederholt vorkamen.

Ruhelosigkeit

Rastlosigkeit, Bewegungsdrang und Unruhe wurden unter Berberis von je einem Probanden angegeben (Sy. 6–8). Unter Plazebo traten vergleichbare Symptome nicht auf.

Von Keller zitiert nur an einer Stelle „Nervös und unruhig" (S. 4). Die eher alltäglichen Symptome sind ungenügend belegt.

Aggressivität

Aggressivität wurde unter Berberis und unter Plazebo von je einem Probanden protokolliert, unter Berberis jedoch nur an einem Tag (Sy. 9), unter Plazebo an 5 aufeinanderfolgenden Tagen (Sy. 3).

Von Keller nennt das Symptom nicht. Die unter Berberis kurz aufgetretene Aggressivität ist vorläufig wohl als Plazeboeffekt aufzufassen.

Reizbarkeit

Reizbarkeit trat unter Berberis bei 4 Probanden (Sy. 10–13) und unter Plazebo bei 3 Probanden (Sy. 4–6), also relativ häufiger auf.

Von Keller nennt aus einem Fallbericht die Angabe: „Nervöse Schwäche und Reizbarkeit herrschten vor“ (S. 1). *Barthel* gibt Berberis unter Reizbarkeit einwertig an. Die oben angeführten Beobachtungen unter Berberis sind jedoch mindestens teilweise als Plazeboeffekte zu werten.

Angst beim Erwachen
Angst vor Alter und Tod

Angst trat unter Berberis bei 2 Probanden in verschiedener Art aber nur an je einem Tag auf. Ein Proband erwachte am 12. Tag um 5 Uhr früh in ängstlicher Stimmung (Sy. 14), ein anderer hatte am 19. Tag Angst vor Alter und Tod (Sy. 15). Unter Plazebo kamen derartige Erscheinungen in der 2. und 3. Woche nicht vor, wohl aber protokollierte ein Proband am 6. Tag der 1. Woche eine nächtliche Hitzewallung mit Herzklopfen und Angst (Bad Brückenau, Pr. 18).

Von Keller erwähnt 2 ähnliche Symptome, nämlich: „Ängstliches Gefühl . . . auch früh . . . beim Aufstehen aus dem Bett“ (S. 3) und „Mutlosigkeit und Vorahnung, daß sie sterben werde“ (S. 2). Trotz dieser Übereinstimmungen sind die beiden Symptome zumindest in der vorliegenden Prüfung ungenügend belegt.

Täuschung, bekannte Personen seien fremd und umgekehrt
Illusion einer vergrößerten Umgebung
Illusion verzerrter Gesichter
Illusion eines ehelichen Problems

Eine 57jährige Probandin hatte unter Berberis an 3 Tagen mit jeweils viertägigem Abstand Sinnestäuschungen in 4 verschiedenen Erscheinungsformen (Sy. 16, D 30). Am 12. Tag sah die Probandin während der Mittagsruhe beim Einschlafen Gesichter mit verzogenem Mund und hatte das Gefühl, in einem viel größeren Raum zu liegen. Am 16. Tag hielt sie mehrfach bekannte Personen für fremde Menschen und fremde für bekannt. Am 20. Tag erwachte sie in dem Gefühl, mit ihrem Mann eine Auseinandersetzung gehabt zu haben. Unter Plazebo kamen ähnliche Erscheinungen nicht vor.

In bezug auf Sinnestäuschungen mit dem Gefühl von Vergrößerungen erwähnt *von Keller* das Symptom: „Im Halbdunkel erscheinen ihr ein paar Hunde und Kinder noch einmal so groß", und aus einem anderen Bericht: „Wenn ich auf der Straße gehe" wird „jeder, der mir entgegenkommt . . . größer und größer" (S. 4). Des weiteren nennt *von Keller* mehrere Symptome mit dem Gefühl einer Vergrößerung des Kopfes (S. 80), das in der vorliegenden Prüfung bei Schwindel ebenfalls auftrat (Sy. 65, D 3). Unter diesen Umständen ist die Illusion, in einem viel größeren Raum zu liegen, als höchst wahrscheinlich echtes Symptom von Berberis anzusehen, wodurch wohl auch die übrigen Sinnestäuschungen und Illusionen dieser Probandin als wahrscheinlich echte Prüfstoffwirkungen gekennzeichnet werden.

Zur Illusion eines ehelichen Problems beim Erwachen erwähnt *von Keller* eine wenn auch etwas entfernte Parallele: „In einem Zustand zwischen Schlaf und Wachen plagte sie sich mit einem Erziehungssystem" (S. 7).

Die Illusionen der vergrößerten Umgebung und des sozialen Problems erinnern an bereits bekannte Symptome von Berberis. Die Illusion verzerrter Gesichter und die Täuschung, bekannte Personen seien fremd und umgekehrt, stellen dagegen neue Symptome dar, die aufgrund des gegebenen Zusammenhangs ebenfalls als sehr wahrscheinlich echte Symptome von Berberis gelten dürfen.

Depressive Stimmung
Depressiv, mit dem Bedürfnis zu heulen
Depressiv bis zu Suizidgedanken

Depressive Stimmungen traten unter Berberis in verschiedenen Situationen bei 6 Probanden auf (Sy. 18–23), unter Plazebo dagegen bei 7 Probanden (Sy. 7–13), also relativ erheblich häufiger. Auch die Anzahl der depressiven Tage pro Proband lag unter Plazebo wesentlich höher. Unter

Berberis notierte eine 30jährige Probandin am 8. Tag, sie „könnte einfach losheulen“ (Sy. 18, D 30). Aber auch unter Plazebo mußte eine 33jährige Probandin am Abend des 15. Tages „heulen, obwohl es keinen Grund gab“ (Sy. 8). Unter Berberis steigerte sich der Zustand bei einer 56jährigen Probandin nach einem schlechten Nachtschlaf und bei Kopfschmerz „bis zu Suizidgedanken“ (Sy. 21, D 30), die unter Plazebo nicht auftraten.

Von Keller erwähnt zahlreiche Fälle von depressiver Stimmung, darunter auch: „Weinerliche Gemütsstimmung, so daß sie bisweilen hätte laut aufschreien mögen“ und weiters 3 Beobachtungen von „Lebensüberdruß durch Schwäche“ (S. 2). In der vorliegenden Prüfung sind sicher mehrere depressive Verstimmungen unter Berberis, wohl auch das Bedürfnis zu heulen, im Hinblick auf die entsprechenden Plazebosymptome wahrscheinlich ebenfalls als Plazeboeffekte zu werten. Die Suizidgedanken dürften jedoch aufgrund ihrer Intensität und der bereits bekannten ähnlichen Beobachtungen doch eine wahrscheinlich echte Wirkung von Berberis darstellen. Diese Einstufung hat aber zur Folge, daß auch nicht alle leichteren Ausprägungen depressiver Stimmung durchwegs als Plazeboeffekte angesehen werden können.

Verminderte Konzentrationsfähigkeit

Verminderte Konzentrationsfähigkeit wurde unter Berberis von 2 Probanden protokolliert (Sy. 24, 25). In einem dieser Fälle notierte ein 38jähriger Proband am 8. und 9. Tag „Konzentrationsschwäche“, besonders am Vormittag des 8. Tages (Sy. 24, D 30). Vom 16. bis 18. Tag vermerkte der Proband dagegen täglich „vermehrtes Konzentrationsvermögen am Abend“ (Sy. 26), und am 16. Tag auch weniger Müdigkeit am Abend. Unter Plazebo trat ebenfalls bei 2 Probanden verminderte Konzentrationsfähigkeit auf (Sy. 14, 15).

Von Keller erwähnt nur ein einziges Prüfungssymptom: „Er verliert leicht den Zusammenhang . . . bei geistiger Arbeit“ (S. 1) und *Barthel* gibt nach *Kent* unter Konzentrationsunfähigkeit Berberis im 1. Grad an. Wenn es zulässig ist, die oben erwähnte vermehrte Konzentrationsfähigkeit trotz der 6 dazwischenliegenden Tage als eine gegensinnige Fortwirkung des Prüfstoffs aufzufassen, würde dies die anfängliche Konzentrationsschwäche als Primärwirkung von Berberis bekräftigen. Im Hinblick auf diese Beobachtung und die bereits bekannten Hinweise kann man die verminderte Konzentrationsfähigkeit trotz der Plazebobeobachtungen als möglicherweise echtes Symptom von Berberis werten, wenn es auch noch ungenügend belegt ist.

Vergeßlichkeit für Namen

Ein 34jähriger Proband war unter Berberis 2 Tage lang „sehr vergeßlich für Namen" (Sy. 27, D 30). Unter Plazebo fehlt das Symptom.

Von Keller erwähnt einen eigenen Behandlungsfall mit dem Symptom: „. . . , daß mir ein Name nicht einfällt" (S. 1). Ein Symptom, das durch eine Praxisbeobachtung bestätigt ist, kann nicht mehr ohne weiteres als Plazeboeffekt angesehen werden. Das eher alltägliche Symptom ist aber ungenügend belegt.

Sprech- und Schreibfehler

Derselbe Proband, der am 13. und 14. Tag unter Berberis die eben erörterte Vergeßlichkeit für Namen angab, machte am 14. Tag auch Sprechfehler (Sy. 28, D 30) und am 21. Tag häufige Schreibfehler (Sy. 29). Unter Plazebo traten ähnliche Fehlleistungen nicht auf.

Von Keller erwähnt keine vergleichbaren Symptome. Im Hinblick auf das durch eine Praxisbeobachtung gestützte Symptom der Vergeßlichkeit für Namen, darf man auch die am selben Tag aufgetretenen Sprechfehler desselben Probanden und die späteren Schreibfehler als Wirkungen von Berberis in Betracht ziehen, die allerdings ebenfalls noch ungenügend belegt sind.

Müdigkeit

Müdigkeit zu verschiedenen Tageszeiten oder den ganzen Tag über, trat unter Berberis bei 6 Probanden auf (Sy. 30–35), unter Plazebo dagegen bei 8 Probanden (Sy. 16–23), also unter Plazebo relativ erheblich häufiger.

Die zahlreichen Prüfungsbeobachtungen, die *von Keller* unter „Schläfrigkeit am Tage" (S. 6) angibt, scheinen durch die erwähnten Plazebobeobachtungen in Frage gestellt zu sein. Die unter Euphorie erörterten Beobachtungen der vorliegenden Prüfung führen aber doch zu dem Schluß, daß Müdigkeit ein echtes Symptom von Berberis darstellt. Mehrfach besserte sich eine schon vor der Prüfung vorhanden gewesene Müdigkeit während der Prüfung unter der Einwirkung von Berberis, so daß gegen Ende der Prüfung Frische und Leistungsfähigkeit protokolliert wurden. Diese in immerhin 3 Fällen aufgetretenen Besserungen wurden als homöotherapeutische Effekte gewertet. Sie sprechen dafür, daß umgekehrt die Müdigkeit als Prüfungssymptom bei ausgeglichener Ausgangssituation zumindest in einigen Fällen eine echte Wirkung von Berberis darstellt.

Müdigkeit nach dem Essen

Die Müdigkeit nach dem Essen, vor allem nach dem Mittagessen, kann man unter den Symptomen der Müdigkeit noch gesondert betrachten. Eine 32jährige Probandin war am 8. Tag, am 1. Tag der Einwirkung von Berberis, nur nach Tisch „ungewöhnlich müde" (Sy. 34, D 30). Andererseits besserte sich eine schon vor der Prüfung nach dem Essen gewohnte Müdigkeit unter Berberis bei 2 Probanden. Die bereits unter Euphorie genannte 56jährige Probandin konnte zuerst nach dem Mittagessen auf ihren Kaffee verzichten (Sy. 308, D 3). Bei einem 37jährigen Probanden war der am 8. Prüfungstag „nach dem Essen wie immer dringend nötige" Mittagsschlaf vom 14. Tag an meist nicht mehr erforderlich (Sy. 309, D 3). Unter Plazebo trat das Symptom weder als Prüfungssymptom noch als Besserung auf.

Von Keller erwähnt unter den Beobachtungen von Müdigkeit einmal: „Schläfrigkeit . . . auch nach Tisch, so daß er sich legen muß" (S. 6). Das oben genannte, nur kurzfristig aufgetretene Prüfungssymptom wird vor allem durch die Beobachtungen entsprechender therapeutischer Effekte als sehr wahrscheinlich echte Wirkung von Berberis gekennzeichnet.

Tiefer Schlaf und schweres Erwachen

Tiefer Schlaf und schweres Erwachen kamen unter Berberis in 2 Fällen vor. Eine 31jährige Probandin wurde nach mehrfach „tiefem" Schlaf am 10. Tag „kaum wach" (Sy. 36, D 30). Ein 27jähriger Proband protokollierte am 14. Tag einen „todähnlichen Schlaf" (Sy. 37, D 30). Aber auch ein Plazeboproband kam vom 8. Tag an eine Woche lang morgens kaum aus dem Bett, obwohl er sonst Frühaufsteher ist (Sy. 16).

Von Keller erwähnt vereinzelt: „Schweres Erwachen am Morgen" oder „Morgens müde, möchte gern wieder ins Bett" (S. 7). Das Symptom ist wohl ungenügend belegt.

Tiefer erquickender Schlaf

Ein auffällig tiefer Schlaf ohne Müdigkeit am Morgen stellte sich bei einer 24jährigen Probandin unter Berberis vom 16. Tag an mehrmals bis zum Ende der Prüfung ein (Sy. 38, D 30). Es ist dies dieselbe Probandin, die schon unter Euphorie genannt wurde und deren Befinden am 21. Tag „Spitze" war (Sy. 1). Unter Plazebo trat eine ähnliche Erscheinung nicht auf.

Von Keller nennt kein vergleichbares Symptom. Der erquickende Schlaf der genannten Probandin ist ebenso wie ihre gehobene Stimmung nicht als Prüfungssymptom, sondern als eine homöopathisch ausgelöste Besserung ihres bisherigen Befindens zu werten.

Erwachen zwischen 2 und 4 oder 5 Uhr früh, auch mit Tachykardie, Angst, Übelkeit, Schweißausbruch, Erbrechen oder Durchfall

In 8 Fällen kam es unter Berberis zum Erwachen zwischen 2 und 4 Uhr früh, teils ohne, teils mit Beschwerden. Drei Probanden erwachten zu dieser Zeit ohne weitere Symptome. Ein 43jähriger Proband erwachte am 21. Tag um 2 Uhr und lag bis 4 Uhr wach (Sy. 39, D 3), ein 38jähriger erwachte am 19. Tag um 3 Uhr und am 20. Tag mehrmals (Sy. 42, D 30), und ein 27jähriger erwachte zwischen dem 11. und 20. Tag häufig um 4 oder 5 Uhr oder etwas später (Sy. 43, D 3). Ein weiterer 27jähriger Proband erwachte schon vor der Prüfung gewöhnlich zwischen 3 und 4 Uhr, am 14. Tag erwachte er aber schon um 2 Uhr, und am 12. Tag nach einem nächtlichen Schweißausbruch um 5 Uhr in ängstlicher Stimmung (Sy. 40, D 3). Ein 24jähriger Proband, der über gewöhnlich guten Schlaf berichtete, erwachte am 8. Tag nach der erstmaligen Einnahme von Berberis am Vorabend um 3 Uhr mit beschleunigtem Puls (Sy. 41, D 3). Ein 31jähriger Proband, der in der 1. Woche unter Plazebo und in der 2. Woche unter Berberis keinerlei Symptome protokolliert hatte, erwachte am 15. Tag nachts um 2 Uhr mit Übelkeit und Schweißausbruch; es kam zu wiederholten erschöpfenden Durchfällen; die Prüfung wurde abgebrochen (Sy. 211, D 3). Ein 31jähriger Proband erwachte am 11. Tag um 2 Uhr mit Übelkeit, Leibschmerzen und Erbrechen, das bei Tag noch anhielt; die Prüfung wurde für 3 Tage unterbrochen (Sy. 179, D 30). Eine 28jährige Probandin erwachte am 18. Tag um 4 Uhr mit starken Kopfschmerzen und Übelkeit; um 5 Uhr stellte sich dann auch Erbrechen und Durchfall ein (Sy. 180, 214, D 3).

Unter Plazebo protokollierte eine 39jährige Probandin am 16. Tag ein Erwachen um 5 Uhr mit klebrigem Schweiß (Sy. 146). Hier sind aber auch die Beobachtungen zu nennen, die 2 Hochpotenzprobandinnen schon während der 1. Woche unter Plazebo vermerkten, und die deshalb in der Liste der Plazebosymptome der 2. und 3. Woche nicht angegeben sind. Eine 59jährige Probandin erwachte am 5. Tag um 3 Uhr nachts mit Schmerzen im rechten Unterbauch und Erleichterung nach Abgang eines Flatus (Bad Brückenau, Pr. 15). Eine 35jährige Probandin hatte am 6. Tag nachts eine Hitzewallung mit Herzklopfen und Angst, und erwachte auch weiterhin am 8. und 10. Tag mit Angst, jeweils um 3 Uhr (Bad Brückenau, Pr. 18).

Von Keller erwähnt 2 einschlägige Prüfungssymptome: „Er erwacht mehrmals gegen 2 bis 4 Uhr . . . , dabei Blutandrang nach dem Kopf und Aufgeregtheit“ und „Nach Mitternacht schwitze sie mehrmals sehr stark und wachte einige Male darüber auf“ (S. 8). Außerdem berichtet *von Keller* von 2 eigenen Behandlungsfällen: „Ich wache bei Nacht um 2 Uhr auf . . . und habe Kopfweh“ (S. 66) und „Ich habe Zeiten, wo ich um 3 Uhr aufwache“ (S. 8).

Das einfache Erwachen zwischen 2 und 4 oder 5 Uhr und das Erwachen zu denselben Zeiten mit diesen oder jenen Beschwerden dürfte von einem gemeinsamen Gesichtspunkt aus zu betrachten sein. Das bloße Erwachen wäre demnach das schwächste Zeichen einer Störung, die sich bis zu den dramatischen Erscheinungen der Probanden steigern kann, die sich veranlaßt sahen, die Prüfung zu unterbrechen oder ganz abzubrechen. Das mehrfach beobachtete, vielgestaltige und zum Teil sehr intensiv aufgetretene Symptom ist zumindest in der Mehrzahl der Fälle trotz der Plazebobeobachtungen als sehr wahrscheinlich echte Wirkung von Berberis aufzufassen. Nach *von Keller* war es bisher nur in bezug auf beschwerdefreies Erwachen und in bezug auf Erwachen mit Schweiß, Erregung oder Kongestion des Kopfes bekannt. Das Erwachen zu den genannten Zeiten mit Tachykardie, Angst, Übelkeit, Erbrechen oder Durchfall stellt eine Reihe neuer Elemente dieses Symptoms dar.

Alpträume

Je ein Alptraum kam unter Berberis bei 2 Probanden (Sy. 46, 47) und unter Plazebo bei einem Probanden (Sy. 30), also relativ gleich häufig vor.

Von Keller erwähnte einige „schwere Träume“ (S. 8) als Prüfungssymptome. Inwieweit Alpträume unter Berberis eine Prüfstoffwirkung darstellen, läßt sich vorläufig nicht beurteilen. Das eher alltägliche Symptom ist zumindest ungenügend belegt.

Dumpfer Kopfschmerz

Dumpfe, nicht näher beschriebene Kopfschmerzen wurden unter Berberis von 2 Probanden (Sy. 52, 53) und unter Plazebo von einem Probanden (Sy. 32) angegeben, in jedem Falle nur an einem Tag.

Von Keller führt 4 Fälle von dumpfem Kopfschmerz an (S. 82). Ob das eher alltägliche Symptom unter Berberis als Prüfstoffwirkung aufzufassen ist, läßt sich vorläufig nicht beurteilen, zumal auch das folgende, differenziert beschriebene Symptom eines dumpfen Kopfschmerzes schwer zu bewerten ist.

Zum Gaumen ausstrahlender dumpfer Kopfschmerz

Ein 26jähriger Proband protokollierte am 11. Tag das eigenartige Symptom: „Dumpfes Gefühl im Bereich der Stirn und leichtes Ziehen von der Stirn zum weichen Gaumen“ (Sy. 51, D 3). Unter Plazebo trat nur in der 1. Woche ein entfernt ähnliches Symptom auf. Ein 32jähriger Proband hatte an den ersten 3 Tagen der Prüfung einen teils stechenden, teils bohrenden linksseitigen Kopfschmerz; er begann am Morgen des 1. Tages als „leichter Stirnkopfschmerz mit Benommenheit, in den linken Oberkiefer ausstrahlend“ (Baden, Pr. 78).

Von Keller gibt mehrere Prüfungssymptome mit Sensationen in der Stirn oder in den Augen an, die nach oben oder nach der Seite ausstrahlten (S. 73 f.), erwähnt aber nur wenige Ausstrahlungen nach unten und keine Ausstrahlung in den Gaumen, unter anderem: „Kopfschmerzen in der rechten Stirnseite, die manchmal zum rechten Kiefer ausstrahlten“ (S. 71). Da die Stirnsensationen von Berberis zu Ausstrahlungen neigen, gewinnen auch die Ausstrahlungen nach unten an Gewicht. Freilich enthält die vorliegende Prüfung auch ein entsprechendes Plazebosymptom. Der Proband, der die Ausstrahlung des Kopfschmerzes zum Gaumen protokollierte, empfand jedoch am Abend desselben Tages ein aus anderen Quellen gesichertes Symptom von Berberis, nämlich „Brennen beim Urinieren“ (Sy. 220). Unter diesen Umständen erhöht sich die Wahrscheinlichkeit, daß auch die Ausstrahlung zum Gaumen eine echte Prüfstoffwirkung darstellt. Der Proband war vielleicht an jenem Tag für die Einwirkung von Berberis besonders empfänglich.

Drückender Kopfschmerz

Drückende Kopfschmerzen traten unter Berberis bei 4 Probanden auf (Sy. 54–57), teilweise an mehreren Tagen. Unter Plazebo kam das Symptom nur bei einem Probanden an einem Tage vor (Sy. 33).

Von Keller gibt im Gegensatz zum Symptom des dumpfen Kopfschmerzes zahlreiche Prüfungssymptome mit drückendem Kopfschmerz an (S. 83). Das eher alltägliche Symptom, das in den oben genannten 4 Beobachtungen in jedem Falle an einer anderen Stelle verspürt wurde, ist in der vorliegenden Prüfung ungenügend belegt.

Pulsierender Kopfschmerz bei gerötetem Gesicht

Pulsierender Kopfschmerz trat unter Berberis bei einer 31jährigen Probandin 2 Tage lang und mit gleichzeitig gerötetem Gesicht auf (Sy. 58, D 30). Unter Plazebo protokollierte eine Probandin am 11. Tag einen minutenlangen klopfenden Schmerz in der linken Schläfe (Sy. 34), und am 20. Tag Gesichtsröte, den ganzen Tag über (Sy. 41).

Von Keller gibt sowohl für pulsierenden Kopfschmerz (S. 83) als auch für das gerötete Gesicht ohne Kopfschmerz (S. 41) einige Prüfungssymptome an, für pulsierenden Kopfschmerz außerdem noch eine eigene Fallbeobachtung: „Kopfschmerzen .... Es klopft und sticht bei jedem Herzschlag. ... Manchmal ist die schmerzhafte Seite ganz heiß geworden“ (S. 69). Da die oben genannte Probandin noch weitere, für Berberis aus anderen Quellen gut belegte Symptome produzierte, darf man auch ihren pulsierenden Kopfschmerz als vielleicht echtes Symptom von Berberis bewerten.

Migräne mit Augenschmerz

Eine 30jährige Probandin protokollierte unter Berberis am 9. Tag, also am 2. Tag der Prüfstoffeinwirkung, eine Migräne, die „schon lange Zeit“ nicht mehr aufgetreten war; sie trat mittags mit starken Schmerzen in den

Augen auf und dauerte eine Stunde (Sy. 64, D 30). Unter Plazebo wurde keine Migräne beobachtet.

Von Keller berichtet von einem eigenen Patienten vergleichbare Beschwerden: „Kopfschmerzen sind meistens einseitig, sie gehen ... von den Augen aus“ (S. 69). Die Tatsache, daß die oben genannte Migräne nach langer Zeit gerade zu Beginn der Prüfstoffeinwirkung wieder auftrat, spricht im Zusammenhang mit dem erwähnten Fallbericht für eine wahrscheinlich echte Wirkung von Berberis.

Schwindel, mit dem Gefühl, als ob der Kopf zu groß wäre
Schwindel nach geistiger Anstrengung
Schwindel bei schwächenden Ausscheidungen

Schwindel kam unter Berberis in 6 Protokollen vor (Sy. 65–70). Ein 27jähriger Proband verspürte am 9. und am 20. Tag morgens leichten Schwindel nach Alkoholkonsum an den Vortagen, und am 21. Tag gegen 18 Uhr nochmals nach dreistündiger geistiger Anstrengung, mit dem Gefühl, als ob der Kopf zu groß wäre (Sy. 65, D 3). Eine Probandin hatte am 9. Tag Schwindel, nachdem die Menses am Vortag ungewöhnlich stark eingesetzt hatten (Sy. 70, D 3), und nochmals in der Nacht zum 21. Tag, besonders bei Lagewechsel, mit Übelkeit und Brechreiz am Morgen und tagsüber (Sy. 66). In den anderen Fällen trat Schwindel nur an je einem Tage auf. Unter Plazebo wurde von einer 39jährigen Probandin am Morgen des 8. Tages ein heftiger Drehschwindel beobachtet, „als wenn man in die andere Richtung gezogen würde“ (Sy. 40).

Von Keller erwähnt mehrmals Symptome mit dem Gefühl eines vergrößerten Kopfes (S. 80), aber nie im Zusammenhang mit Schwindel. Trotzdem darf das Gefühl des vergrößerten Kopfes aufgrund seines wiederholten Vorkommens auch in dieser neuen Kombination mit Schwindel als wahrscheinlich echte Prüfstoffwirkung gelten. Damit gewinnt aber auch die Auslösung dieses Symptoms durch geistige Anstrengung, die *von Keller* nicht nennt, an Gewicht, und ist als ein möglicherweise neues Symptom von Berberis zu werten. Der Schwindel bei starken Menses kann als Schwindel bei schwächenden Ausscheidungen aufgefaßt werden. Dazu erwähnt *von Keller* eine Beobachtung mit Schwindel bei mehrfachen Durchfällen (S. 93). Schwindel bei schwächenden Ausscheidungen erscheint aber damit für Berberis noch ungenügend belegt.

Trigeminusneuralgie bei Sinusitis

Eine 44jährige Probandin, die in der Anamnese eine „chronische Pansinusitis“ angab, war ein Jahr vor der Prüfung, nach Erkältung bei Wind, an einer heftigen Trigeminusneuralgie erkrankt. Am 8. Tag, am 1. Tag der Einwirkung von Berberis, kam es nach dem Essen von warmer Suppe erstmals wieder zu „leichten Beschwerden“ im Bereich des 2. Astes des rechten Trigeminus (Sy. 71, D 30). Unter Plazebo traten bei einer Probandin nur Parästhesien im Trigeminusgebiet auf (Sy. 43).

Das Symptom entspricht dem Bericht, den *von Keller* von einem eigenen Patienten wiedergibt: „Es hat mir im linken Oberkiefer bis zum Ohr ... weh getan, ... jetzt tut auch die Nase weh. ... Ich habe das Gefühl ..., als wenn etwas Zähes da ist und nicht durchgeht“ (S. 71). Obwohl eine Sinusitis nicht ausdrücklich erwähnt ist, fällt eine weitgehende Übereinstimmung des Fallberichtes mit dem Prüfungssymptom auf, so daß dieses als wahrscheinliche Wirkung von Berberis gewertet werden darf, zumal das leichte Rezidiv zeitlich gerade mit dem Beginn der Prüfstoffeinnahme zusammenfiel.

Parästhesien im Trigeminusgebiet

Eine Probandin bemerkte unter Berberis an einem Tag ein „Stechen wie von Nadeln“ im Bereich des Kieferwinkels, das bis in die Zunge spürbar war (Sy. 72, D 30). Ein Proband beobachtete „Mißempfindungen an den Zähnen, als wenn es juckt“ (Sy. 170, D 30). Unter Plazebo hatte eine Probandin an 2 aufeinanderfolgenden Tagen ein „vorher noch nie aufgetretenes“ taubes Gefühl rechts in der Wange und am Kieferwinkel (Sy. 43).

Von Keller erwähnt ein „Gefühl von Ameisenlaufen in der rechten Seite der Oberlippe“ (S. 71). Im Hinblick auf die oben erörterte und als Prüfstoffwirkung aufgefaßte Trigeminusneuralgie sind auch die Parästhesien im Trigeminusgebiet trotz der Plazebobeobachtung als Symptome von Berberis in Erwägung zu ziehen.

Vorübergehende Sehstörung an einem Auge, wie von einem Schleier

Eine 39jährige Probandin protokollierte unter Berberis vom 12. bis zum 21. Tag eine eigenartige Sehstörung: „Beim Herabsehen auf hellen Grund zieht sich ein grauer Schleier vor das Blickfeld des linken Auges, der wieder verschwindet“ (Sy. 73, D 30). Eine ähnliche Symptomatik hatte die Probandin schon 1 1/2 Jahre vor der Prüfung an demselben Auge bemerkt. Unter Plazebo kam nichts Vergleichbares vor.

Von Keller erwähnt das Symptom aus 3 verschiedenen Quellen: „Gefühl wie ein Schleier vor den Augen.“ In den beiden weiteren Fällen bestand allerdings eine Konjunktivitis „Brennen und Trockenheit in den Augen mit . . . trübem undeutlichem Sehen, als wäre ein Flor vor den Augen, früh nach dem Aufstehen, mehrere Stunden lang.“ Im 3. Fall wurde neben der Konjunktivitis auch „drückender Kopfschmerz“ angegeben, andererseits war die Sehstörung wie im oben genannten Prüfungssymptom nur vorübergehend: „Abends bei Licht Gefühl, als wenn ein Flor vor den Augen wäre, doch nicht anhaltend“ (S. 242). Aufgrund dieser Übereinstimmungen ist das seltene Symptom in der vorliegenden Prüfung als Wirkung von Berberis anzuerkennen. Der besondere Umstand, daß die Sehstörung während der ganzen Beobachtungszeit nur an einem Auge auftrat, ist als neues Element des Symptoms hervorzuheben.

Flimmern an einer Außenseite des Gesichtsfeldes

Eine 34jährige Probandin war unter Berberis am Abend des 14. Tages 20 Minuten lang durch „scheußliches“ Flimmern im „linken seitlichen“ Gesichtsfeld beeinträchtigt, das sich am folgenden Abend in geringerem Maße wiederholte (Sy. 74, D 3). Unter Plazebo fehlte das Symptom.

Von Keller erwähnt das Symptom nicht. Trotz der ungenauen Ausdrucksweise der Probandin ist zu vermuten, daß das Flimmern nur vor dem linken Auge auftrat. In diesem Falle wäre das Symptom der oben genannten Sehstörung „an einem Auge, wie von einem Schleier“ an die Seite zu stellen. Dadurch würde das außerdem stundenlang intensiv empfundene Flimmern mit großer Wahrscheinlichkeit als Wirkung von Berberis aufzufassen sein. Vielleicht darf man das seitliche Flimmern als neues, wenn auch noch ungenügend belegtes Symptom von Berberis in Betracht ziehen.

Augenschmerz

Augenschmerzen traten unter Berberis bei 2 Probanden an je einem Tage auf, einmal nur im linken Auge (Sy. 77) und einmal beim festen Schließen der Augen (Sy. 78). Unter Plazebo wurden Augenschmerzen ohne Konjunktivitis nicht beobachtet.

Von Keller erwähnt Augenschmerzen ohne Konjunktivitis in so vielen Fällen (S. 239 f.), daß auch die beiden oben genannten Prüfungssymptome mit einiger Wahrscheinlichkeit als Wirkungen von Berberis anzusehen sind.

Konjunktivitis

Eine Konjunktivitis wurde unter Berberis von 5 Probanden protokolliert (Sy. 79–83). In 2 Fällen kam es zu verklebten Lidern (Sy. 79, 80), in einem anderen Falle zu Tränen (Sy. 81). Unter Plazebo wurde eine Konjunktivitis von 3 Probanden angegeben (Sy. 44–46).

Von Keller erwähnt zahlreiche Fälle von Konjunktivitis (S. 241) und auch Tränenfluß (S. 242). Demnach dürfen die Konjunktivitiden der vorliegenden Prüfung nur zum Teil als Plazebo- oder Zufallssymptome aufgefaßt werden. Vor allem eine 3 Tage anhaltende Konjunktivitis an beiden Augen (Sy. 79), die am 8. Tag mit dem Beginn der Einwirkung von Berberis gleichzeitig mit der plötzlichen Verschlimmerung einer chronischen Rhinitis einsetzte, erweckt ebenso wie die auffällige Verschlimmerung der Rhinitis den Eindruck einer Wirkung von Berberis.

Gefühl von Flattern im Augenlid

Ein Proband hatte unter Berberis an 2 aufeinanderfolgenden Tagen ein Gefühl von Flattern im linken Oberlid, das aber nicht objektiv bemerkbar war (Sy. 84, D 3). Unter Plazebo trat das Symptom nicht auf.

Von Keller nennt das Prüfungssymptom: Kribbeln in rechten Unterlid, „in zupfend glucksendes Gefühl im Augenlid übergehend“ (S. 240). Anschließend gibt *von Keller* 2 Beobachtungen mit wahrscheinlich objektiv feststellbarem „Zucken“ wieder. Das Gefühl des Flatterns ist somit wohl als Wirkung von Berberis in Betracht zu ziehen, zumal der Proband auch andere wahrscheinlich echte Prüfstoffwirkungen protokollierte.

Schwellung eines Augenlides oder Gefühl einer Schwellung

Eine Probandin bemerkte unter Berberis am Abend des 12. Tages am rechten Auge ein „noch nie“ beobachtetes Oberlidödem (Sy. 86, D 30). Weiters hatte ein Proband am Abend des 8. Tages das „Gefühl von Schwellung um beide Augen“ (Sy. 85, D 3). Unter Plazebo trat nur während der 1. Prüfungswoche einmal morgens eine „Schwellung der Lider" auf (Bad Brückenau, Pr. 73).

Eine Schwellung der Augenlider ohne Konjunktivitis erwähnt *von Keller* nur einmal: „Leichtes Ödem der Oberlider" (S. 242). Er fügt jedoch die Beobachtung eines eigenen Patienten hinzu: „Ich habe immer ganz verschwollene Augen, wenn ich die Blasenentzündung habe" (S. 242). Ein „Geschwulstgefühl der Augenlider" führt *von Keller* nur im Zusammenhang mit Konjunktivitis an (S. 69). Das objektive Symptom der Lidschwellung ist unter diesen Umständen bei der oben genannten Probandin wohl trotz der Plazebobeobachtung als Wirkung von Berberis anzuerkennen. Das bloße Gefühl der Schwellung, das gerade am 1. Tag der Einwirkung von Berberis auftrat, könnte ein neues Symptom von Berberis darstellen, ist aber noch ungenügend belegt.

Gefühl verlegter Ohren

Ein Proband bemerkte unter Berberis am Morgen des 12. Tages, daß seine Ohren „wie verstopft" waren und er nur schlecht hören konnte (Sy. 89, D 3), nachdem er 2 Tage vorher, am 10. Tag „sehr geräuschempfindlich" war (Sy. 87). Unter Plazebo hatte ein Proband ebenfalls das Gefühl verlegter Ohren, so daß seine Stimme „in eigenen Kopf" klang (Sy. 48).

Von Keller berichtet von einem Probanden, bei welchem „Stiche im linken Ohr . . . dann in Drücken mit Verstopfungsgefühl" übergingen (S. 244). Die oben genannte schlechte Hörfähigkeit, die auf eine Geräuschempfindlichkeit folgte, läßt zunächst an eine gegensinnige Fortwirkung des Prüfstoffs denken. Der Proband protokollierte aber in der 1. Prüfungswoche unter Plazebo am 5. Tag verstärkte Farbempfindung und am 6. Tag intensive Geruchswahrnehmung, so daß die Geräuschempfindlichkeit unter Berberis und damit auch das Gefühl verlegter Ohren schwer zu beurteilen sind.

Trockene Nasenschleimhaut

Ein Proband hatte unter Berberis an 2 aufeinanderfolgenden Tagen eine trockene Nase (Sy. 93, D 30) und einen trockenen Mund (Sy. 155). Unter Plazebo erwähnte eine Probandin an einem Tag eine trockene, „etwas borkige" Nase (Sy. 49).

Von Keller wiederholt neben mehreren Einzelbeobachtungen auch die zusammenfassende Angabe: „Die Schleimhaut der Nase scheint bei den meisten Versuchspersonen trocken zu sein“ (S. 246). Unter diesen Umständen ist auch die oben erwähnte Trockenheit der Nase trotz der Plazebobeobachtung wahrscheinlich auf Berberis zurückzuführen. Auch die gleichzeitige Trockenheit des Mundes spricht dafür.

Verlegte Nase

Eine verlegte Nase trat unter Berberis in 3 Fällen auf. Eine Probandin hatte 3 Tage lang eine verlegte Nase, ohne weitere Zeichen eines Katarrhs (Sy. 94, D 3). In einem weiteren Fall bestand eine chronische Absonderung von dickem Schleim, der unter Berberis an einem Tag „zäh“ wurde; gleichzeitig bestand den ganzen Tag über das Gefühl einer verlegten Nase (Sy. 96, D 3). Im 3. Fall hatte sich unter Berberis ein Katarrh entwickelt, der zu Hals- und Ohrenschmerzen, zu einem Druck in den Nebenhöhlen und zu einer verlegten Nase führte (Sy. 95, D 3). Unter Plazebo kam es nur bei einer Probandin an einem Tag zu einer Anschwellung der Nasenschleimhäute (Sy. 50).

Von Keller erwähnt ein entsprechendes Symptom: „Gefühl von Verstopfung der Nase, obwohl der Luftstrom nicht wirklich behindert ist“ (S. 246). Die verlegte Nase dürfte neben der Trockenheit der Schleimhäute und dem Fließschnupfen eine weitere Wirkungsart von Berberis an der Nase darstellen.

Rhinitis
Fließschnupfen
Retronasaler Sekretabfluß

Schnupfen trat unter Berberis in 4 Fällen auf. Bei einer 29jährigen Probandin bestand schon zu Beginn der Prüfung eine Rhinitis. Nach einem „Frostgefühl am ganzen Körper“ (Sy. 291) kam es am 10. Tag zu einer plötzlichen Verschlimmerung (Sy. 97, D 30). Gleichzeitig breitete sich der Katarrh aus. Schon am 10. Tag zeigte sich einen Pharyngitis (Sy. 108) mit druckschmerzhaften Lymphknoten am Hals (Sy. 115), am 11. Tag ein Tubenkatarrh, und am 12. Tag auch ein trockener Husten (Sy. 121). Am 13. und 14. Tag erreichte die Rhinitis ihren Höhepunkt mit zunehmendem wäßrigen Sekret und häufigem Niesen (Sy. 101) „wie bei Pollinose“, woran die Probandin aber nie gelitten hatte. Am 14. Tag trat „scharfes

Sekret“ auf, am 15. Tag ging die Rhinitis in„Stockschnupfen“ über und klang am 19. Tag ab. Der 2. Fall betraf einen 63jährigen Probanden mit Neigung zu allergischer Rhinitis. Er hatte auch in der 1. Prüfungswoche unter Plazebo wieder den gewohnten Fließschnupfen. Am 8. Tag, am 1. Tag der Einwirkung von Berberis, veränderte sich der Charakter des Sekretes, es kam zu eitrigen Absonderungen (Sy. 98, D 3), und gleichzeitig zu einem spastischen Husten (Sy. 120). Der 3. Proband hatte seit Jahren immer wieder eine verlegte Nase. Wiederum am 8. Tag verschlimmerte sich diese chronische Rhinitis für mehrere Tage, wobei am 8. Tag auch ein retronasaler Sekretfluß auftrat (Sy. 99, D 3). Gleichzeitig begann eine Konjunktivitis mit starkem Brennen (Sy. 79), und auch in diesem Falle ein Husten (Sy. 124). Im 4. Fall handelte es sich um eine 35jährige Probandin mit chronischer Rhinitis und häufig verlegter Nase. Am 11. Tag war die Nase neuerlich verlegt, um 15 Uhr trat außerdem ein Kitzelhusten auf, und am Morgen des 12. Tages verstärkte sich ein retronasaler Sekretfluß (Sy. 100, D 30). Unter Plazebo protokollierte nur eine 27jährige Probandin eine Rhinitis, die allerdings 11 Tage anhielt (Sy. 51) und zeitweise ein hämorrhagisches Sekret aufwies (Sy. 53). In diesem Falle gingen Halsschmerzen (Sy. 56), Heiserkeit (Sy. 61) und Husten (Sy. 62) der Rhinitis voran.

Von Keller erwähnt mehrere Prüfungssymptome mit Schnupfen, auch mit Beteiligung der Nebenhöhlen. Bei 2 Beobachtungen wird „starker Fließschnupfen“ angegeben. In einem Falle wurde das Sekret „ausgeräuspert“, so daß wohl ein retronasaler Sekretfluß vorhanden war (S. 246). In der vorliegenden Prüfung standen die Verschlimmerungen der Rhinitiden und die Ausbreitungen der Katarrhe in so deutlichem zeitlichem Zusammenhang mit dem Beginn der Einwirkung von Berberis, daß keine interkurrenten Ereignisse, sondern Wirkungen des Prüfstoffs vorliegen dürften. Auch die im 1. Fall beobachtete Intensität des Fließschnupfens spricht für eine Wirkung von Berberis. Da in 2 Fällen ausdrücklich ein retronasaler Sekretfluß protokolliert wurde, ist auch dieses Symptom bemerkenswert.

Nasenbluten

Sowohl unter Berberis (Sy. 102) als auch unter Plazebo (Sy. 52) trat bei je einem Probanden an je einem Tage Nasenbluten auf. Beide erwähnten mit denselben Worten, daß bei ihnen spontan „noch nie“ eine Nasenblutung aufgetreten war.

Von Keller berichtet über 3 Prüfungssymptome mit Nasenbluten (S. 247). *Geßner* erwähnt Nasenbluten als Nebenwirkung bei arzneilichen Gaben von Berberin (S. 92). Unter diesen Umständen ist bei der oben genannten Nasenblutung unter Berberis eine Wirkung des Prüfstoffs in Betracht zu ziehen.

Tonsillitis
Pharyngitis

Eine Tonsillitis kam unter Berberis in 2 Fällen vor. Eine 57jährige Probandin, die schon seit Jahren keine Angina mehr hatte, bekam am 16. Tag eine Tonsillitis, die sich 3 Monate nach der Prüfung durch neuerliche Einnahme von Berberis in derselben Ausprägung reproduzieren ließ (Sy. 105, D 30). Im 2. Fall bestand nur ein „Ziehen im Bereich der Tonsillen, wie bei beginnender Angina" (Sy. 106, D 3). Von 8 weiteren, zum Teil tonsillektomierten Probanden wurden Pharyngitiden beobachtet (Sy. 107–114). In 3 dieser Fälle strahlten die Schmerzen, wohl infolge ihrer Intensität, bis in die Ohren (Sy. 105–107). In 2 Fällen kam es zu Schwellungen der regionären Lymphknoten (Sy. 115, 116). An einem Tage hatte eine Probandin im Hals das Gefühl, „als wäre etwas zu groß" (Sy. 107). Mit dieser Empfindung wurde aber vielleicht nur ein Globusgefühl beschrieben. Ein Globusgefühl, eine Trockenheit des Rachens mit Besserung durch Trinken sowie ein Splittergefühl dürften die Berberis-Pharyngitis besonders kennzeichnen. Diese Erscheinungen werden anschließend gesondert erörtert. In 2 Fällen wurde eine bemerkenswerte Ausbreitung der Halsschmerzen von rechts nach links beobachtet, auf die im Kapitel über die Seitenbeziehungen eingegangen wird (Sy. 105, 107). Unter Plazebo kam es bei 2 Probanden zu einer schmerzhaften Schwellung der Tonsillen (Sy. 54, 55), und bei 5 Probanden zu einer Pharyngitis (Sy. 56–60).

Von Keller erwähnt eine ausgeprägte Tonsillitis als Prüfungssymptom: „Völlig ausgebildete Entzündung der Mandeln . . . mit lebhafter feuriger Röte und Geschwulst. . . . Bei 2 Personen" (S. 253). Halsentzündungen geringeren Grades sind zahlreich angegeben. Auch das Gefühl „wie bei anfangender Angina" ist als Prüfungssymptom angeführt. Die insgesamt 10 Halsentzündungen, die in der vorliegenden Prüfung unter Berberis auftraten, sind aufgrund der Reproduzierbarkeit im 1. Falle mindestens zum Teil nicht als interkurrente Infekte, sondern als Wirkungen von Berberis zu betrachten. Im zusammenfassenden Kapitel über Katarrhe (S. 235) wird diese Frage nochmals erörtert.

Globusgefühl im Hals

Ein Globusgefühl im Hals kam unter Berberis bei mindestens 4 Probanden vor (Sy. 108, 111, 117, 118). In 2 weiteren Fällen ist das Symptom ungenau beschrieben und daher fraglich (Sy. 107, 137). Das Globusgefühl trat meist im Zusammenhang mit einer Pharyngitis auf und wurde auch als „Kloßgefühl" oder als „schnürender Halsschmerz" beschrieben. In 2 Fällen, in welchen keine Pharyngitis bestand, protokollierten die Probanden „Druck auf dem Kehlkopf wie ein Krampf" (Sy. 118) und „Enge und Druckgefühl im Rachen und hinter dem Sternum" (Sy. 137). Unter Plazebo wurde kein Globusgefühl beobachtet.

Von Keller erwähnt 3 Fälle von „Druck und Klumpengefühl im Hals" (S. 252). Das Globusgefühl ist im Hinblick auf das völlige Fehlen des Symptoms unter Plazebo als wahrscheinliche Wirkung von Berberis anzuerkennen.

Trockenheit im Rachen

Trockenheit im Rachen wurde unter Berberis von einer Probandin im Verlauf einer 6 Tage dauernden Pharyngitis nur am 2. Tage protokolliert, bestand aber wahrscheinlich länger (Sy. 107). Unter Plazebo wurde Trokkenheit im Rachen nicht beobachtet.

Von Keller erwähnt „Trockenheit im Munde, aber noch mehr in der Rachenhöhle" (S. 249). Im Hinblick auf die Trockenheit auch anderer Schleimhautbereiche, ist die Trockenheit im Rachen, trotz der spärlichen Belege, als Wirkung von Berberis in Betracht zu ziehen.

Halsschmerz mit Besserung durch Trinken

Unter Berberis gaben 2 Probanden an, daß sich die Schmerzen ihrer Pharyngitis durch Trinken besserten, einmal im Zusammenhang mit trokkener Schleimhaut an einem Tag einer länger dauernden Halsentzündung (S. 107), und einmal mit dem Hinweis auf die Besserung durch Trinken kalter Flüssigkeit (Sy. 113). Unter Plazebo kam dieses Symptom nicht vor.

Von Keller gibt an: „Kratzen im Hals, welches sich allmählich durch Wassertrinken verlor" (S. 253). Das Symptom ist im Zusammenhang mit der Trockenheit des Rachens zu beurteilen, für welche eine Wirkung von Berberis angenommen wurde.

Halsschmerz wie von einem Splitter

Eine Probandin beschrieb unter Berberis einen Halsschmerz „wie von einem scharfen kleinen Splitter“ (Sy. 105). Das vereinzelte Symptom gewinnt an Gewicht, nachdem es während einer Tonsillitis auftrat, die sich 3 Monate nach der Hauptprüfung bei nochmaliger Einnahme des Prüfstoffs reproduzieren ließ.

Von Keller erwähnt ein ähnliches Symptom: „Schmerz . . . , als wenn eine Kernhülse von Obst im Hals steckengeblieben wäre“ (S. 253). Für das oben erwähnte Prüfungssymptom ist eine Wirkung von Berberis in Erwägung zu ziehen.

Husten ohne oder mit Auswurf
In die Bronchien absteigender Katarrh

Husten trat unter Berberis bei 7 Probanden auf, wovon 3 auch Auswurf angaben. Es fällt auf, daß der Husten in allen 7 Fällen mit Symptomen der Nase oder des Rachens in Zusammenhang stand. In 5 Fällen gingen die Erscheinungen in Nase oder Rachen dem Husten mehr oder weniger voraus, so daß der Eindruck eines absteigenden Katarrhs entsteht. Auf 4 Fälle wurde bereits bei der Erörterung der Rhinitis hingewiesen. Bei einer Probandin verschlimmerte sich eine Rhinitis am 10. Tag, 2 Tage später begann ein dreitägiger anfallsweise auftretender trockener Husten (Sy. 121, D 30). Bei einem Probanden veränderte sich am 8. Tag der Sekretcharakter einer bestehenden Rhinitis, und gleichzeitig begann ein spastischer Husten (Sy. 120, D 3). Bei einem weiteren Probanden mit chronischer Rhinitis und häufig verlegter Nase begann ebenfalls am 8. Tag, am 1. Tag der Einwirkung von Berberis, ein retronasaler Sekretfluß, und gleichzeitig eine Konjunktivitis und ein Husten mit weißgelbem Auswurf (Sy. 124, D 3). Auch der 4. Proband hatte häufig eine verlegte Nase; am Morgen des 11. Tages war die Nase neuerlich verlegt, diesmal trat aber um 15 Uhr ein Kitzelhusten hinzu (Sy. 123, D 30). Diesen Beobachtungen schließt sich ein Fall an, bei welchem am Nachmittag des 11. Tages „Kratzen im Hals“ auftrat, worauf am Morgen des nächsten Tages ein anfallsartiger trockener Husten folgte (Sy. 122, D 3). In den übrigen Fällen trat der Husten gleichzeitig mit den Nasen- oder Rachensymptomen auf (Sy. 125,

126, D 30). Unter Plazebo trat Husten bei 2 Probanden auf (Sy. 62, 63), in einem Falle nach vorangegangenem Halsschmerz und nachfolgender Rhinitis.

Von Keller gibt zahlreiche Symptome von Husten mit oder ohne Auswurf an. Inwieweit es sich auch um absteigende Katarrhe gehandelt hat, läßt sich nicht erkennen, da *von Keller* die einzelnen Teilsymptome nur getrennt angegeben fand. Während Husten als Symptom von Berberis gelten darf, kann man das Symptom eines in die Bronchien absteigenden Katarrhs nur mit Vorbehalt, aber als neues Symptom von Berberis ins Auge fassen.

Herzklopfen
Herzklopfen nach blähenden Speisen
Herzklopfen mit Beklemmungsgefühl in der Brust

Herzklopfen trat unter Berberis in 3 Fällen auf. Eine Probandin hatte am 8. Tag, am 1. Tag der Prüfstoffeinwirkung, abends im Liegen Herzklopfen bei normaler Frequenz, und am 9. Tag nochmals im Liegen um 13 Uhr. Das Klopfen war heftig, bis in den Hals zu spüren und in die Ohren zu hören (Sy. 128, D 30). Am Abend des 9. Tages folgte Stechen in der Herzgegend und leichtes Beklemmungsgefühl. Bei einer 2. Probandin trat am 11. Tag im Liegen nach dem Essen Herzklopfen auf, und zwar, wenn Seitenlage eingenommen wurde, um das Völlegefühl und den Magendruck nach dem Essen zu erleichtern (Sy. 129, D 30). Eine weitere Probandin verspürte an einem Abend während eines beklemmenden Gefühls in der Herzgegend eine „auffällig schwere, langsame, laute Herztätigkeit", und am folgenden Tag noch leichtes Herzklopfen, jedoch ohne Beklemmung (Sy. 133, D 30),

Von Keller nennt unter anderem „mehrmaliges Herzklopfen" als Prüfungssymptom (S. 257), und einige Beobachtungen bei eigenen Behandlungsfällen: „Ich kriege leicht Herzklopfen, wenn ich ein bißchen aufgeregt bin", „Wenn ich mich bücke, kriege ich das Herzklopfen" (S. 257) und „Wenn ich nur eine Kleinigkeit mache, habe ich das Gefühl, daß alles in der Brust zusammengedrückt wird. Wenn ich etwas mehr esse, kriege ich das auch, daß ich mich beengt fühle, auch wie Herzklopfen dabei" (S. 221). Im letzten Fallbericht erstreckt sich die Übereinstimmung mit den eingangs genannten Prüfungssymptomen auch auf das Herzklopfen nach dem Essen und auf das gleichzeitige Beklemmungsgefühl in der Brust.

Die zum Teil intensiven Prüfungssymptome von Herzklopfen können als wahrscheinliche Wirkungen von Berberis gewertet werden.

Tachykardie

Eine beschleunigte Herztätigkeit trat unter Berberis in 2 Fällen auf. Ein Proband erwachte in der Nacht zum 8. Tag mit beschleunigtem Puls, nachdem er am Vorabend den Prüfstoff erstmals genommen hatte (Sy. 131, D 3). Ein weiterer Proband protokollierte am 9., 10. und 14. Tag eine schnellere Herztätigkeit als gewohnt. Am 10. Tag erwachte er außerdem um 2 Uhr nachts mit Übelkeit, Erbrechen und Magenschmerz. Da diese Beschwerden am 11. Tag noch anhielten, unterbrach er die Prüfung für 3 Tage. Als er am 14. Tag den Prüfstoff wieder einnahm und das Protokoll fortführte, vermerkte er die beschleunigte Herztätigkeit neuerlich (Sy. 130, D 30). Ein 3. Proband hatte an einem Tag nur das Gefühl, als ob das Herz „schneller und oberflächlicher" schlagen würde (Sy. 132, D 3). Eine Tachykardie, welche bei drohendem Kollaps auftrat (Sy. 138), wird hier nicht berücksichtigt. Unter Plazebo kam Tachykardie nicht vor.

Von Keller nennt nur ein einziges Prüfungssymptom mit Tachykardie: „Herzklopfen, besser durch Lagewechsel, Puls 100/min" (S. 257). Das Symptom des Erwachens um 3 Uhr früh mit Herzklopfen wurde bereits im Zusammenhang mit dem Erwachen zwischen 2 und 4 Uhr angeführt, und dort, ebenso wie das Erwachen um diese Zeit, mit anderen Symptomen als Wirkung von Berberis gewertet. Im 2. Fall trat die Tachykardie bei Tag auf. Aber auch dieser Proband erwachte an einem Tag nach Mitternacht, wenn auch nicht ausdrücklich mit Tachykardie, so doch ebenfalls mit einer vegetativen Symptomatik, die oben gleichfalls als Wirkung von Berberis aufgefaßt wurde. Aufgrund dieser Zusammenhänge ist auch eine bei Tag auftretende Tachykardie als sehr wahrscheinliches Symptom von Berberis anzuerkennen.

Stenokardie

Stenokardische Beschwerden traten unter Berberis in 5 Fällen auf (Sy. 133–137), davon dreimal nur an einem Tag. Die Schmerzen waren beengend (Sy. 135, 137), beklemmend (Sy. 133), ziehend und in den linken Arm ausstrahlend (Sy. 134) oder stechend (Sy. 134–136). Bei 2 Probanden begannen die Sensationen abends und hielten am folgenden Tag noch an (Sy. 133, 134), bei einer weiteren Probandin begann die Beschwerden ebenfalls abends (Sy. 135), jedoch im Anschluß an Herzklopfen am Nachmittag. In einem Fall war das beklemmende Gefühl mit einer „auffällig schweren, langsamen, lauten Herztätigkeit verbunden“ (Sy. 133). Unter Plazebo hatten 2 Probandinnen an je einem Tag mittags bzw. nachmittags ziehende bzw. stechende Herzschmerzen (Sy. 64, 65).

Von Keller erwähnt mehrere Prüfungssymptome mit „Beklemmung“ (S. 256). Die oben genannten Stenokardien dürften wohl ebenso wie Herzklopfen und Tachykardie wenigstens zum Teil auf Berberis zurückzuführen sein.

Ohnmachtsgefühl

Eine Probandin hatte unter Berberis bei gewohnt niederem Blutdruck am 8. Tag, am 1. Tag der Prüfstoffeinwirkung, ohne erkennbare Ursache gegen 13 Uhr ein Kollapsgefühl mit „schweißiger Haut“, „Schüttelfrost“ und Tachykardie (Sy. 138). Unter Plazebo hatte benfalls eine Probandin mit gewohnt niederem Blutdruck am 15. Tag bei „schwüler“ Temperatur, nach einem Blutdruckanstieg an den Vortagen, ein Ohnmachtsgefühl mit weißem Gesicht, schweißnasser Haut und eiskalten Händen und Füßen (Sy. 68).

Von Keller führt zahlreiche Prüfungssymptome mit Ohnmachtsgefühl an (S. 16 f.) sowie den Bericht eines eigenen Patienten, dem öfter plötzlich „ganz elend“ und „etwas schwarz vor den Augen“ wurde (S. 17). In Anbetracht dieser Angaben muß bei dem oben genannten Ohnmachtsgefühl trotz der Plazebobeobachtung eine Wirkung von Berberis in Erwägung gezogen werden.

Hunger

Auffälliger Hunger trat unter Berberis in 2 Fällen auf. Ein 27jähriger Proband aß an einem Tag „für 4 Personen, ohne satt zu werden“, (Sy. 139, D 30) und eine 56jährige Probandin war an einem Abend „gierig nach irgendwelchem Essen“ (Sy. 140, D 30). Unter Plazebo erwachte ein Proband an 4 aufeinanderfolgenden Tagen nachts mit Hunger und Harndrang (Sy. 70).

Von Keller gibt zahlreiche Prüfungssymptome mit vermehrtem Appetit an (S. 257). Eines dieser Symptome lautet allerdings: „Appetit ist besser, seit sie das Mittel nimmt“ (S. 257). Hier kann auch ein homöotherapeutischer Effekt vorgelegen sein. Bei den eingangs erwähnten Prüfungssymptomen muß jedoch aufgrund ihrer Intensität und der zahlreichen Belege aus anderen Quellen eine Primärwirkung von Berberis angenommen werden.

Appetitlosigkeit

Appetitlosigkeit trat unter Berberis nur bei einem 27jährigen Probanden am 16. und 17. Tag auf (Sy. 141) und fehlte unter Plazebo.

Von Keller nennt zahlreiche Prüfungssymptome mit Appetitlosigkeit (S. 257). In der vorliegenden Prüfung ist das Symptom ungenügend belegt.

Durst

Durst trat unter Berberis in 4 Fällen je 2 bis 3 Tage lang auf (Sy. 142–145). Einmal wurde ausdrücklich eine gewöhnlich vorhandene Durstlosigkeit erwähnt, zweimal wurde eine Trockenheit im Mund vermerkt, und zweimal bestand Durst auf kalte Getränke. Unter Plazebo trat Durst nicht auf.

Von Keller nennt mehrere Symptome mit Durst, darunter auch Fälle mit trockenem Mund (S. 251). Die eingangs genannten Prüfungssymptome sind demnach mindestens zum Teil, und vor allem bei gleichzeitig trockenem Mund, als Wirkung von Berberis aufzufassen.

Verlangen und Abneigung
Abneigung gegen Fleisch

Unter Berberis traten verschiedene Arten von „Verlangen" auf (Sy. 146–150). Ein Proband hatte an mehreren Tagen Verlangen nach Alkohol, und am 18. Tag nacheinander Verlangen nach Salzigem und Verlangen, „ständig etwas zu knabbern". Ein weiterer Proband protokollierte an einem Tag Verlangen nach Bier, und ein dritter rauchte am 10. Tag „die ungewöhnlich große Menge" von 5 Zigaretten. Unter Plazebo hatte eine Probandin 2 Tage lang Verlangen nach Eiskaffee, und ein Proband vermerkte an einem Tag Verlangen nach Most und Speck (Sy. 71, 72). Unter Berberis wurden auch Abneigungen protokolliert (Sy. 151–153). In 2 Fällen bestand an je einem Tag Abneigung gegen Fleisch (Sy. 152, 153), und in einem Fall bei sonstigem Verlangen nach Süßem an einem Tag „keine Lust" auf Süßes (Sy. 151).

Von Keller erwähnt einen Fall mit „starker Abneigung gegen Fleisch (S. 258). Die oben genannten 2 Beobachtungen von Abneigung gegen Fleisch können somit als Wirkungen von Berberis aufgefaßt werden. Die übrigen Beobachtungen von Abneigungen oder Verlangen sind wohl als Zufalls- oder Plazebosymptome anzusehen.

Trockene Lippen

Trockene Lippen wurden unter Berberis von einer Probandin an mehreren Tagen gleichzeitig mit „offenen" oder „brennenden" Stellen an den Lippen und an der Mundschleimhaut protokolliert (Sy. 154, 162). Unter Plazebo kamen trockene Lippen nicht vor.

Von Keller erwähnt unter 3 Prüfungssymptomen mit trockenen Lippen auch einen Fall, bei welchem sich die Haut der Lippen mehrmals schälte und ein flacher Schorf entstand (S. 249). Vor allem im Hinblick auf die unter Berberis aufgetretene Trockenheit in mehreren Schleimhautbereichen, die am Ende des Abschnitts zusammengestellt sind, ist auch die Trockenheit der Lippen als Symptom von Berberis anzusehen.

Trockener Mund

Eine Trockenheit der Mundschleimhaut trat unter Berberis in 2 Fällen auf, bei einem Probanden an 2 Tagen, vor allem nachts (Sy. 155), mit gleichzeitiger Trockenheit der Nasenschleimhaut, und bei einer Probandin nur an einem Tag (Sy. 156), gleichzeitig mit „viel Durst". Unter Plazebo fehlte das Symptom in der 2. und 3. Woche. In der 1. Woche trat jedoch bei einer Probandin Trockenheit im Mund vom 1. Prüfungstag an auf und steigerte sich am 9. Tag so, daß die Probandin glaubte, Belladonna zu prüfen. Vielleicht wurde das Plazebosymptom an diesem Tag durch die Wirkung von Berberis verstärkt (Baden, Pr. 63).

Von Keller gibt eine Zusammenfassung von Prüfungssymptomen wieder: „Trockenheit und Klebrigkeit im Mund bei allen Personen" (S. 149). Im Hinblick auf die Trockenheit verschiedener Schleimhautbereiche bei verschiedenen Probanden der vorliegenden Prüfung, sind auch die eingangs genannten Symptome trotz der Plazebobeobachtung wohl als Wirkung von Berberis anzusehen.

Bitterer Mundgeschmack

Bitterer Mundgeschmack trat unter Berberis in 2 Fällen auf. Ein Proband hatte 2 Tage lang einen bitteren Mundgeschmack (Sy. 157), eine Probandin verspürte ihn nur an einem Tag, und vorwiegend im Rachen und am rückwärtigen Abschnitt der Zunge (Sy. 158). Unter Plazebo wurde in der 2. und 3. Woche von 2 Probandinnen an je einem Tag nur „übler" bzw. „unangenehmer" Mundgeschmack angegeben (Sy. 73, 74). In der 1. Woche trat allerdings bei einer Probandin gleichzeitig mit einer Trockenheit des Mundes auch wiederholt bitterer Mundgeschmack auf (Baden, Pr. 63).

Von Keller nennt zahlreiche Prüfungssymptome mit bitterem Mundgeschmack (S. 251). Auch im Hinblick auf die Beeinflussung der Leber durch Berberis ist der bittere Mundgeschmack ebenfalls als echte Prüfstoffwirkung zu bewerten, obwohl gelegentlich auch unter Berberis ein Plazeboeffekt anzunehmen ist.

Stomatitis simplex
Stomatitis aphthosa
Umschriebene entzündliche Schwellung am harten Gaumen

Entzündungen an der Mundschleimhaut oder an der Zunge traten unter Berberis in 7 Fällen auf. Eine Probandin hatte nur an einem Tag „brennende Stellen" am Gaumen (Sy. 161). Eine weitere vermerkte an mehreren Tagen Entzündungen an wechselnden Stellen des Mundes (Sy. 162) und an den trockenen Lippen (Sy. 154). Eine Probandin mit rezidivierendem Herpes labialis hatte 2 Tage lang schmerzhafte „Bläschen" am Gaumen (Sy. 163), und an den folgenden 2 Tagen „Bläschen" an der Zungenspitze (Sy. 160). Bei einem Probanden besserte sich dagegen eine rezidivierende Stomatitis aphthosa unter Berberis schneller als gewöhnlich (Sy. 311). In 2 Fällen trat eine umschriebene entzündliche Schwellung am harten Gaumen auf, in einem Falle nur an einem Tag an der linken Seite des Gaumens (Sy. 167, D 30), und im 2. Falle in der Mitte des Gaumens, im Laufe von 8 Tagen zu- und abnehmend (Sy. 166, D 30). Unter Plazebo wurde von 2 Probandinnen an einem bzw. an 2 Tagen eine Zahnfleischentzündung vermerkt (Sy. 75, 76).

Von Keller erwähnt mehrfach Aphthen oder „Wasserbläschen" an der Mundschleimhaut als Prüfungssymptome (S. 249), und ebenso „Bläschen" an der Zungenspitze (S. 252). Schwellungen am Gaumen sind nicht erwähnt. Die in der vorliegenden Prüfung relativ häufig aufgetretenen und objektiven Erscheinungen an der Mundschleimhaut, die teilweise an mehreren Tagen auftraten oder tagelang anhielten, müssen wohl als echte Wirkungen von Berberis aufgefaßt werden. Aphthen und Bläschen sind bereits bekannte Symptome, die umschriebenen entzündlichen Schwellungen am harten Gaumen sind dagegen als neues Symptom von Berberis hervorzuheben.

Zahnfleischblutung

Bei einem Probanden, der unter Parodontose litt, trat unter Berberis 5 Tage lang verstärkte Zahnfleischblutung auf (Sy. 168, D 3). Unter Plazebo wurden in 2 Fällen nur Zahnfleischentzündungen ohne Blutung vermerkt (Sy. 75, 76).

Von Keller gibt mehrere Symptome mit leichter Zahnfleischblutung an (S. 248). Im Hinblick auf die verschiedenartigen Entzündungen der Mundschleimhaut, die fast mit Sicherheit auf Wirkungen von Berberis zurückzuführen waren, können auch Zahnfleischblutungen mit Vorbehalt als Prüfstoffwirkungen gewertet werden. Die unter Berberis beobachtete Hämorrhoidalblutung könnte im Zusammenhang mit den Zahnfleischblutungen an eine allgemeine Blutungsneigung unter Berberis denken lassen.

Zahnschmerz

Zwei Probanden protokollierten unter Berberis Sensationen an den Zähnen. Einer von ihnen hatte an einem Tag Schmerzen im rechten unteren Sechser (Sy. 169), der andere fühlte an einem Tag „Mißempfindungen in den Zähnen, als wenn es juckt" (Sy. 170). Unter Plazebo traten keine Sensationen an den Zähnen auf.

Von Keller gibt mehrere Prüfungssymptome mit Zahnschmerz an (S. 247 f). Inwieweit die oben genannten Sensationen an den Zähnen auf Berberis zurückgeführt werden dürfen, läßt sich wohl nicht entscheiden. Die 2. Beobachtung könnte unter die Parästhesien im Trigeminusgebiet einzuordnen sein.

Schluckauf

Ein Proband hatte unter Berberis am 12., 14. und 17. Tag beim Erwachen einen schmerzhaften Singultus mit Magenschmerzen (Sy. 171, D 3). Unter Plazebo kam Singultus nicht vor.

Von Keller erwähnt nur ein Prüfungssymptom mit Schluckauf; er dauerte 1/4 Stunde, verursachte aber keine Schmerzen (S. 258). Außerdem berichtet *von Keller* über einen eigenen Patienten mit der Erscheinung: „Wie Schluckauf, aber ein bißchen anders" (S. 258). Der schmerzhafte Singultus, der sich an mehreren Tagen wiederholte, könnte in dieser Form ein neues Symptom von Berberis darstellen.

Sodbrennen

Sodbrennen trat unter Berberis und unter Plazebo bei je einem Probanden auf. Während der Berberisproband das Symptom nur an einem Tag vermerkte (Sy. 172, D 3), spürte der Plazeboproband das Sodbrennen an 3 aufeinanderfolgenden Tagen, und zwar an jedem dieser Tage von 15 oder 16 Uhr bis 21 Uhr (Sy. 77).

Von *Keller* erwähnt mehrere Prüfungssymptome mit Sodbrennen (S. 221 f). Sodbrennen ist demnach nicht ohne weiteres als Plazebosymptom zu bezeichnen, ist aber in der vorliegenden Prüfung ungenügend belegt.

Übelkeit bei Tag ohne Erbrechen
Besserung der Übelkeit nach dem Essen

Übelkeit bei Tag und ohne Erbrechen trat unter Berberis in 6 Fällen auf (Sy. 173–178), einmal mit Aufstoßen, einmal mit Brechreiz. Einmal trat das sonst eher alltägliche Symptom der Übelkeit mit besonderer Intensität und mit einer Modalität auf: „Rasende" Übelkeit vor dem Essen, die sich nach dem Essen besserte (Sy. 173, D 30). Unter Plazebo wurde in 2 Fällen Übelkeit vermerkt, einmal mit Brechreiz (Sy. 78, 79).

Von Keller führt zahlreiche Prüfungssymptome mit Übelkeit, auch Übelkeit mit Aufstoßen oder mit Brechreiz an, jedoch meist ohne Modalitäten. In 2 Fällen wird aber ausdrücklich vermerkt, daß eine vor dem Frühstück bestehende Übelkeit „nach dem Essen verschwindet" (S. 259), ähnlich wie in der vorliegenden Prüfung nach dem Mittagessen. Die Besserung einer Übelkeit nach dem Essen verdient daher als wahrscheinlich echte Wirkung von Berberis hervorgehoben zu werden. Einfache Übelkeit, auch mit Brechreiz, wird im Hinblick auf die Beobachtungen unter Plazebo, zumindest in einigen Fällen, auch unter Berberis als Plazebosymptom zu werten sein.

Erbrechen

In 2 Fällen kam es unter Berberis in der 2. Hälfte der Nacht zum Erwachen mit Übelkeit und Erbrechen. Ein Proband erwachte am 10. Tag um 2 Uhr nachts mit Übelkeit und Erbrechen (Sy. 179, D 30); da diese Beschwerden auch am nächsten Tag noch anhielten, wurde die Prüfung für 3 Tage unterbrochen. Der 2. Fall betraf eine Probandin, die am 18. Tag um 4 Uhr mit heftigen Kopfschmerzen und Übelkeit erwachte; um 5 Uhr schloß sich dann Erbrechen und Durchfall an (Sy. 180, 214, D 3). Unter Plazebo kam Erbrechen nicht vor.

Von Keller erwähnt Erbrechen in mehreren Prüfungssymptomen, jedoch niemals nachts. *Geßner* berichtet über Erbrechen und Durchfälle als Nebenwirkungen bei arzneilichen Gaben von Berberin (S. 92). In den beiden eingangs angeführten Beobachtungen ist das Erbrechen ein Teil einer Symptomatik, wie sie in der 2. Hälfte der Nacht mehrfach und in verschiedenen Erscheinungsformen auftrat. Die Fälle sind oben unter den Schlafstörungen mit Erwachen zwischen 2 und 4 Uhr früh zusammengefaßt.

Druck im Magen
Besserung von Magendruck durch Essen

Druck in der Magengegend trat unter Berberis in 4 Fällen auf (Sy. 181–184). Zwei Probandinnen empfanden einen Druck wie von Steinen. Diese intensive Sensation wird gesondert behandelt. Bei einer weiteren Probandin besserte sich ein nachmittags aufgetretenes Druckgefühl im Magen nach dem Abendessen (Sy. 184). Unter Plazebo kam es ebenfalls in 4 Fällen zu Magendruck, jedoch stets nur zu leichteren Beschwerden (Sy. 80–83).

Von Keller führt mehrere Prüfungssymptome mit Magendruck an (S. 222, 229), in keinem Falle aber eine Besserung durch Essen. Im Hinblick auf die Plazebobeobachtungen wird ein Druck im Magen gelegentlich auch unter Berberis als Plazeboeffekt zu werten sein. Die Besserung durch Essen ist dagegen beachtenswert, da diese Modalität auch in einem Fall von intensiver Übelkeit zu beobachten war (Sy. 173). Besserung von Magendruck durch Essen ist demnach als neues Symptom von Berberis in Betracht zu ziehen.

Magenschmerz
Magenschmerz nach eiskaltem Getränk

Magenschmerz wurde unter Berberis von insgesamt 5 Probanden beobachtet (Sy. 171, 179, 185–187). Der heftigste Magenschmerz trat bei einem Probanden mittags nach einem hastigen Schluck von eiskaltem Coca-Cola auf; er hatte die Empfindung, „als ob ein Loch in den Magen gebohrt würde" (Sy. 185, D 3). Nach 4 Tagen wiederholte sich ein ähnlicher stechender Schmerz, und zwar wieder nach einem kalten Getränk. In einem schon erwähnten Falle begann ein zweitägiger Magenschmerz mit Übelkeit und Erbrechen am 10. Tag (Sy. 179). Von Magenschmerzen war auch der ebenfalls schon erwähnte schmerzhafte Singultus begleitet (Sy. 171). In einem weiteren Falle wurden nur „flüchtige, aufblähende" Magenschmerzen protokolliert (Sy. 186), und im letzten Fall hatte der Proband auch sonst nicht selten Magenschmerzen, jedoch anderer Art (Sy. 187). Unter Plazebo kamen nur bei einer Probandin an 2 aufeinanderfolgenden Tagen vor dem Essen minutenlange schneidende Magenschmerzen vor, die sie sonst nicht kannte (Sy. 84).

Von Keller führt mehrere Prüfungssymptome mit Magenschmerzen an (S. 222). Obwohl der Magenschmerz auch unter Berberis in manchen Fällen als Zufalls- oder Plazebosymptom angesehen werden muß, kann er als echtes Prüfungssymptom nicht immer ausgeschlossen werden. Die Auslösung des Magenschmerzes durch ein eiskaltes Getränk ist als neues Element des Symptoms in Betracht zu ziehen, zumal sich die Erscheinung nach 4 Tagen wiederholte. Freilich wurde diese Auslösung nur von einem Probanden beobachtet und ist somit noch ungenügend belegt.

Druck oder Schmerz in der Lebergegend

Sensationen in der Lebergegend kamen unter Berberis bei 2 Probandinnen vor. Der intensive Druck der 1. Probandin, wie von Steinen, wird gesondert behandelt. Im 2. Fall bestand nach einer vorangegangenen Gastroenteritis an einem Tag ein Druck im Oberbauch, und am folgenden Tag um 9.30 Uhr ein krampfartiger Schmerz, der in den rechten Oberbauch ausstrahlte; um 17.30 Uhr desselben Tages wiederholte sich dieser Schmerz und besserte sich durch Aufstoßen (Sy. 189, D 30). Unter Plazebo protokollierte ein Proband an einem Tag ebenfalls ein Druckgefühl im rechten Oberbauch (Sy. 85).

Von Keller gibt mehrere Prüfungssymptome mit Druck oder Schmerz in der Lebergegend an (S. 229, 231). Trotzdem können die kurzdauernden Sensationen der 2. Probandin im Hinblick auf die vorangegangene Gastroenteritis und aufgrund der Beobachtung unter Plazebo nicht mit ausreichender Wahrscheinlichkeit als Prüfstoffwirkung angesehen werden.

Druck im Magen, wie von Steinen
Druck an der Gallenblase, wie von einem Stein

Druck im Oberbauch wie von Steinen wurde von 3 Probandinnen protokolliert. Im 1. Fall bestand vom 9. bis zum 14. Tag nach den Mahlzeiten mehrmals „furchtbares“ Völlegefühl mit Magendruck, und am 14. Tag ein Druck, „als hätte ich den ganzen Magen voll Steinen“ (Sy. 181, D 30). Eine 2. Probandin hatte nach einem schweren Essen am Vortag am Morgen des 16. Tages „Magendrücken, wie von einem Stein“ (Sy. 182, D 30). Die 3. Probandin empfand am 17. Tag ab 14 Uhr 2 bis 3 Stunden lang einen Druck im Oberbauch, „als ob ein Stein unter der Gallenblase läge“ (Sy. 188, D 30). Unter Plazebo kam es nie zu einem Druckgefühl von ähnlicher Intensität.

Weder *von Keller* noch *Ward* erwähnen den Ausdruck „wie von Steinen“. *Von Keller* nennt jedoch 2 gleichsinnige Beobachtungen bei verschiedenen Personen: „Gefühl eines Gewichtes auf dem Magen“ und „Gefühl eines Gewichtes in der Lebergegend“ (S. 229). Das Druckgefühl steht vermutlich mit der Tonuszunahme der glatten Muskulatur von Hohlorganen im Zusammenhang, die nach Berberin auftritt und auf die *Geßner* hinweist (S. 91). Die intensiven Sensationen wie von einem Stein sind aufgrund der dreimaligen gleichartigen Formulierung und der Parallelen, die *von Keller* angibt, als sehr wahrscheinlich echte Wirkungen von Berberis zu werten.

Schmerz in der Leistengegend, wie bei Hernia incipiens

Ein 27jähriger Proband, der zu Leistenhernien neigte, aber „schon lange“ keine Schmerzen mehr verspürte, bemerkte unter Berberis am 12. und 13. Tag neuerlich Schmerzen in den Leisten, am 12. Tag nur rechts, am 13. Tag beiderseits (Sy. 191, D 3). Ein weiterer Proband protokollierte unter Berberis an mehreren Tagen ein „anhaltendes Ziehen“ im linken Hoden, mit dem „Gefühl, als hätte man einen Leistenbruch“ (Sy. 240, D 3). Unter Plazebo kam Ähnliches nicht vor.

Von Keller erwähnt unter mehreren einschlägigen Beobachtungen „Pressendes Gefühl in der rechten Leiste . . . , als wenn hier etwas herauswollte", und „Spannendes Gefühl . . . , als wenn ein Bruch erscheinen sollte" (S. 226). Obwohl diese Angaben von ein und demselben Probanden stammen dürften, ist die Übereinstimmung mit den Symptomen der vorliegenden Prüfung doch überraschend. Schmerz in der Leistengegend wie bei Hernia incipiens darf wohl als Symptom von Berberis gelten.

Meteorismus

Meteorismus zeigte sich unter Berberis bei mindestens 4 Probanden, in einem Falle nach einem Mittagessen (Sy. 193, D 3), in einem 2. Fall nach einem Abendessen mit Erleichterung nach einem Glas Rotwein (Sy. 192, D 3). Unter Flatulenz werden 2 weitere Fälle erörtert. Bei einigen Symptomen weiterer Probanden ist der Meteorismus nicht ausdrücklich genannt, er ist aber im Hinblick auf Bemerkungen über Völlegefühl oder erleichterndes Aufstoßen zu vermuten. Auch unter Plazebo trat in 3 Fällen Meteorismus auf (Sy. 91–93); in einem dieser Fälle hielt er 5 Tage an.

Von Keller erwähnt mehrere Prüfungssymptome mit Meteorismus, der zum Teil schon 2, 8 oder 9 Stunden nach der Einnahme des Prüfstoffs einsetzte und häufig von Darmgeräuschen begleitet war (S. 262). Diese zeitlichen Verhältnisse sprechen für eine echte Prüfstoffwirkung. In der vorliegenden Prüfung sind jedoch zumindest ein Teil der Fälle von Meteorismus aufgrund ihrer Geringfügigkeit und in Anbetracht der Beobachtungen unter Plazebo als Zufalls- oder Plazebosymptome zu werten.

Flatulenz
Übelriechende Flatus

Flatulenz trat unter Berberis bei 2 Probanden an je einem Tag auf (Sy. 194, 195). Einer von ihnen beobachtete schon am 3. Prüfungstag unter Plazebo Meteorismus und erleichternde geruchlose Flatus. Unter Berberis kam es am 8. Tag, am 1. Tag der Einwirkung des Prüfstoffs, neuerlich zu erleichterndem Abgang von Flatus, wobei jedoch als neuer Symptomanteil ein Geruch nach „Schwefelwasserstoff" auftrat (Sy. 194, D 3). Unter Plazebo protokollierte ein Proband, der bereits unter Meteorismus genannt wurde, an einem Tag ebenfalls übelriechende Flatus (Sy. 93).

Von Keller erwähnt eine Zusammenfassung: „Abgang gewöhnlich häufiger, selten stinkender Blähungen . . . bei allen Versuchspersonen" (S. 262). In der vorliegenden Prüfung ist die Flatulenz wohl teilweise als Zufalls- oder Plazebosymptom aufzufassen. Der in einem Falle unter Berberis aufgetretene üble Geruch ist aber trotz der Beobachtung unter Plazebo als mögliches echtes Prüfungssymptom im Auge zu behalten.

Obstipation nach reichlicher Stuhlentleerung

Eine einfache Obstipation ohne nähere Kennzeichnung wurde unter Berberis in 2 Fällen (Sy. 196, 197) und unter Plazebo in 4 Fällen (Sy. 94–97) protokolliert. Eine Plazeboprobandin vermerkte dabei die seltene Beobachtung: Der Stuhl „schlüpft zurück" (Sy. 96). Obwohl *von Keller* mehrere Symptome mit „harten, spärlichen" Stuhl erwähnt (S. 262), könnten die eingangs genannten Obstipationen unter Berberis Zufalls- oder Plazebosymptome gewesen sein.

In anderen Fällen fiel jedoch auf, daß der Obstipation ungewöhnlich reichliche Stuhlentleerungen unter Berberis vorausgingen. Derartige Beobachtungen fehlen unter Plazebo. Eine 59jährige Probandin hatte bei sonst „normalem" Stuhlgang zunächst am 17. Tag dreimal eine Entleerung eines geformten Stuhles, und war anschließend am 20. und 21. Tag obstipiert (Sy. 201, D 30). Ein 27jähriger Proband, der zu Durchfällen neigte, hatte am 12. und 13. Tag reichlichen und voluminösen geformten Stuhl, und protokollierte am 17. und 19. Tag „sehr trockenen" bzw. „spärlichen" Stuhl (Sy. 202, D 30). Vielleicht gehört auch die Beobachtung einer 29jährigen Probandin hierher, die gewöhnlich zwei- bis dreimal täglich weichen Stuhl entleerte; sie hatte am 19. Tag häufigen Stuhldrang, aber nur „kleine Entleerungen" (Sy. 200, D 30).

Von Keller erwähnt keine einschlägigen Symptome. Die genannten Beobachtungen sind noch zu spärlich, um eine Einordnung zu erlauben. Sie könnten das Symptom eines Wechsels von reichlicher Stuhlentleerung und Obstipation andeuten. Ein Wechsel von Durchfall und Obstipation trat bei einer 35jährigen Probandin auf (Sy. 213, D 30). Der Fall ist aber in dieser Hinsicht schwer zu beurteilen, da die Obstipation schon am 7. Tag, noch unter Plazebo, begann, und eine rezidivierende Analfissur auf einen von früher her nicht ganz gesunden Darm hinweist. Die Beobachtung wird bei der Darstellung der Durchfälle nochmals erörtert.

Spastische Obstipation

Mehrere Beobachtungen unter Berberis sprechen für eine spastische Obstipation, während Anhaltspunkte für eine atonische Obstipation fehlen. Ein 34jähriger Proband beobachtete, freilich nur an einem Tag, „schafkotartigen" Stuhl (Sy. 199, D 3), und ein 63jähriger Proband protokollierte, auch nur an einem Tag, „spastischen" Stuhl (Sy. 198, D 3). Vielleicht ist auch der an 2 Tagen festgestellte „knollige" Stuhl eines 23jährigen Probanden (Sy. 208, D 3), und der an einem Tag beobachtete häufige Stuhldrang mit nur „kleinen Entleerungen" einer 29jährigen Probandin (Sy. 200, D 30) hier einzuordnen. Unter Plazebo finden sich keine Andeutungen für eine spastische Obstipation.

Von Keller erwähnt: „Schafkotähnlicher Stuhlgang mit vielem, oft vergeblichem Drängen", und „Dünn geformter, zurückgehaltener Stuhlgang . . . bei mehreren Personen" (S. 262). *Geßner* verweist auf eine Tonuszunahme glattmuskeliger Hohlorgane nach Anwendung von Berberin (S. 91). Die Neigung zu spastischer Obstipation darf somit in den eingangs genannten Fällen als wahrscheinliche Wirkung von Berberis aufgefaßt werden.

Häufiger Stuhlgang

Häufiger Stuhlgang wurde unter Berberis von 4 Probanden protokolliert (Sy. 203–206), in einem Fall bei gewohnter Neigung zu Obstipation (Sy. 203, D 30). In einem anderen Fall waren die häufigen Entleerungen vielleicht die Folge eines schwer verträglichen Essens am Vorabend (Sy. 205, D 30). In jedem Fall wurde an den betreffenden Tagen eine dreimalige Stuhlentleerung notiert. Unter Plazebo hatte nur ein Proband an einem Tag „öfter als normal" Stuhl (Sy. 99), nachdem kolikartige Bauchschmerzen vorangegangen waren.

Von Keller erwähnt einige Prüfungssymptome mit drei- bis viermaligem Abgang von geformtem Stuhl, unter anderem: „Dreimal weicher Stuhlgang, da sie sonst nur einen oder zwei hat" (S. 260). Die pharmakologischen Hinweise bei *Geßner* beziehen sich nicht nur auf die schon erwähnte Tonuszunahme der Darmmuskulatur unter Berberin, sondern auch auf eine Anregung der Darmperistaltik (S. 91). Häufiger Stuhlgang steht daher mit dem Symptom der spastischen Obstipation nicht im Widerspruch. Beide Erscheinungen können ebenso wie die unter Berberis beobachteten Durchfälle auf verschiedene Arten und Grade einer Erregung der Darmmuskulatur bezogen werden. Auch den Wechsel von Obstipation und reichlicher Stuhlentleerung kann man unter dem Gesichtspunkt betrachten.

Imperativer Stuhldrang
Tenesmen

Imperativer Stuhldrang trat unter Berberis bei einer Probandin an 2 Tagen auf; der Drang kam an diesen Tagen je zwei- bis dreimal plötzlich und heftig, worauf jedesmal weicher Stuhl entleert wurde (Sy. 209, D 30). Ein Proband, der schon in der 1. Woche unter Plazebo weichen Stuhl hatte, bekam gegen Ende der Prüfung neuerlich weichen Stuhl, und vermerkte am 19. Tag eine „ganz dringende Entleerung gegen 9 Uhr" (Bad Brückenau, Pr. 20). Unter Plazebo fehlen Eintragungen über plötzlichen heftigen Stuhldrang. Tenesmen traten sowohl unter Berberis als auch unter Plazebo an je einem Tage auf. Unter Berberis hatte eine Probandin an einem Tag nach dem Stuhlgang das Gefühl, „nicht fertig zu sein" (Sy. 210, S. 30). Unter Plazebo vermerkte ein Proband an einem Tag nach dem Stuhlgang das Gefühl, „als ob der Darm nicht ganz entleert ist" (Sy. 98).

Von Keller erwähnt den imperativen Drang bei Durchfällen: „Der Stuhldrang kommt oft ganz plötzlich, so daß sie kaum zurückhalten kann" (S. 261). Von einem eigenen Patienten berichtet *von Keller* den plötzlichen Drang ohne Durchfall: Bald nach dem Frühstück mußte dieser „meist noch einmal ganz dringend" die Toilette aufsuchen (S. 260). Tenesmen nennt *von Keller* in einem Prüfungssymptom: „Nach dem Stuhlgang ein Gefühl, als wenn man bald wieder gehen müßte" (S. 259). Imperativer Stuhldrang und Tenesmen sind wohl als Symptome von Berberis anzuerkennen, vor allem auch deshalb, weil sie mit mehreren anderen, ebenfalls unter Berberis beobachteten Formen von Erregung der Darmmuskulatur im Einklang stehen.

Durchfälle

Durchfälle traten unter Berberis in 5 Fällen in sehr verschiedener Ausprägung auf. Dramatisch verliefen die Erscheinungen bei einem 31jährigen Probanden, der weder in der 1. noch in der 2. Woche ein Symptom protokolliert hatte. In der Nacht zum 15. Prüfungstag erwachte er um 2 Uhr mit Übelkeit, Hyperventilation, Schweißausbruch und Durchfall. Die erschöpfenden Durchfälle hielten noch 2 Tage an (Sy. 211, D 3). Die

Prüfung wurde abgebrochen. Diese Beobachtung wurde bereits oben im Zusammenhang mit anderen Symptomen, die ebenfalls zwischen 2 und 4 Uhr zum Erwachen führten, erörtert. Unter Plazebo trat nichts Vergleichbares auf. Auch *von Keller* erwähnt keinen nächtlichen Durchfall.

Die übrigen Fälle von Durchfall hielten sich in einem eher gewöhnlichen Rahmen. Eine 26jährige Probandin hatte vom 9. bis zum 12. Tag Durchfälle, anfangs dünnflüssig, aasartig riechend und „wundmachend", später nur mehr breiig (Sy. 212, D 30). Das Symptom erweckt nicht nur durch seine Intensität und Dauer den Eindruck einer echten Prüfstoffwirkung, sondern auch deshalb, weil es das einzige unter Berberis aufgetretene Symptom dieser Probandin war. Eine 35jährige Probandin protokollierte ihre Durchfälle am 11., 12., 14. und 19. Tag. Am 12. Tag wiederholten sich die Durchfälle dreimal, am 14. Tag war die Entleerung „spritzend" (Sy. 213, D 30). Vom 18. bis zum 20. Tag trat in diesem Falle eine rezidivierende Analfissur wieder auf. Diese Fissur deutet darauf hin, daß der Darmtrakt dieser Probandin nicht ganz gesund war und vielleicht deshalb auf den Prüfstoff besonders gut ansprach. Zwischen den Durchfällen war diese Probandin am 10., 15. und 18. Tag obstipiert. Diese Obstipation begann aber bereits am 7. Tag, also schon unter Plazebo, so daß der Wechsel von Durchfall und Obstipation, wie bereits an früherer Stelle erwähnt, nicht ohne weiteres als Prüfstoffwirkung angesehen werden kann. In 2 weiteren Fällen, in denen unter Berberis Durchfälle auftraten, wurde bereits unter Plazebo, in beiden Fällen am 6. Tag, weicher bzw. breiiger Stuhl beobachtet, so daß eine Beurteilung schwierig ist. In einem Fall handelte es sich nur um „leichten Durchfall" am 17. Tag (Sy. 215, D 3), in dem anderen Fall aber um zweimaligen Durchfall am 12. Tag, und nochmaligen Durchfall am 18. Tag um 5 Uhr früh mit Erbrechen und Kopfschmerz (Sy. 214, D 3). Der jeweils einmalige weiche bzw. breiige Stuhl unter Plazebo schließt echte Prüfstoffwirkungen nicht unter allen Umständen aus. Es könnte sich in jedem dieser Fälle um einen sensiblen Darmtrakt gehandelt haben, der schon in der Erwartungssituation mit einem geringgradigen Symptom ansprach, unter Berberis aber dann mit einem ausgeprägten Durchfall reagierte. Unter Plazebo wurde von 2 Probanden Durchfall protokolliert.

Von Keller erwähnt zahlreiche Symptome mit zum Teil heftigen Durchfällen. Die laxierende Wirkung von Zubereitungen aus der Wurzelrinde von Berberis war es auch, die 1832 *G. Hesse* zu seiner eingehenden und grundlegenden Prüfung der Droge im Sinne *Hahnemanns* veranlaßte. *Geßner* berichtet über Durchfälle als Nebenwirkung bei arzneilicher Verwendung von Berberis (S. 92). Die Durchfälle der vorliegenden Prüfung waren somit zumindest teilweise echte Wirkungen von Berberis.

Übler Geruch von Stühlen und Durchfällen

Übler Geruch von Stühlen und Durchfällen trat unter Berberis in 4 Fällen auf. Ein Proband, der schon vor der Prüfung zu Durchfällen neigte und auch unter Plazebo Durchfälle vermerkte, protokollierte unter Berberis am 10. und 11. Tag die oben bereits erwähnte Übelkeit, die sich nach dem Essen besserte, und am 12. Tag „reichlich gut entleerbaren Stuhl"; am 13. Tag kam es zu den hier interessierenden „voluminösen, übelriechenden" Stühlen (Sy. 207, D 30). In einem 2. Falle hatte der Proband bereits am 7. Tag unter Plazebo zweimal auffallend weichen Stuhl, und ebenso nochmals am 19. und 20. Tag; am 19. Tag erfolgte aber eine „ganz dringende" Entleerung eines „übelriechenden" Stuhles (Bad Brückenau, Pr. 20). Im 3. Fall traten am 9. und 10. Tag „aasartig riechende, brennende ätzende" Durchfälle, und am 11. und 12. Tag noch breiige Stühle auf (Sy. 212, D 30). In einem 4. Fall ist von einem „scharf riechenden" weichen Stuhl die Rede (Sy. 179, D 30). Unter Plazebo wurden keine auffällig riechenden Stühle protokolliert.

Von Keller erwähnt übelriechende Durchfälle in einem Fallbericht (S. 261). Übler Geruch ist bei Stühlen oder Durchfällen eine alltägliche Erscheinung. In den genannten Fällen ist er aber aufgrund von Begleiterscheinungen doch auffällig. Im 1. Fall ging dem übelriechenden Stuhl eine Übelkeit voraus, die sich durch Essen besserte und oben als wahrscheinlich echte Wirkung von Berberis beurteilt wurde. Im 2. Fall erfolgte die übelriechende Entleerung nach einem imperativen Stuhldrang, der ebenfalls als wahrscheinlich echte Prüfstoffwirkung angesehen wurde. Bei der 3. Beobachtung fällt auf, daß der üble Geruch besonders intensiv war, und der flüssige und ätzende Durchfall das einzige Symptom war, das die Probandin unter Berberis protokollierte. Unter diesen Umständen ist der üble Geruch von Stühlen als Wirkung von Berberis in Erwägung zu ziehen.

Acholischer Stuhl

Fast acholischer, „hellgelber" Stuhl trat unter Berberis bei einem Probanden ohne Zeichen einer Leberstörung an einem Tage auf (Sy. 216, D 3), nachdem am Vortag kein Stuhl entleert worden war. Unter Plazebo wurde auffällig heller Stuhl nicht beobachtet.

Von Keller erwähnt wenige Fälle von hell gefärbtem oder tonfarbigem Stuhl (S. 261). In der vorliegenden Prüfung ist das Symptom ungenügend belegt.

Jucken am After

Unter Berberis vermerkte eine Probandin an 2 aufeinanderfolgenden Tagen Jucken am After (Sy. 217). Unter Plazebo protokollierte ein Proband an einem Tag Brennen am After (Sy. 102).

Von Keller erwähnt 2 Prüfungssymptome mit Jucken am After (S. 264). Das in der vorliegenden Prüfung unter Berberis aufgetretene Jucken könnte im Hinblick auf die nachfolgend beschriebenen Hämorrhoidalsymptome als Prüfstoffwirkung aufgefaßt werden.

Hämorrhoidalblutung

Eine Probandin hatte „vor Jahren geringgradige Hämorrhoiden" und „in seltenen Fällen" auch „ganz wenig Blut". Am Morgen des 15. Tages trat nach langer Latenz eine „ziemlich starke" Hämorrhoidalblutung auf, etwa ein „Fingerhut" voll (Sy. 219, D 3). Juckende Hämorrhoiden bestanden noch bis zum 18. Tag. Unter Plazebo wurden keine Hämorrhoiden erwähnt.

Von Keller berichtet von zahlreichen Prüfungssymptomen mit Hämorrhoiden, zitiert aber nur einmal: „Manchmal bluten sie ein wenig" (S. 264). Da nur diese vereinzelte Bemerkung über eine außerdem noch unbedeutende Blutung vorliegt, ist es gerechtfertigt, die sehr deutliche Blutung in der vorliegenden Prüfung als neues Symptom von Berberis zu bezeichnen.

Schmerzhafte Miktion

Unter Berberis vermerkte nur einmal ein 26jähriger Proband an einem Abend „Brennen beim Urinieren" (Sy. 220). Unter Plazebo traten dagegen brennende Schmerzen beim Urinieren bei 3 Probanden auf, in 2 Fällen an je 2 aufeinanderfolgenden Tagen (Sy. 103, 104), und in einem Falle an einem Tag (Sy. 105).

Von Keller gibt zahlreiche Prüfungssymptome mit „Brennen beim Wasserlassen“ an (S. 270 f.). Die erwähnten Plazebobeobachtungen zeigen aber, daß Schmerzen bei der Miktion nicht immer Prüfstoffwirkungen darstellen. Das allgemein anerkannte Symptom von Berberis ist in der vorliegenden Prüfung ungenügend belegt.

Pollakisurie

Häufiger Harndrang ohne Blasenentzündung trat unter Berberis in 2 Fällen auf. Eine 29jährige Probandin, die an einem rezidivierenden Harnwegsinfekt litt, hatte schon am 4. Tag, noch unter Plazebo, mehrmals heftigen Harndrang, aber damals nur an jenem einen Tag. Unter Berberis kam es dann am 13., 14., 16., 20. und 21. Tag zu häufigem plötzlichen Harndrang (Sy. 221, D 30). Im 2. Falle hatte ein Proband nur am 20. Tage häufigen Drang (Sy. 222, D 3). Unter Plazebo wurde von 3 Probanden häufiger Harndrang protokolliert, in einem Falle an 5, in einem Falle an 3 Tagen, und in einem Fall an einem Tag, an dem allerdings 10 bis 12 Miktionen erfolgten (Sy. 106–108).

Von Keller nennt 2 Prüfungssymptome mit schmerzlosem Drang zu urinieren (S. 265). Im Hinblick auf die Beobachtungen unter Plazebo ist häufiger Harndrang sicher oft als Zufalls- oder Plazebosymptom zu bewerten. Die eingangs beschriebene Beobachtung bei einer im Bereich der Harnwege stigmatisierten Probandin erweckt aber doch den Eindruck echter Prüfstoffwirkung. Die Häufigkeit der Tage mit wiederholtem heftigen Harndrang unter Berberis fällt auf. Eine echte Prüfstoffwirkung ist auch deshalb wahrscheinlich, weil die Probandin unter Berberis noch einige weitere wahrscheinlich echte Prüfstoffwirkungen protokollierte und offenbar gut reagierte. Die positive Bewertung des häufigen Harndranges in diesem Fall steht im Einklang mit der bereits mehrfach erwähnten tonisierenden Wirkung von Berberin auf die Muskulatur von Hohlorganen.

Zitronengelber Urin

Unter Berberis protokollierte eine Probandin an einem Tage spärlichen „zitronengelben“ Urin (Sy. 223, S 30). Unter Plazebo kam Ähnliches nicht vor.

Von Keller erwähnt einige Fälle von „tiefgelbem“ oder „weingelbem“ Urin (S. 268 f.). In den 2 einzigen Fällen, in welchen bei *Hesse* nähere

Angaben zu finden sind, handelt es sich aber um die Ausscheidung von „Berberitzenwurzelgelb“, nachdem an den vorangegangenen Tagen ein Infus oder Dekot von Berberiswurzeln bzw. Berberin eingenommen worden war (*Hesse*, S. 61). Hellgelber Urin erschien somit schon früheren Prüfern als verwertbares Symptom ungenügend belegt.

Verminderte Libido
Gesteigerte Libido

Verminderte Libido trat unter Berberis nur bei einem Probanden auf. Der 32jährige Mann hatte vom 16. bis zum 19. Tag „überhaupt keine Lust zu Geschlechtsverkehr“ (Sy. 224). Unter Plazebo gaben 2 Probandinnen an 5 Tagen bzw. an einem Tag Abneigung gegen Geschlechtsverkehr an (Sy. 111, 112). Gesteigerte Libido trat unter Berberis bei 3 Probanden und einer Probandin auf (Sy. 225–228). Einer dieser Probanden sah sich zu einer Masturbation gezwungen. Ein weiterer protokollierte an einem Tag häufige Erektionen (Sy. 229). Unter Plazebo hatte nur ein Proband an einem Tag gesteigertes sexuelles Verlangen (Sy. 113) und der darauffolgenden Nacht eine Pollution (Sy. 114), vielleicht infolge der Karenz zur Empfängnisverhütung.

Von Keller erwähnt nur einige wenige Prüfungssymtome mit verminderter oder gesteigerter Libido (S. 279 f.). Die Symptome sind eher alltäglich und als Prüfstoffwirkungen wohl noch zu wenig belegt.

Schmerzen in den Brüsten
Schmerzen in den Brustwarzen bei Männern

Sensationen in den Brüsten oder in den Brustwarzen traten unter Berberis bei 3 Probandinnen und einem Probanden auf (Sy. 230–133). Bei einer Probandin kam es schon vom 21. bis zum 24. Zyklustag zu Spannungsgefühl und Druckschmerz in den Brüsten, wie sonst erst 2 Tage vor der Menstruation (Sy. 230). Eine weitere Probandin hatte eine Woche nach dem Eisprung des Gefühl, die „Brust sei größer“ (Sy. 231). Ein männlicher Proband hatte an einem Tag Schmerzen in den Brustwarzen, und zwar zuerst rechts, dann links (Sy. 233). Unter Plazebo wurden keine Sensationen in den Brüsten oder Brustwarzen beobachtet.

Von Keller gibt einige Beobachtungen mit Schmerzen in den Brüsten oder Brustwarzen an, am deutlichsten in dem Symptom: „Drückende Schmerzen in der linken Brust“, wobei „der Mittelpunkt der Empfindung in der Brustwarze ist, mit dem Gefühl, als wenn die Brustdrüse geschwollen wäre" (S. 219). Die eher seltenen Symptome erwecken den Eindruck echter Prüfstoffwirkungen, zumal auch ein männlicher Proband eine einschlägige Beobachtung machte, und überdies einen interessanten Seitenwechsel von rechts nach links angab, der in der vorliegenden Prüfung auch in anderen Bereichen auftrat.

Menses

Unter Berberis trat bei einer Probandin eine ungewöhnlich starke Blutung zur erwarteten Zeit ein (Sy. 234). Bei einer weiteren Probandin war die Menstruation am Ende der Prüfung bereits 6 Tage überfällig. Unter Plazebo traten bei 6 Probandinnen Unregelmäßigkeiten der Menses auf (Sy. 115–120). In 3 Fällen trat die Blutung unter Plazebo 10, 5 bzw. 4 Tage zu früh ein, in einem Falle war sie stärker als gewohnt, in einem Falle kürzer, und in einem Falle 2 Tage lang unterbrochen.

Von Keller berichtet über mehrere Fälle mit verfrühter, verminderter oder unterbrochener Blutung (S. 278 f.). Der Wert dieser Angaben wird durch die genannten Plazebobeobachtungen etwas gemindert. Die vereinzelten, eingangs genannten Symptome der Menorrhagie und der verspäteten Menses sind für Berberis noch nicht belegt, können aber vorläufig kaum mit ausreichender Wahrscheinlichkeit als Wirkungen von Berberis aufgefaßt werden.

Nach unten drängender Schmerz im Uterus
Dysmenorrhö mit Schmerzausstrahlung bis in die Trochanteren
Ätzender und übelriechender vaginaler Fluor

Schmerzen im Uterus traten unter Berberis in 2 Fällen auf. Bei einer Probandin erschienen die Schmerzen in gewohnter Weise während der Menses, waren aber wesentlich heftiger und strahlten „bis in die Trochanteren" aus (Sy. 236, D 30). In einem weiteren Falle begannen die Uterusschmerzen gleichzeitig mit dem schon erwähnten Spannungsgefühl in den Brüsten bereits am 21. Zyklustag, statt wie gewohnt erst 2 Tage vor der Menstruation (Sy. 237, D 30); die Schmerzen wurden „nach unten drängend" empfunden und dauerten bis zum 23. Zyklustag, worauf vom 23. bis zum 25. Zyklustag ein übelriechender Fluor folgte, der in der Vulva Jucken und Brennen verursachte (Sy. 238, D 30). Unter Plazebo hatte eine Probandin am 1. Tag der Menstruation ungewohnte, nicht näher beschriebene Uterusschmerzen (Sy. 121), und eine weitere am 18. Tag „Unterleibsschmerzen“ und einen farblosen vaginalen Ausfluß (Sy. 122), nachdem die Menses vom 8. bis zum 10. Tag weniger schmerzhaft, schwächer und kürzer verlaufen waren als sonst.

Geßner erwähnt unter den Hohlorganen, deren Tonus und Motilität unter Berberin zunehmen, auch den Uterus (S. 91). *Von Keller* beschreibt einige Prüfungssymptome mit Uterusschmerzen. In einem Falle werden „abwärtsdrängende Schmerzen“ angegeben, und in 2 Fällen von Dysmenorrhö wird ausdrücklich eine Ausstrahlung der Schmerzen in die „Oberschenkel“ hervorgehoben. In einem dieser Fälle bestand gleichzeitig ein etwas ätzender Fluor: „Spärliche Menses mit heftiger Dysmenorrhö.“ Die Schmerzen strahlten auch „in den Oberschenkel hinab . . . . Der Ausfluß . . . reizte etwas und war übelriechend“ (S. 279). Die Angabe einer Ausstrahlung in die Oberschenkel erinnert an die oben vermerkte Ausstrahlung bis in die Trochanteren. Ebenso finden die nach unten drängenden Schmerzen der 2. Probandin und die Kombination derartiger Uterusschmerzen mit einem ätzenden und übelriechenden Fluor ihre Entsprechung in den Prüfungssymptomen, die *von Keller* zitiert, so daß diesbezüglich in der vorliegenden Prüfung sehr wahrscheinlich echte Symptome von Berberis beobachtet wurden.

Stechen in einer der Schamlippen

Eine 57jährige Probandin verspürte unter Berberis 3 Tage lang „stechende Schmerzen“ in der rechten Schamlippe (Sy. 239, D 30). Das Symptom gewinnt an Gewicht, wenn man beachtet, daß die Probandin in anderen Bereichen bemerkenswert gut auf den Prüfstoff ansprach. Sie produzierte auch eine rechtsseitige Tonsillitis, die sich durch neuerliche Einnahme von Berberis nach 3 Monaten reproduzieren ließ. Während dieser Wiederholung der Prüfung kam es auch zu dem genannten Stechen in der Schamlippe.

Von Keller erwähnt verschiedenartige Schmerzen in der Vagina. In 2 Fällen erstreckten sich die Empfindungen bis in die Labien: Die „Mutterscheide oft sehr empfindlich, . . . bis in die Schamlefzen, bisweilen nur auf einer Seite“ (S. 277) und „Schmerz . . . bis zu den Labien (S. 278). Stechen in einer Schamlippe ist demnach als sehr wahrscheinlich echte Wirkung von Berberis zu werten.

Ziehen und Kribbeln in einem Hoden

Bei einem Probanden trat unter Berberis im Laufe von 9 Tagen wiederholt anhaltendes Ziehen im linken Hoden auf, am letzten Tag gleichzeitig mit „Kribbeln" (Sy. 240, D 3). Der Schmerz strahlte zeitweise in die Leisten aus und verursachte das Gefühl, „als hätte man einen Leistenbruch". Das Symptom wurde daher bereits im Zusammenhang mit den Schmerzen in den Leisten erörtert. Unter Plazebo kam es bei einem Probanden ebenfalls zu ziehenden Schmerzen im linken Hoden (Sy. 123), nach tagelangem nächtlichen Harndrang und Brennen beim Urinieren.

Von Keller berichtet über mehrere Symptome mit ziehenden Schmerzen in den Hoden. In einem Falle sind auch „kribbelnde Schmerzen in den Hoden" beschrieben. Da *von Keller* in anderen einschlägigen Symptomen auch „feine Stiche" oder „Stichschmerz" zitiert, wird zu prüfen sein, ob die Sensationen des eingangs genannten Probanden in einem Hoden den oben erwähnten Sensationen in einer Schamlippe an die Seite gestellt werden können. Das Ziehen und Kribbeln im Hoden darf wohl als wahrscheinliches Symptom von Berberis angesprochen werden.

Nackenschmerz

Schmerzen am äußeren Hals oder im Bereich des Nackens traten unter Berberis bei 2 Probanden auf (Sy. 241, 242). Unter Plazebo kamen Nakkenschmerzen ebenfalls in 2 Fällen vor (Sy. 124, 125).

Von Keller erwähnt zahlreiche Beobachtungen von Schmerzen, Steifigkeit oder Verspannung im Bereich des äußeren Halses und des Nackens (S. 99 f.). Im Hinblick auf die Beobachtungen unter Plazebo sind diese eher alltäglichen Symptome in der vorliegenden Prüfung für Berberis ungenügend belegt.

Interkostalneuralgie
Ringförmige Schmerzen im unteren Thoraxbereich

Interkostalneuralgien wurden unter Berberis in 4 Fällen beobachtet (Sy. 243–246). Bei 2 Probanden trat an je einem Tag ein „ringförmiger" Schmerz im unteren Thoraxbereich auf, in einem Falle nachmittags „sekundenlang" (Sy. 243, D 30), im 2. Falle, nach anfangs nur rechtsseitiger Lokalisation, anschließend am Abend für mehrere Stunden auf beiden Seiten (Sy. 245, D 3). Dreimal waren die Schmerzen vorwiegend oder ausschließlich rechts, zweimal wurde der Schmerz als stechend bezeichnet. Unter Plazebo traten im Bereich des Thorax keine Schmerzen auf.

Von Keller berichtet über zahlreiche Prüfungssymptome mit stechenden Schmerzen in den Brustseiten, jedoch in keinem Falle über gleichzeitig beiderseitige Sensationen. Die von 2 Probanden gleichlautend beschriebenen „ringförmigen" Thoraxschmerzen dürfen daher als neue Form dieses Symptoms von Berberis festgehalten werden.

Rückenschmerz

Rückenschmerz trat unter Berberis in 3 Fällen auf. Ein 29jähriger Proband, der schon an einem gelegentlich auftretenden Lumbalsyndrom litt, verspürte zunächst am 8. und 9. Tag, also gleich zu Beginn der Prüfstoffeinwirkung, eine „schmerzhafte Schulterverspannung", am 8. Tag rechts, am 9. Tag links (Sy. 247, D 3). Am 16. Tag kam es dann zu einem Schmerz im Bereich der auch sonst zeitweise empfindlichen Lendenwirbelsäule, rechts paravertebral, aber von einer Intensität, wie seit 15 Jahren nicht mehr (Sy. 248). Außerdem hatten noch 2 Probandinnen Schmerzen in der Lendenwirbelsäule (Sy. 249, 250, D 30), eine von ihnen nur rechts. Unter Plazebo traten in 2 Fällen Rückenschmerzen auf, einmal oberhalb des Kreuzbeins (Sy. 127) und einmal im linken Ileosakralgelenk (Sy. 126), in diesem Falle so intensiv, daß eine analgetische Injektion erforderlich war.

Von Keller führte zahlreiche Prüfungssymptome mit Rückenschmerzen an (S. 101 ff.). Bei dem oben erwähnten Probanden waren die Schulterschmerzen, im Hinblick auf den in der vorliegenden Prüfung auch anderorts beobachteten merkwürdigen Seitenwechsel von rechts nach links, und die Schmerzen an der Lendenwirbelsäule, im Hinblick auf ihre Intensität, sehr wahrscheinlich echte Wirkungen von Berberis.

Schmerzen in den oberen Extremitäten
Schmerz wie verstaucht

Schmerzen in den Armen oder Händen wurden unter Berberis von 5 Probanden protokolliert. Sie hielten jeweils 1 bis 2 Tage an, und traten in einem Falle rechts, in 4 Fällen links auf (Sy. 251–255). Eine Probandin empfand ihr linkes Handgelenk am 8. Tag 2 Stunden lang „wie überanstrengt, wie verstaucht" (Sy. 253, D 30). Eine andere Probandin litt schon seit Jahren an rezidivierenden Schmerzen im linken Daumengrundgelenk. Am 16. Tag waren diese Schmerzen aber „ausgeprägter als sonst", und bestanden den ganzen Tag über (Sy. 255, D 30). An Bewegungsmodalitäten wurde nur in einem Falle bei Fingerschmerzen Verschlimmerung durch Bewegung angegeben (Sy. 254, D 30). Unter Plazebo kam es in 3 Fällen zu Schmerzen in den oberen Extremitäten (Sy. 129–131).

Von Keller berichtet bei zahlreich vermerkten Schmerzen der oberen Extremitäten auch mehrfach über die Sensation „wie verstaucht", und zwar in einem Schultergelenk, in einem Fingergelenk, und auch wie im oben beschriebenen Falle: „. . . im rechten Handgelenk, . . . wie nach Verstauchung" (S. 169). Die entsprechende, zunächst wenig eindrucksvolle Beobachtung in der vorliegenden Prüfung ist somit als wahrscheinlich echte Wirkung von Berberis anzusehen. Einige der protokollierten Schmerzen in der oberen Extremität werden als Plazebosymptome einzustufen sein.

Schmerzen in den unteren Extremitäten
Verkürzungsgefühl in der Achillessehne
Stechen wie von Nadeln in der Großzehe

Schmerzen in den Beinen oder Füßen wurden unter Berberis von 5 Probanden protokolliert (Sy. 256–260). Sie hielten jeweils 2 bis 3 Tage an, und traten in 2 Fällen rechts, in 2 Fällen links auf. In einem Falle traten Knieschmerzen an einem Tag zuerst rechts, dann links auf, und besserten sich in Ruhe (Sy. 257, D 30). In 2 Fällen wurden ziehende Schmerzen angegeben. In einem Falle bestanden stechende Schmerzen in der linken großen Zehe, wie von Nadelstichen (Sy. 260, D 30). Eine Probandin verspürte tagelang einen langsam zunehmenden ziehenden Schmerz in der rechten Ferse, und gleichzeitig ein Ziehen in der Achillessehne, die „wie zu kurz" empfunden wurde (Sy. 258, D 3). Unter Plazebo kam es in 6 Fällen zu Sensationen in der unteren Extremität (Sy. 130–135). Einer dieser Probanden hatte am 15. und 16. Tag ein „Gefühl der Schwellung" im linken Knie, und gleichzeitig „Kontrakturschmerzen", die vom Gelenk in die Muskulatur ausstrahlten (Sy. 130).

Von Keller erwähnt unter der großen Zahl von Sensationen an der unteren Extremität auch Empfindungen, die den Beobachtungen in der vorliegenden Prüfung entsprechen. So traten, allerdings nur in einem Falle, „in der linken großen Fußzehe feine brennende Stiche wie von Nadeln" auf (S. 192). Auch für die Sensation in der Achillessehne finden sich Parallelen. Verschiedenartige Schmerzen in der Achillessehne sind so häufig (S. 187 f.), daß *von Keller* „Schmerzen in der Achillessehne" unter die „charakteristischen Symptome" aufnahm (S. 281). Das Verkürzungsgefühl fehlte jedoch in diesem Zusammenhang. Andererseits ist aber das „Gefühl, als seien Sehnen . . . verkürzt" für fast alle anderen Lokalisationen des Beines und Fußes belegt (S. 198 f.). Das Verkürzungsgefühl in der Achillessehne ist somit als echte Wirkung von Berberis so gut wie gesichert. Das Symptom trat übrigens bei derselben Probandin auf, die das oben beschriebene und ebenfalls gut belegte Verstauchungsgefühl im Handgelenk hatte. Wie schwierig diese Beurteilungen sind, geht aus der Analyse der erwähnten Plazebosymptome hervor. Auch unter Plazebo kam es zu einem schmerzhaften Verkürzungsgefühl, das als „Kontrakturschmerz" protokolliert wurde. Und das gleichzeitige „Gefühl der Schwellung", das dieser Proband unter Plazebo im Knie empfand, erwähnt *von Keller* auch unter den Symptomen von Berberis: „Gefühl von Steifigkeit und Geschwulst des Knies" (S. 201). Die Seltenheit eines Symptoms und das gemeinsame Auftreten gut belegter Symptome bei ein und demselben Probanden sind bei der Bewertung mit in Rechnung zu stellen.

Wadenkrämpfe

Wadenkrämpfe traten unter Berberis bei 2 Probanden an je einem Tag auf (Sy. 261, 262, D 3), einmal rechts um 21 Uhr, einmal links beim Erwachen. Unter Plazebo kamen Wadenkrämpfe nicht vor.

Von Keller berichtet über 2 Beobachtungen von beiderseitigen Wadenkrämpfen, in einem Fall am Morgen (S. 201). Das eher alltägliche Symptom ist noch ungenügend belegt.

Parästhesien in den Extremitäten
Kraftlosigkeit, mit dem Gefühl der Schwellung und Pelzigkeit
Kribbeln mit Wärmegefühl
Schweregefühl in den Extremitäten

Parästhesien traten unter Berberis an den Extremitäten in 3 Fällen auf. Ein Proband fühlte an 3 aufeinanderfolgenden Tagen eine Schwäche im rechten Arm, mit dem Gefühl der Schwellung und „Pelzigkeit" (Sy. 263, D 30). Eine Probandin verspürte während einer Woche an 3 Tagen zu verschiedenen Zeiten ein Taubheitsgefühl am linken Handrücken (Sy. 264, D 30). In einem 3. Fall bestand an einem Tag im Sitzen an den Fußsohlen ein starkes Wärmegefühl mit leichtem Kribbeln (Sy. 264, D 3). Ein weiterer Fall, bei dem ein Proband mit schweren Gliedern erwachte, sei hier noch angefügt (Sy. 266, D 3). Unter Plazebo wurden an den Extremitäten keine Parästhesien beobachtet.

Von Keller erwähnt unter zahlreichen einschlägigen Symptomen auch Beobachtungen, die den obigen Prüfungssymptomen sehr nahe kommen: „Kraftlosigkeit des Armes, als wenn sie ihn nicht in die Höhe bringen könnte, als wenn er geschwollen wäre" (S. 164). „Tauber Lähmigkeitsschmerz . . . des linken Vorderarmes" (S. 168). „So, als ob die Arme etwas pelzig seien" (S. 168). „Vermehrtes Wärmegefühl in den Handtellern . . . mit Jucken und Kribbeln" (S. 56). „Kribbelndes Wärmegefühl in den Fußsohlen" (S. 207). „Schweregefühl, so daß sie den Arm sinken lassen muß" (S. 168). Die weitgehende Übereinstimmung der eingangs genannten Erscheinungen mit bereits bekannten Prüfungssymptomen von Berberis, und das Fehlen entsprechender Beobachtungen unter Plazebo, sprechen trotz der Häufigkeit derartiger Sensationen wohl doch für wahrscheinlich echte Prüfstoffwirkungen.

Effloreszenzen an der Haut
Flecke, Knötchen, Bläschen, Pusteln, Quaddeln

Effloreszenzen von verschiedner Art und Dauer traten unter Berberis in 11 Fällen auf (Sy. 103, 104, 267–275). Bei einer 35jährigen Probandin zeigten sich im Verlauf von 11 Tagen mehrere Arten von Effloreszenzen nacheinander (Sy. 267, D 30). In 3 Fällen entstand eine fleckförmige Rötung, oberhalb des Kehlkopfs (Sy. 268), zwischen den Schulterblättern (Sy. 274) und am Schienbein, hier möglicherweise traumatisch bedingt (Sy. 275). In 4 Fällen bildeten sich Knötchen mit oder ohne Rötung der Umgebung sowie mit oder ohne Juckreiz, im Gesicht (Sy. 270, 273), am Kieferwinkel und beim Haaransatz am Nacken (Sy. 271), an den Händen (Sy. 270) und über dem Sternum (Sy. 272). In 3 Fällen handelte es sich um Bläschen, an der Nase (Sy. 103), am linken Daumen (Sy. 268) und an den radialen Seiten der Zeigefinger (Sy. 269). In 3 weiteren Fällen wurden Pusteln beobachtet, am linken unteren Lidrand (Sy. 267), an der Nase (Sy. 104) und am Mundwinkel (Sy. 268). Die Pustel am Mundwinkel war trotz Entleerung des Eiters tagelang jeden Morgen wieder prall mit Eiter gefüllt. Schließlich wurden in einem Falle auch juckende Quaddeln am linken Unterarm, an der linken Wade und am rechten Unterbauch protokolliert (Sy. 267). Unter Plazebo kam es nur in 3 Fällen zu Hauterscheinungen. In einem Falle wurden an einem Tag entzündliche Knötchen an der linken Augenbraue beobachtet (Sy. 139), in einem Falle traten am 15. Tag Furunkel im linken Gehörgang und am linken Mundwinkel auf (Sy. 138), im 3. Falle zeigte sich am 20. und 21. Tag ein Ekzem an der Stirn (Sy. 137).

Von Keller führt zahlreiche Prüfungssymptome mit Effloreszenzen aller Art an, unter anderem: „ . . . einzelne klebrige rote Flecken, die irgendwo auf der Haut auftreten." „. . . rote . . . Flecke, . . . wie nach einer Hautquetschung." Flecke, „abends mit kleinen Bläschen bedeckt". „Papulöser und pustulöser Ausschlag im Gesicht" (S. 40). „Quaddeln und Pickel" (S. 41). Wenn auch einige Hauterscheinungen der vorliegenden Prüfung Zufallssymptome darstellen dürften, sind vor allem die eingangs erwähnten Effloreszenzen verschiedener Art bei ein und derselben Probandin, die in einem Zeitraum von 11 Tagen an verschiedenen Lokalisationen auftraten, als sehr wahrscheinlich echte Wirkungen von Berberis anzusehen.

Schuppung

Eine Schuppung der Haut wurde unter Berberis nur von einem Probanden an einem Tag protokolliert: „Feine Hautschuppung an der Streckseite des linken Unterarms" (Sy. 276, D 3). Unter Plazebo kam eine Schuppung nicht vor.

Von Keller erwähnt nur eine, dem obigen Symptom nicht ganz entsprechende Beobachtung: „Alte gelbe Flecken um den Nabel schuppen sich ab und vergehen" (S. 42). Eine Schuppung ist demnach für Berberis noch ungenügend belegt.

Gefühl, als ob Insekten über die Haut liefen

Außer den bereits erörterten Parästhesien im Bereich des Trigeminus und an den Extremitäten, trat unter Berberis bei einem Probanden an 2 Tagen noch folgende Erscheinung auf: „Gefühl, als ob Ameisen oder Spinnen über die Haut liefen (Sy. 277, D 3). Unter Plazebo wurde nichts Ähnliches vermerkt.

Von Keller berichtet von einigen Empfindungen, bei deren Beschreibung die Bewegung lebender Tiere zum Vergleich herangezogen wurden, die aber dem oben genannten Symptom nicht entsprechen: „Die Haut fing an zu kribbeln, als wenn Würmer unter und in der Haut kriechen" (S. 37) oder „Gefühl, als wenn sie . . . von einem kalten Tier berührt würde" (S. 199). Die Erscheinung während der vorliegenden Prüfung ist somit möglicherweise ein neues, aber ungenügend belegtes Symptom von Berberis.

Vermehrter Körpergeruch

Ein 29jähriger Proband protokollierte am 9. Tag vermehrten Körpergeruch ohne Schweiß (Sy. 279, D 3). Unter Plazebo fehlt dieses Symptom.

Von Keller erwähnt Körpergeruch nur im Zusammenhang mit Schweiß. Das Symptom erinnert an den mehrfach in der vorliegenden Prüfung beobachteten üblen Geruch von Ausscheidungen. Es könnte ein noch ungenügend belegtes neues Symptom von Berberis sein.

Haare

Unter Berberis protokollierte ein Proband mit Haarausfall an einem Tag: „Die Haare werden seidig und hell" (Sy. 280). Eine Probandin meinte an einem Tag: „Die Haare erscheinen matt und trocken" (Sy. 281). Unter Plazebo wurden ebenfalls 2 Beobachtungen festgehalten. Eine Probandin fand ihre Haare an einem Tag „fettig und schlaff" (Sy. 142), eine andere „trocken und brüchig" (Sy. 143).

Von Keller erwähnt keine Symptome, welche die Haare betreffen. In der vorliegenden Prüfung beschränken sich die Hinweise jeweils auf einen Vermerk an einem einzigen Tag, obwohl die Erscheinungen nicht nur einen Tag lang gedauert haben können. Die Beobachtungen sind daher ungenügend beschrieben und unverwertbar.

Fingernägel

Ein Proband beschrieb am 15. Tag eine merkwürdige Beobachtung an den Fingernägeln. Alle Nägel zeigten an den distalen Enden je eine querverlaufende helle Zone (Sy. 282, D 3). Unter Plazebo wurden an den Nägeln keine Symptome vermerkt.

Von Keller erwähnt in bezug auf die Fingernägel nur Brüchigkeit. Das Symptom der vorliegenden Prüfung muß trotz seiner nur eintägigen Dauer wegen seiner Ungewöhnlichkeit und Objektivität zur Kenntnis genommen werden. Es ist als möglicherweise neues, noch ungenügend belegtes Symptom von Berberis zu werten.

Allgemeines Kältegefühl
Kalte Hände und Füße

Ein allgemeines Gefühl von Kälte oder eine gesteigerte Empfindlichkeit gegen Kälte, wurde unter Berberis von 10 Probanden protokolliert (Sy. 283–292). In 5 Fällen bestand vor der Prüfung ein gewohntes Bedürfnis nach Kühle, so daß das Kältegefühl während der Prüfung um so auffallender ist (Sy. 283, 284, 288, 289, 291). Ein länger anhaltendes Kältegefühl wurde nur in einem Falle beobachtet. Die 29jährige Probandin, die im allgemeinen ein Bedürfnis nach Kühle angab, hatte das unangenehme Kältegefühl zunächst nur kurzfristig am Abend des 8. Tages, dem 1. Tag der Prüfstoffeinwirkung; es trat dann vom 12. bis zum 17. Tag jeden Abend auf, und am Abend des 15. Tages hat sie „sehr gefroren" (Sy. 283, D 30). In den übrigen Fällen wurde das Kältegefühl nur an 1 bis 2 Tagen vermerkt. So bei einem Probanden, der bei gewohntem Bedürfnis nach Kühle nur am 12. Tag ein Verlangen nach Wärme verspürte (Sy. 289, D 30), und bei einem weiteren, der ebenfalls bei gewohntem Bedürfnis nach Kühle nur an einem Abend Frösteln sowie kalte Hände und Füße beobachtete (Sy. 284, D 3). In einem 4. Fall konnte sich der Proband nicht entschließen, wie gewohnt kalt zu duschen (Sy. 288, D 3). Im 5. Fall, mit gewohntem Verlangen nach Kühle, war das „Frostigkeitsgefühl" wahrscheinlich Vorbote eines in den nächsten Tagen erkennbaren Katarrhs (Sy. 291, D 30). In einem Falle bestand schon vor der Prüfung eine Kälteempfindlichkeit, die sich während der Prüfung kurzfristig verstärkte (Sy. 292, D 30). In einem weiteren Falle war der „Schüttelfrost" nur die Begleiterscheinung eines oben bereits erörterten Ohnmachtsgefühls (Sy. 290, D 30). Lokales Kältegefühl wurde von 3 Probanden hervorgehoben, kalte Hände in einem Falle (Sy. 285, D 30), und kalte Hände und Füße in 2 Fällen (Sy. 283, D 30; Sy. 284, D 3). Unter Plazebo wurde nur in einem Falle ein halbstündiges „Kälteschütteln" vermerkt (Sy. 144).

Von Keller erwähnt zahlreiche Prüfungssymptome mit lokalen Kältegefühlen, darunter auch kalte Hände und Füße (S. 49 ff). Merkwürdigerweise sind dagegen Belege für allgemeines Kältegefühle nur vereinzelt: „Ich muß mich warm anziehen" oder „Frösteln den ganzen Tag" (S. 52 f.). Während in älteren Quellen lokale Kältegefühle besser belegt sind, treten in der vorliegenden Prüfung allgemeine Kältegefühle in den Vordergrund.

Hitze wird leicht ertragen

Ein 27jähriger Proband, der gewöhnlich gegen Hitze empfindlich war und nach Kühle verlangte, zeigte am 1. und 3. Tag unter Plazebo weiterhin vermehrte Hitzeempfindlichkeit. Am 18. Tag konnte er dagegen „8 bis 9 Stunden in der prallen Sonne“ sitzen. Die Hitze war „leicht zu tolerieren“ (Sy. 293, D 30). Unter Plazebo fehlte eine ähnliche Erscheinung.

Von Keller erwähnt keine vergleichbare Beobachtung. Das Symptom schließt sich an die Fälle an, bei welchen allgemeines Kältegefühl auftrat.

Allgemeines Wärmegefühl
Lokales Wärmegefühl

Allgemeines oder lokales Gefühl von Wärme wurde unter Berberis mehrfach protokolliert. Unter den Berichten über allgemeines Wärmegefühl nimmt die Beobachtung einer blassen 56jährigen Probandin eine Sonderstellung ein. Vom 8. bis zum 16. Tag war ihr fast täglich „wärmer als sonst“. Die „angedeuteten Wärmewallungen“ – „Wallungen ist zu viel gesagt“ –, welche die Probandin „sonst nicht“ kannte, waren „keine unangenehme Reaktion“. Die Probandin hatte offenbar ein eher angenehmes „Gefühl guter peripherer Durchblutung“ (Sy. 294, D 30).

Von Keller gibt folgenden ähnlichen Bericht eines seiner Patienten wieder: „Die Hände sind immer eiskalt, und die Füße auch. Was ich zur Zeit habe, daß mir am ganzen Körper ein bißchen heiß wird. Aber so eine Hitzewelle empfinde ich als angenehm, weil ich dann einmal warme Hände kriege und der ganze Körper einmal durchblutet ist“ (S. 53). Die Übereinstimmung der Formulierungen ist überraschend. Die eingangs geschilderte Prüfungsbeobachtung erweckt den Eindruck einer therapeutischen Wirkung von Berberis, bei einer blassen und wahrscheinlich auch kälteempfindlichen Probandin. Bei der Patientin, die *von Keller* zitiert, handelte es sich vielleicht um eine spontane Selbstregulation des sonst kälteempfindlichen Organismus.

Auch unter den Berichten über lokale Wärmegefühle nimmt eine Beobachtung eine Sonderstellung ein, und zwar das an einem Tag im Sitzen in den Fußsohlen aufgetretene Wärmegefühl mit gleichzeitigem Kribbeln (Sy. 298, D 3). Dieses kombinierte Symptom wurde bereits bei den Parästhesien der Extremitäten erörtert.

Somit bleiben für die Beurteilung des allgemeinen Wärmegefühls noch 3 Beobachtungen, ein vom Bauch über den ganzen Körper ausstrahlendes

Wärmegefühl an einem Tag (Sy. 298, D 3), ein Gefühl innerer Hitze an einem Tag (Sy. 296, D 30), und eine ungewohnte Hitzewallung an einem Abend (Sy. 295, D 30). An lokalen Hitzegefühlen bleibt nur ein 10 Minuten langes heißes Gefühl im linken Oberschenkel (Sy. 297, D 30). Unter Plazebo trat in einem Falle ein viertägiges abendliches Wärmegefühl auf, das den Schlaf störte (Sy. 145).

Von Keller berichtet über zahlreiche Prüfungssymptome mit allgemeinen oder lokalen Wärmegefühlen (S. 46 ff.). Es hat den Anschein, als ob Temperaturempfindungen früher besonders eingehend beobachtet wurden. In der vorliegenden Prüfung sind Wärmegefühle als primäre Symptome von Berberis weniger gut belegt als Kältegefühle.

Schweißausbrüche bei Tag
Nachtschweiße

Schweißausbrüche bei Tag, ohne erkennbaren Anlaß, wurden unter Berberis von 2 Probanden protokolliert. In einem Falle trat um 11 Uhr ein 20 Minuten lang anhaltender Schweißausbruch auf (Sy. 299, D 3), in einem anderen Falle kam es während einer tagelangen „Wärmeintoleranz" an einem Tag auch zu Schweißausbrüchen, sowohl bei Tag als auch bei Nacht (Sy. 300, D 30). Nachtschweiß trat außerdem noch bei 2 weiteren Probanden auf (Sy. 301, 302, D 3). Auch unter Plazebo kam es in 3 Fällen zu Schweißen. Eine 39jährige Plazeboprobandin vermerkte dicken, klebrigen Schweiß an einem Morgen um 5 Uhr (Sy. 146), ein Proband hatte unter Plazebo an einem Tag Hitzegefühle und Schweiße, besonders am Hoden (Sy. 148), und bei einem weiteren trat ein Nachtschweiß auf (Sy. 147).

Von Keller gibt zahlreiche Prüfungssymptome mit Schweiß an, etwa: „Nachmittags tritt Wärme über den ganzen Körper ein, mit Neigung zu Schweiß", oder „Nachts starker Schweiß". Auch über eine Praxiserfahrung wird berichtet: „Nach Mitternacht schwitzen beinahe alle Berberis-Patienten" (S. 63). *Hesse* erwähnt eine 40jährige Probandin, die 4 Tage lang morgens und abends 1 Gran Berberin einnahm. Vom 2. bis 4. Tag hatte sie „3 Nächte hindurch nach Mitternacht starken Schweiß, wozu sie sonst gar nicht geneigt ist". Am 5. Tag „fröstelte sie den ganzen Tag über". In der Nacht zum 6. Tag „trat wieder Schweiß ein, doch weniger stark".

Am 7. Tag war sie „immer noch sehr abgespannt und frostig“ (S. 24). Somit könnten für Berberis tagsüber Frostigkeit und nachts Schweißausbrüche charakteristisch sein. In der vorliegenden Prüfung erscheinen Schweiße sowohl bei Tag als auch bei Nacht im Hinblick auf die Plazebobeobachtungen ungenügend belegt.

Erhöhte Empfindlichkeit der Sinnesorgane

Unter Berberis protokollierten 3 Probanden Symptome, die eine erhöhte Empfindlichkeit von Sinnesorganen vermuten lassen. Ein 29jähriger Proband hatte am 9. Tag eine „Abneigung gegen Helligkeit“ (Sy. 76, D 3). Ein 38jähriger Proband notierte vom 15. bis zum 18. Tag „verstärkte Geruchsempfindungen“ (Sy. 92, D 30). Ein 27jähriger Proband war am 10. Tag empfindlich gegen Geräusche, so daß er beim Mittagsschlaf im Gegensatz zu sonst durch Autogeräusche erwachte (Sy. 87, D 3). Am gleichen Tag notierte dieser Proband auch: „Die Haut ist sehr berührungsempfindlich“ (Sy. 278). Derselbe Proband hatte allerdings bereits in der 1. Prüfungswoche unter Plazebo am 5. Tag seine Umgebung „sehr farbenfroh“ gesehen, und am 6. Tag „den Geruch gemähten Grases sehr intensiv“ empfunden. In der 2. und 3. Woche trat unter Plazebo nur bei einer 29jährigen Probandin 5 Tage lang eine „Empfindlichkeit gegen Geräusche“ auf (Sy. 47).

Von Keller nennt an einschlägigen Symptomen lediglich: „Empfindlichkeit der Augen gegen zu helles Sonnenlicht“ (S. 243). Geruchs-, Geräusch- oder Berührungsempfindlichkeit werden nicht erwähnt. Die unter Berberis protokollierten Beobachtungen des 3. oben genannten Probanden sind aufgrund seiner Angaben während der 1. Woche unter Plazebo vielleicht nicht verwertbar, es sei denn, man beurteilt diese Erscheinungen so, wie dies oben in 2 Fällen von Durchfall erfolgte. Der in bezug auf die Sinnesorgane sensible Proband könnte in der Erwartungssituation Farben und Gerüche deutlicher als sonst, aber nicht störend empfunden haben. Unter Berberis reagierte der Proband aber dann mit störender Geräusch- und Berührungsempfindlichkeit, wobei der Prüfstoff die nunmehr störende Intensität der Symptome verursacht haben könnte. Eine erhöhte Empfindlichkeit der Sinnesorgane ist als Symptom von Berberis in Betracht zu ziehen, wenn es auch noch nicht ausreichend belegt ist.

Seitenbeziehungen der Symptome
Seitenwechsel von rechts nach links
Ausbreitung von rechts nach links

Nach den Angaben in den Protokollen traten unter Berberis 19 Symptome nur rechts und 20 Symptome nur links auf. Unter Plazebo wurden 8 Symptome nur rechts und 11 Symptome nur links beschrieben (Tab. 4 und 5). Somit zeigen weder die relativen Häufigkeiten von Seitenangaben noch die Verhältnisse zwischen rechts- und linksseitigen Symptomen unter Berberis und Plazebo einen verwertbaren Unterschied.

Von Keller gibt in seiner Symptomensammlung keine Zusammenfassung der Seitenbeziehungen. *Kent* führt Berberis unter den Mitteln mit linksseitigen Symptomen zweiwertig an. Durch die Ergebnisse der vorliegenden Prüfung wird diese Angabe in Frage gestellt.

Bei den Probanden, die Berberis prüften, trat aber, zumindest dem Wortlaut der Protokolle nach, in 3 Fällen ein Symptom zuerst nur rechts und anschließend nur links auf. In 4 weiteren Fällen erschien ein Symptom zuerst nur rechts, und breitete sich dann auch nach links aus. Der ausgesprochene Seitenwechsel betraf den Schmerz in den Brustwarzen eines männlichen Probanden (Sy. 233, D 3), eine schmerzhafte Schulterverspannung (Sy. 147, D 3) und einen Knieschmerz (Sy. 257, D 30). Zu einer Ausbreitung des Symptoms von rechts nach links kam es bei einer Angina, die sich nach 3 Monaten wieder rechts reproduzieren ließ (Sy. 105, D 30), bei einer Pharyngitis (Sy. 107, D 30), bei Schmerzen in den Leisten (Sy. 191, D 3), und bei einer Interkostalneuralgie (Sy. 245, D 3). Ein Seitenwechsel von links nach rechts kam nicht vor, und eine Ausbreitung von links nach rechts nur in einem Falle von Lymphadenitis (Sy. 115, D 30). Unter Plazebo breitete sich nur in einem Falle ein Unterbauchschmerz von rechts auch nach links aus (Sy. 89). Im übrigen wurde unter Plazebo nur das Überwiegen eines Symptoms auf einer Seite hervorgehoben. Eine Rhinitis (Sy. 51), ein weiterer Unterbauchschmerz (Sy. 90) und Gelenkschmerzen (Sy. 131) traten vorwiegend rechts, eine Konjunktivitis (Sy. 45) an einem Tage stärker links auf (s. Tab. 4 u. 5, S. 236–238).

In der Symptomensammlung, die *von Keller* zusammenstellte, konnte weder ein Seitenwechsel eines Symptoms, noch eine Ausbreitung von einer Seite auf die andere aufgefunden werden, sondern nur Ausstrahlungen von Schmerzen des Kopfes und der Augen von rechts nach links oder umgekehrt. Die Bevorzugung einer Richtung ist aber nicht zu erkennen

(u. a. S. 73). Der in der vorliegenden Prüfung mehrfach aufgetretene auffällige Seitenwechsel von rechts nach links bzw. die entsprechende Ausbreitung einer Erscheinung ist als neues Symptom von Berberis ins Auge zu fassen, da unter Berberis nur eine einzige gegensinnige Ausbreitung beobachtet wurde, und unter Plazebo nur eine einzige gleichsinnige Ausbreitung auftrat.

Katarrhe und Hauteruptionen

Zusammenfassung

Sowohl unter Berberis als auch unter Plazebo traten verschiedene Katarrhe und Hauteruptionen auf, die in den Kapiteln über die Rhinitis, die Tonsillitis und Pharyngitis, die Durchfälle und die Hauterscheinungen gewertet wurden.

Die nicht nur auf Zahlen gegründeten Verum-Plazebo-Vergleiche, und die detaillierten Betrachtungen einzelner Symptome, erweckten den Eindruck, daß nicht alle unter Berberis aufgetretenen Katarrhe nur als interkurrente Infekte aufzufassen sind. Es hat den Anschein, daß in einigen Fällen auch der Prüfstoff eine Rolle spielte. Am deutlichsten kam dies bei der schon mehrfach zitierten Angina zum Ausdruck, die sich bei einer Wiederholung der Prüfung nach 3 Monaten auf der gleichen Seite und mit demselben „Stippchen“ reproduzieren ließ (Sy. 105, D 30). Unter diesen Umständen ist die Auslösung der Tonsillitis durch den Prüfstoff kaum zu bestreiten. In ähnlicher Weise ist wohl auch die heftige Verschlimmerung einer Rhinitis zu beurteilen, die schon vor der Prüfung begonnen hatte, sich aber vom 10. bis zum 19. Tag sehr verschlechterte (Sy. 97, D 30). Am 13. und 14. Tag verglich die Probandin ihren Zustand mit einer Pollinose, woran sie aber nie gelitten hatte. Gleichzeitig breitete sich der Katarrh auch auf die Tuben (Sy. 88) und auf den Rachen aus (Sy. 108), und führte zu einer Druckschmerzhaftigkeit der regionären Lymphknoten am Hals (Sy. 115). Außerdem entwickelte sich ein Husten (Sy. 121). Dieser Verlauf ist bei einer Probandin, die in ihrer Anamnese die Frage nach einer Neigung zu Katarrhen ausdrücklich verneinte, schwerlich als zufälliges Ereignis zu werten, sondern muß wohl mit der Einwirkung des Prüfstoffs mit Zusammenhang gebracht werden. Diese beiden Beobachtungen sprechen dafür, daß auch andere unter Berberis beobachtete Katarrhe der Nase und des Rachens mindestens zu einem Teil auf die Wirkung des Prüfstoffs bezogen werden dürfen.

Seitenbeziehungen unter Berberis

	rechts	von rechts auch nach links	zuerst rechts dann links	von links auch nach rechts	links
Kopfschmerz	Sy. 55, D 3				
Trigeminusneuralgie	Sy. 71, D 30				
Schleier vor einem Auge					Sy. 73, D 30
Flimmern vor den Augen					Sy. 74, D 3
Augenschmerz					Sy. 77, D 30
Gefühl von Zittern des Lides					Sy. 84, D 3
Schwellung des Oberlides	Sy. 86, D 30				
Ohrenschmerz					Sy. 91, D 3
Nasenbluten					Sy. 102, D 3
Hauteruptionen an der Nase					Sy. 103, D 3 Sy. 104, D 30
Tonsallitis		Sy. 105, D 30			
Pharyngitis		Sy. 107, D 30			
Lymphadenitis				Sy. 115, D 30	
Stomatitis	Sy. 162, D 30 Sy. 164, D 3 Sy. 165, D 3				Sy. 167, D 30
Zahnschmerz	Sy. 169, D 3				
Oberbauchschmerz	Sy. 188, D 30				
Unterbauchschmerz	Sy. 190, D 30				
Schmerz in der Leiste		Sy. 191, D 3			
Schmerz der Brustwarzen			Sy. 233, D 3		
Schmerz der Schamlippe	Sy. 239, D 30				
Hodenschmerz					Sy. 240, D 3
Nackenschmerz					Sy. 241, D 3
Interkostalneuralgie	Sy. 243, D 30 Sy. 244, D 3	Sy. 245, D 3			Sy. 246, D 30

	rechts	von rechts auch nach links	zuerst rechts dann links	von links auch nach rechts	links
Rückenschmerz	Sy. 248, D 3		Sy. 147, D 3		
	Sy. 249, D 30				
Schmerz im Arm	Sy. 251, D 3				Sy. 252, D 30
					Sy. 253, S 3
					Sy. 254, D 30
					Sy. 255, D 30
Schmerz im Bein	Sy. 256, D 30		Sy. 257, D 30		Sy. 259, D 30
	Sy. 258, D 3				Sy. 260, D 30
Wadenkrämpfe	Sy. 261, D 3				Sy. 262, D 3
Parästhesien	Sy. 263, D 30				Sy. 264, D 30
	19 Sy. D 3: 9× D 30: 10×	4 Sy. D 3: 2× D 30: 2×	3 Sy. D 3: 2× D 30: 1×	1 Sy. D 30: 1×	20 Sy. D 3: 9× D 30: 11×

Tab. 4

Seitenbeziehungen unter Plazebo

	rechts	von rechts auch nach links	rechts mehr als links	links mehr als rechts	links
Kopfschmerz	Sy. 33				Sy. 34
Tic					Sy. 42
Trigeminus-neuralgie	Sy. 43				
Konjunktivitis				Sy. 45	
Rhinitis			Sy. 51		
Tonsillitis	Sy. 54				Sy. 55
Pharyngitis					Sy. 60
Stomatitis	Sy. 76				
Oberbauchschmerz	Sy. 85				
Unterbauchschmerz		Sy. 89	Sy. 90		
Hodenschmerz					Sy. 123
Rückenschmerz					Sy. 124 Sy. 126
Schmerz in den Extremitäten	Sy. 133 Sy. 134 Sy. 135		Sy. 131		Sy. 129 Sy. 130
Effloreszenzen an der Haut					Sy. 138 Sy. 139
	8 Sy.	1 Sy.	3 Sy.	1 Sy.	11 Sy.

Tab. 5:

Bei der gemeinsamen Betrachtung der unter Berberis aufgetretenen Katarrhe der oberen Luftwege entstand weiters der bereits erörterte Eindruck eines von der Nase oder dem Rachen in die Bronchien absteigenden Verlaufes, der unter Plazebo nicht auftrat. Außerdem scheinen die Trockenheit der Schleimhäute, ein Splittergefühl im Hals, und die Besserung der Halsschmerzen durch Trinken, für die Berberis-Katarrhe kennzeichnend zu sein. Diese konvergierenden Beobachtungen mehrerer Probanden sprechen ebenfalls gegen nur interkurrente Erscheinungen.

Ein Proband, der zwar „nach der Haarwäsche, wenn die Haare nicht vollständig trocken geföhnt sind", zu Schnupfen neigte, in seiner Anamnese aber ausdrücklich angab, daß er „ansonsten aber keine katarrhalischen Probleme" habe, berichtete am 10. Tag, eine am 6. Tag unter Plazebo eingetretene Halsentzündung habe unter Berberis „länger angehalten als üblich" (Sy. 303).

Diese unter Berberis aufgetretenen, verschlimmerten oder in die Länge gezogenen Katarrhe des Rachens und der oberen Luftwege, lassen den Gedanken aufkommen, daß Berberis katarrhalische Ausscheidungen auslösen und verstärken kann. Wenn diese Annahme zutrifft, könnte Berberis bei Patienten, deren Selbstregulation katarrhalische Ausscheidungen in Gang setzte, diese nach dem Ähnlichkeitsprinzip bis zur ausreichenden Intensität und Wirksamkeit fördern und dann beenden.

Möglicherweise sind auch einige Beobachtungen von Durchfällen unter Berberis, vor allem die nächtlichen Krisen, die sich bis zu Erbrechen oder Durchfällen steigerten (Sy. 179, D 30, Sy. 211, D 3), im Sinne regulativer Ausscheidungen zu verstehen. Schließlich sind auch die unter Berberis in einem Falle beobachteten, 11 Tage lang mit stets neuen Effloreszenzen auftretenden Hauteruptionen (Sy. 267, D 30) sowie eine sich tagelang immer wieder „prall mit Eiter" füllende Pustel am Mundwinkel (Sy. 168, D 3) mit großer Wahrscheinlichkeit nicht zufällig, zumal unter Plazebo nichts Entsprechendes protokolliert wurde. Diese Ausscheidungen über den Darm und über die Haut können vielleicht von demselben Gesichtspunkt aus gesehen werden wie die Katarrhe des Rachens und der Luftwege. Auch bei einer Neigung zu Durchfällen oder Hauteruptionen könnte dann Berberis als Simile eine Unterstützung regulativer Absonderungen bewirken, und deren Verlauf auf diese Weise verkürzen und beenden.

Gefühle von Vergrößerung

Zusammenfassung

Unter Berberis:
Illusion, in einem viel zu großen Raum zu liegen (Sy. 16, D 30)
Schwindel mit dem Gefühl, als ob der Kopf zu groß wäre (Sy. 65, D 3).
Halsschmerz, mit dem Gefühl, als wäre etwas zu groß (Sy. 107, D 30).
Gefühl, die Brüste seien größer (Sy. 231, D 30).

Unter Plazebo:
Keine einschlägigen Symptome.

Von Keller erwähnt für Berberis:
Illusion von Vergrößerungen in der Umgebung (S. 4).
Gefühl eines vergrößerten Kopfes (S. 80).

Trockenheit der Schleimhäute und der Haut

Zusammenfassung

Unter Berberis:
Brennende Konjunktiven (Sy. 80, D 3; Sy. 82, D 3; Sy. 83, D 3).
Trockenheit der Nase (Sy. 93, D 30).
Trockenheit der Lippen (Sy. 154, D 30).
Trockenheit des Mundes (Sy. 155, D 30; Sy. 156, D 30).
Trockenheit im Rachen (Sy. 107, D 30).
Besserung durch Trinken (Sy. 107, D 30; Sy. 113, D 30).
Kratzen im Hals (Sy. 111, D 3; Sy. 114, D 30).
Trockener Husten (Sy. 121, D 30; Sy. 122, D 3; Sy. 123, D 30).
Trockene, schuppende Haut (Sy. 276, D 3).
Juckende Haut (Sy. 272, D 30).

Unter Plazebo:
Brennende Konjunktiven (Sy. 44, 45).
Trockene Nase (Sy. 49).
Kratzen im Hals (Sy. 57, 58).
Juckende Haut (Sy. 140, 141).

Von Keller erwähnt:
Trockene Konjunktiven (S. 241).
Trockene Nase (S. 249).

Trockene Lippen (S. 249).
Trockener Mund (S. 249 f.).
Trockener Rachen (S. 249 f.).
Juckende Haut (S. 37 f.).

Übelriechende Ausscheidungen

Zusammenfassung

Unter Berberis:
Übelriechende Flatus (Sy. 194, D 3).
Übelriechender Stuhl (Sy. 179, D 30; Sy. 207, D 30).
Übelriechende und ätzende Durchfälle (Sy. 212, D 30).
Übelriechender und ätzender Fluor vaginalis (Sy. 238, D 30).
Vermehrter Körpergeruch (Sy. 279, D 3).

Unter Plazebo:
Keine einschlägigen Symptome.

Von Keller erwähnt:
Übelriechende Flatus (S. 261).
Übelriechende Durchfälle (S. 261).
Übelriechender Fluor vaginalis (S. 279).

Ätzende Ausscheidungen

Zusammenfassung

Unter Berberis:
Ätzendes Nasensekret (Sy. 97, D 30).
Ätzende und übelriechende Durchfälle (Sy. 212, D 30).
Ätzender und übelriechender Fluor vaginalis (Sy. 238, D 30).

Unter Plazebo:
Keine einschlägigen Symptome.

Von Keller erwähnt:
Ätzender Fluor vaginalis (S. 279).

Auslösungen und Modalitäten

Zusammenfassung

Unter Berberis:
Folge von geistiger Anstrengung: Schwindel (Sy. 65, D 3).
Folge von eiskaltem Getränk: bohrender Magenschmerz (Sy. 185, D 3).
Folge von warmer Suppe: Trigeminusneuralgie (Sy. 71, D 30).
Folge von Menorrhagie: Schwindel (Sy. 70, D 3).
Besserung durch Essen bei Übelkeit (Sy. 173, D 30).
Besserung durch Essen bei Druck im Magen (Sy. 184, D 30).
Besserung durch Trinken bei Halsschmerz (Sy. 107, D 30; Sy. 113, D 30).
Besserung durch ein Glas Rotwein bei Meteorismus (Sy. 192, D 3).
Besserung durch Strecken bei Magenschmerz (Sy. 179, D 30).

Besserungen gewohnter Erscheinungen während der Prüfung

Zusammenfassung

Unter Berberis:
Wahrscheinlich homöotherapeutische Wirkungen von Berberis.

Bei Müdigkeit:
Gehobene Stimmung und Leistungsfähigkeit (Sy. 1, D 30; Sy. 2, D 30; Sy. 308, D 3).
Bei Müdigkeit nach dem Mittagessen:
Ausbleiben der Müdigkeit (Sy. 309, D 3).
Bei niederem Blutdruck von RR 90/60 und Müdigkeit am Morgen:
Ungewöhnlich tiefer und erquickender Schlaf, ohne Müdigkeit am Morgen (Sy. 38, D 30).
Bei Kopfschmerz:
Besserung des Kopfschmerzes (Sy. 310, D 30).
Bei Stomatitis aphthosa:
Raschere Abheilung der Stomatitis (Sy. 311, D 3).
Bei Nykturie:
Ausbleiben des nächtlichen Harndranges (Sy. 312, D 30).
Bei Incontinentia urinae nach Hysterektomie:
Besserung der Inkontinenz (Sy. 313, D 30).

Bei Insektophilie:
Keine Insektenstiche mehr (Sy. 214, D 3).
Bei anfallsartiger Hitze und Rötung des Gesichtes:
Geringere Hitze und Rötung (Sy. 315, D 3).
Bei Empfindlichkeit gegen Kälte:
Leichtere Erträglichkeit der Kälte (Sy. 316, D 3).
Bei Blässe und vielleicht auch Kältempfindlichkeit:
Gute periphere Durchblutung (Sy. 294, D 30).

Unter Plazebo:
Während der 2. und 3. Woche.

Bei habituellem Kopfschmerz:
Ausbleiben des Kopfschmerzes (Sy. 155).

11. Die bereits bekannten und die neuen Prüfungssymptome von Berberis

Die in der vorliegenden Prüfung oder überhaupt ungenügend belegten Symptome stehen in Klammern.

Die bereits von früher her bekannten Prüfungssymptome

(Ruhelosigkeit)
(Reizbarkeit)
(Angst am Morgen)
(Angst vor Alter und Tod)
Illusion einer vergrößerten Umgebung
Illusion sozialer Probleme beim Erwachen
Depressive Stimmung
(Depressiv mit dem Bedürfnis zu heulen)
Depressiv bis zu Suizidgedanken
(Verminderte Konzentrationsfähigkeit)
(Vergeßlichkeit für Namen)
(Sprech- und Schreibfehler)
Müdigkeit
Müdigkeit nach dem Essen
(Tiefer Schlaf und schweres Erwachen)
Erwachen zwischen 2 und 4 oder 5 Uhr
Erwachen zwischen 2 und 4 Uhr, mit Schweißausbruch oder Kopfschmerz
(Alpträume)
(Dumpfer Kopfschmerz)
(Drückender Kopfschmerz)
(Pulsierender Kopfschmerz)
Migräne mit Augenschmerz
Schwindel
(Schwindel nach schwächenden Ausscheidungen)
Trigeminusneuralgie bei Sinusitis
(Parästhesien im Trigeminusgebiet)
Vorübergehende Sehstörung, wie von einem Schleier
(Empfindlichkeit gegen zu grelles Licht)
Augenschmerz

Konjunktivitis
(Gefühl von Flattern in einem Augenlid)
Schwellung eines Augenlides
Trockenheit der Nasenschleimhaut
Verlegte Nase
Rhinitis
Fließschnupfen
(Retronasaler Sekretfluß)
(Nasenbluten)
Tonsillitis
Pharyngitis
Globusgefühl im Hals
Trockenheit im Rachen
Besserung der Halsschmerzen durch Trinken
Halsschmerz, wie von einem Splitter
Trockener Husten
Husten mit Auswurf
Herzklopfen
(Herzklopfen nach blähenden Speisen)
(Herzklopfen mit Beklemmungsgefühl in der Brust)
Tachykardie
Stenokardie
(Ohnmachtsgefühl)
Heißhunger
(Appetitlosigkeit)
(Abneigung gegen Fleisch)
Durst
Trockene Lippen
Trockener Mund
Bitterer Mundgeschmack
Stomatitis simplex
Stomatitis aphthosa
Zahnfleischblutung
(Sodbrennen)
Übelkeit
Erbrechen
Magendruck
Magenschmerz

Schmerz in der Leistengegend, wie bei Hernia incipiens
(Meteorismus)
(Übelriechende Flatus)
Spastische Obstipation
Häufiger Stuhlgang
Imperativer Stuhldrang
Tenesmen
Durchfall
(Übler Geruch von Stühlen und Durchfall)
(Acholischer Stuhl)
(Jucken am After)
Hämorrhoiden
(Brennen beim Urinieren)
Pollakisurie
(Zitronengelber Urin)
(Verminderte Libido)
(Gesteigerte Libido)
Schmerzen in den Brüsten
Nach unten drängender Schmerz im Uterus
Dysmenorrhö mit Schmerzausstrahlung in die Trochanteren
Ätzender und übelriechender vaginaler Fluor
Stechen in einer Schamlippe
Ziehen und Kribbeln in einem Hoden
(Zervikalsyndrom)
Interkostalneuralgie
Lumbalsyndrom
Schmerzen in den Extremitäten
Gelenkschmerz, wie verstaucht
Stechen in einer großen Zehe wie von Nadeln
(Wadenkrämpfe)
Parästhesien in den Extremitäten
(Kraftlosigkeit, mit dem Gefühl von Schwellung und Pelzigkeit)
(Kribbeln mit Wärmegefühl)
(Schweregefühl in den Extremitäten)
Effloreszenzen aller Art
(Schuppung der Haut)
Allgemeines Kältegefühl
(Kalte Hände und Füße)

(Hitze wird leicht ertragen)
(Allgemeines Wärmegefühl)
(Lokales Wärmegefühl)
(Schweißausbrüche bei Tag)
(Nachtschweiß)
Neigung zu Katarrhen
Gefühle von Vergrößerung
Trockenheit der Schleimhäute (und der Haut)
Übler Geruch von Ausscheidungen
Ätzende Ausscheidungen

Die neuen Prüfungssymptome von Berberis

Illusion verzerrter Gesichter beim Erwachen, Sy. 16, D 30.
Täuschung, bekannte Personen seien fremd und umgekehrt, Sy. 16, D 30.
Erwachen zwischen 2 und 4 oder 5 Uhr mit Angst, Sy. 40, D 3, Tachykardie, Sy. 131, D 3, Übelkeit, Erbrechen, Sy. 179, D 30, oder Durchfall, Sy. 211, D 3.
(Zum Gaumen ausstrahlender Kopfschmerz, Sy. 51, D 3.)
Schwindel, mit dem Gefühl, als ob der Kopf zu groß wäre, Sy. 65, D 3.
(Schwindel nach geistiger Anstrengung, Sy. 65, D 3.)
Sehstörung an einem Auge, wie von einem Schleier, Sy. 73, D 30.
(Flimmern an einer Außenseite des Gesichtsfeldes, Sy. 74, D 3.)
(Gefühl von Schwellung um die Augen, Sy. 85, D 3.)
(In die Bronchien absteigender Katarrh; Übersicht im 10. Abschnitt.)
Umschriebene entzündliche Schwellung am harten Gaumen, Sy. 166, D 30, Sy. 167, D 30.
(Schmerzhafter Singultus, Sy. 171, D 3.)
Besserung der Übelkeit nach dem Essen, Sy. 173, D 30.
Besserung des Magendrucks nach dem Essen, Sy. 184, D 30.
(Magenschmerz nach eiskaltem Getränk, Sy. 185, D 3.)
Druck im Magen, wie von Steinen, Sy. 181, D 30, Sy. 182, D 30.
Druck an der Gallenblase, wie von einem Stein, Sy. 188, D 30.
(Wechsel von reichlicher Stuhlentleerung und Obstipation, Sy. 201, D 30, Sy. 202, D 30.)
Hämorrhoidalblutung, Sy. 219, D 3.
Schmerzen in den Brustwarzen beim Mann, Sy. 233, D3.

Ringförmiger Schmerz im unteren Thoraxbereich, Sy. 243, D 30, Sy. 245, D 3.
Ziehendes Verkürzungsgefühl in einer Achillessehne, Sy. 258, D 3.
(Parästhesien, als ob Ameisen oder Spinnen über die Haut liefen, Sy. 277, D 3.)
(Vermehrter Körpergeruch, Sy. 279, D 3.)
(Vorübergehende helle Zonen an den Fingernägeln, Sy. 282, D 3.)
(Empfindlichkeit gegen Geräusche, Sy. 87, D 3, gegen Gerüche, Sy. 92, D 30, und gegen Berührung, Sy. 278, D 3.)
(Allgemeine Empfindlichkeit der Sinnesorgane; Übersicht im 10. Abschnitt.)
Seitenwechsel oder Ausbreitung eines Symptoms von rechts nach links, Tab. 4, S. 236.

12. Die statistische Auswertung

Die quantitativen Gewichtungen

Bei der Bearbeitung der Prüfungsergebnisse wurde jedes Symptom im Hinblick auf die geplante statistische Auswertung auch quantitativ gewichtet. Dazu dienten die im 3. Abschnitt definierten Parameter, die hier nochmals in Stichworten angegeben werden:

	Protokollnummer	Anzahl der Symptome der 2. und 3. Woche	Anzahl der Tageseintragungen	Summe der längsten Tagefolgen	Summe der Gesamtdauer der Symptome	An mehr als einem Tag beobachtete Symptome	Objektive Symptome	Intensive Symptome	Besonders auffällige Symptome
Bad	2	0							
Brückenau	14	5	17	16	18	3	4	1	
	20	7	16	14	20	3	4	1	
	23	10	15	15	15	2	4	1	
	29	1	3	3	3	1	1	1	
	32	7	15	13	29	4		1	1
	47	14	18	16	23	4	5	1	
	50	6	13	12	18	3	2	2	
	53	3	7	6	10	3	1		
	56	27	49	36	91	12	4		5
	62	3	15	10	18	3	2		
	71	3	7	7	7	1	1		
Baden	2	14	16	15	19	2	5	1	3
	8	5	7	6	18	2	3		
	32	11	14	13	23	3	3		
	47	10	25	24	28	6	4	3	
	92	4	9	9	9	2	1		
	98	1	1	1	1				
	116	6	21	16	34	6	3	1	
	119	1	10	10	10	1	1		
	155	3	5	5	5	1	1	1	
	179	1	2	2	2	1			
	22	142	285	249	401	63	49	14	9

Tab. 6: Symptomatik der Tiefpotenzprobanden. Anzahl der Symptome und Summen der Gewichtungen.

1. Die Zahl der Tageseintragungen des Symptoms.
2. Die längste Tagefolge des Symptoms.
3. Die Gesamtdauer des Symptoms.
4. Das Auftreten des Symptoms an mehr als einem Tag.
5. Die Objektivität des Symptoms.
6. Die Intensität des Symptoms.
7. Die besondere Auffälligkeit des Symptoms.

	Protokollnummer	Anzahl der Symptome der 2. und 3. Woche	Anzahl der Tageseintragungen	Summe der längsten Tagefolgen	Summe der Gesamtdauer der Symptome	An mehr als einem Tag beobachtete Symptome	Objektive Symptome	Intensive Symptome	Besonders auffällige Symptome
Bad	3	11	29	22	48	6	5	1	
Brückenau	15	5	16	16	16	3	3		2
	18	7	23	19	33	4	4	1	
	21	8	12	11	17	3	4	2	
	48	4	6	6	6	2	2		
	51	4	11	8	15	3			
	60	1	3	1	9	1			
	63	1	1	1	1				
	66	8	13	12	16	4	3	1	
Baden	45	13	30	28	40	11	2		1
	57	5	10	9	11	2		1	
	63	11	20	16	29	3	1	3	
	78	5	7	7	7	2			
	84	9	33	28	41	7	4	2	1
	105	1	4	4	4	1	1		
	117	22	59	48	97	14	8	2	1
	126	7	10	10	10	2	1		
	132	2	10	9	12	2	1		
	135	9	20	13	41	6	4	1	1
	153	1	1	1	1				
	162	7	13	11	15	2	4	1	
	165	3	4	3	5	1			
	171	17	30	28	37	7	6	3	1
	23	161	365	311	511	86	53	18	7

Tab. 7: Symptomatik der Hochpotenzprobanden. Anzahl der Symptome und Summen der Gewichtungen.

Die Werte der Parameter 1–3 entsprechen den jeweils gezählten Tagen. Die weiteren Parameter lassen nur Ja-nein-Entscheidungen mit je 2 Werten zu. Die Werte der Gewichtungen wurden zunächst für jeden einzelnen Probanden und anschließend für die Gruppen der Tiefpotenz-, Hochpotenz- und Plazeboprobanden getrennt summiert. Diese Daten

	Protokollnummer	Anzahl der Symptome der 2. und 3. Woche	Anzahl der Tageseintragungen	Summe der längsten Tagefolgen	Summe der Gesamtdauer der Symptome	An mehr als einem Tag beobachtete Symptome	Objektive Symptome	Intensive Symptome	Besonders auffällige Symptome
Bad Brückenau	4	7	9	8	13	1	1		
	7	2	4	4	4	2			
	10	1	1	1	1				
	16	1	2	2	2	1			
	22	7	22	18	28	5	3	2	
	46	3	3	3	3		1	1	
	49	10	14	14	14	4	2		
	52	1	3	2	7	1		1	
	55	1	1	1	1				
	58	0							
	67	13	20	16	31	4	2		
	70	3	3	3	3				
	73	11	29	29	29	6	2		
Baden	1	11	14	12	20	2	5		
	16	6	6	6	6		2		
	31	8	17	17	17	4	4		
	40	11	26	23	28	6	2		
	70	10	23	23	23	6	4	4	
	76	8	20	16	23	3	2		
	124	9	12	12	12	2	3		
	157	5	19	19	19	4	4	1	
	172	2	5	5	5	1			
	187	14	19	17	21	3	6	1	1
	190	5	10	9	14	4			1
	24	149	282	260	324	59	43	10	2

Tab. 8: Symptomatik der Plazeboprobanden. Anzahl der Symptome und Summen der Gewichtungen.

sind zusammen mit der Anzahl der Symptome, auf welche sich die jeweiligen Summen beziehen, in den Tabellen 6–9 angegeben.

Verum-Plazebo-Vergleiche für einzelne Parameter

Bei einer ersten Gegenüberstellung der Verum- und Plazebodaten, wurden die Parameterwerte einzeln pro Proband und pro Symptom ermittelt und verglichen. Diese Vergleiche sind in den Tabellen 10 und 11 wiedergegeben. Sie lassen einen positiven Trend zugunsten der Verumdaten erkennen. Wenn für die Plazebowerte 100% festgesetzt werden, so lagen z. B. im Schnitt die Anzahl der Symptome pro Proband unter Verum um 8,5% höher als unter Plazebo, die Anzahl der Tageseintragungen pro Proband unter Verum um 22,9% höher, und die Gesamtdauer der Symptome pro Proband unter Verum um 50% höher als unter Plazebo. Die übrigen Werte sind aus den Tabellen zu entnehmen.

Diese Zahlen sind aber bei näherer Prüfung statistisch „weich", d. h. sie signalisieren zwar einen Trend, sind aber nicht signifikant. Das bedeu-

	Anzahl der Probanden	Anzahl der Symptome in der 2. und 3. Woche	Anzahl der Tageseintragungen	Summe der längsten Tagefolgen	Summe der Gesamtdauer der Symptome	An mehr als einem Tag beobachtete Symptome	Objektive Symptome	Intensive Symptome	Besonders auffällige Symptome
Tiefpotenz-Probanden	22	142	285	249	401	63	49	14	9
Hochpotenz-Probanden	23	161	365	311	511	86	53	18	7
Verum-Probanden	45	303	650	560	912	149	102	32	16
Plazebo-Probanden	24	149	282	260	324	59	43	10	2

Tab. 9: Verum- und Plazeboprobanden. Anzahl der Symptome und Summen der Gewichtungen.

tet, daß die Plazebogruppe unter diesen Gesichtspunkten eine annähernd gleiche Anzahl von Symptomen mit ihren verschiedenen Ausprägungen produzierte wie die Verumgruppe. Daraus kann man schließen, daß auch bei der Verumgruppe eine erhebliche Anzahl von Symptomen Plazeboeffekte sind.

Der χ^2-Mehrfeldertest

Da über den Vergleich der einzelnen Parameter keine signifikante Trennung der unter Verum und unter Plazebo aufgetretenen Symptomatik zu erreichen war, wurde als geeignetes Verfahren der χ^2-Mehrfeldertest* herangezogen. Dabei werden nicht einzelne Parameter jeweils für sich allein,

	Unter Verum	Unter Plazebo	Unter Verum pro Proband (Plazebo = 100%)
Symptome pro Proband	303 : 45 = 6,73	149 : 24 = 6,20	+ 8,5%
Tageseintragungen pro Proband	650 : 45 = 14,44	282 : 24 = 11,75	+ 22,9%
Längste Tagefolgen pro Proband	560 : 45 = 12,44	260 : 24 = 10,83	+ 14,9%
Gesamtdauer der Symptome pro Proband	912 : 45 = 20,26	324 : 24 = 13,50	+ 50,1%
Öfter aufgetretene Symptome pro Proband	149 : 45 = 3,31	59 : 24 = 2,45	+ 35,1%
Objektive Symptome pro Proband	102 : 45 = 2,26	43 : 24 = 1,79	+ 26,3%
Intensive Symptome pro Proband	32 : 45 = 0,71	10 : 24 = 0,41	+ 73,2%

Tab. 10: Verum-Plazebo-Vergleiche für einzelne Parameter pro Proband.

* *Sachs, L.:* Angewandte Statistik. Springer Verlag, Berlin – Heidelberg – New York 1973.

sondern *mehrere Parameter gleichzeitig in ihrem Zusammenspiel* betrachtet. Zur Illustration kann folgendes Beispiel dienen: Zwei Menschen können nur in Ausnahmefällen allein aufgrund ihrer Nasenform oder allein aufgrund ihrer Haarfarbe oder Ohrform unterschieden werden. Im allgemeinen braucht man dazu die Gesamtschau, die alle 3 genannten Parameter gleichzeitig berücksichtigt. Mit dem χ^2-Mehrfeldertest kommt daher eine Methode zum Einsatz, die formal sozusagen etwas höchst Homöopathisches an sich hat: Nicht der einzelne Parameter, sondern eine Totalität von Parametern wird zur Entscheidung herangezogen.

Die statistische Auswertung erfolgte mittels des 5×2-Felder-χ^2-Tests (Tab. 12). Es wurden folgende 5 Parameter verwendet: Die Anzahl der Symptome ohne objektive Symptome, die Anzahl der Tageseintragungen, die längsten ununterbrochenen Tagefolgen, die Gesamtdauer und die Objektivität der Symptome.

Für eine korrekte statistische Bearbeitung ist es erforderlich, das Signifikanzniveau von vornherein zu fixieren, um es in die Berechnung einzu-

	Unter Verum	Unter Plazebo	Unter Verum pro Proband (Plazebo = 100%)
Tageseintragungen pro Symptom	650 : 303 = 2,14	282 : 149 = 1,89	+ 13,2%
Längste Tagefolgen pro Symptom	560 : 303 = 1,85	260 : 149 = 1,74	+ 6,3%
Gesamtdauer der Symptome pro Symptom	912 : 303 = 3,00	324 : 149 = 2,17	+ 38,2%
Öfter aufgetretene Symptome pro Symptom	149 : 303 = 0,49	59 : 149 = 0,39	+ 25,6%
Objektive Symptome pro Symptom	102 : 303 = 0,34	43 : 149 = 0,29	+ 17,2%
Intensive Symptome pro Symptom	32 : 303 = 0,10	10 : 149 = 0,07	+ 42,8%

Tab. 11: Verum-Plazebo-Vergleiche für einzelne Parameter pro Symptom.

	Anzahl der Symptome der 2. und 3. Woche ohne objektive Symptome	Anzahl der Tageseintragungen	Summe der längsten Tagefolgen	Summe der Gesamtdauer der Symptome	Objektive Symptome	
Verum	201	650	560	912	102	2425
Plazebo	106	282	260	324	43	1015
	307	932	820	1236	145	3440

$\chi^2 = 12{,}33$ ($p \leq 0{,}025$)

Tab. 12: Verum-Plazebo-Vergleich mit dem 5 × 2-Felder-χ^2-Test.

beziehen. Es wurde im vorliegenden Fall mit 90% festgelegt. Nur eine darüberliegende Aussagewahrscheinlichkeit sollte als signifikant gelten. Die Berechnung ergab, daß sich die beiden Kollektive hochsignifikant trennen lassen, und zwar bei

$$p \leq 0{,}025.$$

Somit ist die Irrtumswahrscheinlichkeit gleich oder kleiner als 2,5%. Dies ist gleichbedeutend mit einer Aussagewahrscheinlichkeit von mindestens 97,5%, so daß das festgesetzte Signifikanzniveau bei weitem überschritten ist. Der Unterschied zwischen der unter Berberis und der unter Plazebo protokollierten Symptomatik ist daher im Bereich der geprüften Parameter mit einer Wahrscheinlichkeit von höchstens 2,5% zufällig, der Unterschied beruht vielmehr mit einer Wahrscheinlichkeit von 97,5% nicht auf Zufall.

Folgerungen aus der Geschlechts- und Altersverteilung der Probanden

Der getrennte Vergleich der Tiefpotenz- und der Hochpotenzergebnisse mit den Plazebodaten zeigte, daß der signifikante Unterschied vor allem auf das Ergebnis der Hochpotenzprobanden zurückzuführen ist, unter welchen sich relativ zahlreiche weibliche Probanden befanden. Da die Geschlechtsverteilung bei statistischen Berechnungen grundsätzlich

	Tiefpotenz-probanden	Hochpotenz-probanden	Plazebo-probanden
Männlich	16	7	12
Weiblich	6	16	12

Tab. 13: Geschlechtsverteilung bei den Probanden.

zu beachten ist, mußten auch die diesbezüglichen Gegebenheiten genau untersucht werden. Die ungleichmäßige Geschlechtsverteilung kam dadurch zustande, daß von den zahlreichen Personen, die sich ursprünglich zur Prüfung gemeldet hatten, nur etwa 1/3 die Prüfung auch durchführten. Diese Ausfälle waren hinsichtlich ihrer Geschlechtsverteilung nicht vorhersehbar.

Die Geschlechtsverteilungen wurden mit der χ^2-Vierfeldertafel geprüft. Bei den Tiefpotenz- und Hochpotenzprobanden war die Geschlechtsverteilung signifikant verschieden, wie dies bereits aus der Tabelle 13 hervorgeht. Dagegen zeigte sich, daß die Geschlechtsverteilung bei einer Gegenüberstellung der Berberis- und Plazeboprobanden als statistisch „nicht ungleich" zu betrachten ist. Es ergab sich weiterhin, daß die Geschlechtsverteilung auch bei der getrennten Gegenüberstellung der Tiefpotenz- und der Plazeboprobanden, bzw. der Hochpotenz- und der Plazeboprobanden, mit einer Aussagewahrscheinlichkeit von 95% ($p \leq 0{,}05$) statistisch „nicht ungleich" ist.

Ein Verum-Plazebo-Vergleich der Symptomatik, einerseits der Tiefpotenz- und der Plazeboprobanden und andererseits der Hochpotenz- und der Plazeboprobanden, ist somit uneingeschränkt zulässig. Die Bildung eines gemeinsamen Kollektivs aus den Tief- und Hochpotenzprobanden ist jedoch aufgrund der unterschiedlichen Geschlechtsverteilung in diesen beiden Gruppen, statistisch gesehen, nicht unproblematisch.

Eine Berücksichtigung dieses Einwandes macht eine getrennte Betrachtung des Tiefpotenz-Plazebo-Vergleichs und des Hochpotenz-Plazebo-Vergleichs erforderlich (Tab. 14 und 15). Sowohl der Tiefpotenz- als auch der Hochpotenz-Plazebo-Vergleich erreicht bzw. überschreitet das vorgegebene Signifikanzniveau von 90% ($p \leq 0{,}10$). Dabei zeigt sich aber, daß die Hochpotenzen in der vorliegenden Prüfung wirkungsvoller waren als die Tiefpotenzen, da ihr Unterschied zu Plazebo sogar mit einer Wahrscheinlichkeit von mindestens 97,5% ($p \leq 0{,}025$) anzunehmen ist. Dies scheint dafür zu sprechen, daß die weiblichen Probanden – da sie in der

Hochpotenzgruppe signifikant ($p \leq 0{,}05$) häufiger vertreten sind als in der Tiefpotenzgruppe – dem Prüfstoff gegenüber sensibler waren.

	Anzahl der Symptome der 2. und 3. Woche ohne objektive Symptome	Anzahl der Tageseintragungen	Summe der längsten Tagefolgen	Summe der Gesamtdauer der Symptome	Objektive Symptome	
Tiefpotenz	93	285	249	401	49	1077
Plazebo	106	282	260	324	43	1015
	199	567	509	725	92	2092

$\chi^2 = 7{,}85$ ($p \leq 0{,}10$)

Tab. 14: Tiefpotenz-Plazebo-Vergleich mit dem 5 × 2-Felder-χ^2-Test.

	Anzahl der Symptome der 2. und 3. Woche ohne objektive Symptome	Anzahl der Tageseintragungen	Summe der längsten Tagefolgen	Summe der Gesamtdauer der Symptome	Objektive Symptome	
Hochpotenz	108	365	311	511	53	1348
Plazebo	106	282	260	324	43	1015
	214	647	571	835	96	2363

$\chi^2 = 11{,}44$ ($p \leq 0{,}025$)

Tab. 15: Hochpotenz-Plazebo-Vergleich mit dem 5 × 2-Felder-χ^2-Test.

Die Altersverteilung ist in allen 3 Gruppen gleich. Dabei liegt der Median (mit der 95% Vertrauensgrenze) in der Tiefpotenzgruppe bei 32 (29–34) Jahren, in der Hochpotenzgruppe bei 32,5 (31–38), und in der Plazebogruppe bei 33 (29–38) Jahren (Tab. 1, S. 13).